MAIGRIR
SANS RÉGIME

Dr Jean-Philippe Zermati

MAIGRIR SANS RÉGIME

ÉDITIONS DE NOYELLES

Pour bénéficier de votre analyse personnalisée, rendez-vous sur www.linecoaching.com, rubrique « Nos experts – Jean-Philippe Zermati ». Cliquez sur le lien « J'ai lu *Maigrir sans régime*, édition 2011 – Obtenir mon avantage ». Entrez le code 25026 pour accéder à la première étape du programme.

ISBN : 978-2-298-04161-3
N° éditeur : 61673
Dépôt légal : février 2011

Édition du Club France Loisirs, Paris
avec l'autorisation des éditions Odile Jacob

Éditions France Loisirs
123, Boulevard de Grenelle, Paris
www.franceloisirs.com

Pour Myriam, Marion, Hugo, Noa.

Avant-propos

Maigrir sans régime grâce aux découvertes les plus récentes de la nutrition, des neurosciences et de la psychologie est un défi tout à fait réaliste. Certes, il n'est pas possible, comme on nous le promet, de choisir son poids comme on le choisirait dans le catalogue d'un grand magasin, mais il est possible d'atteindre et de maintenir son poids d'équilibre sans faire aucun régime, sans se priver d'aucun aliment. Il est possible de vivre normalement sans avoir à penser continuellement à son poids et à sa manière de manger. Il est possible de faire du plaisir le principe directeur de son alimentation. Il est possible de faire face à ses émotions sans recourir à la nourriture. Il est même possible de manger pour se réconforter. Bref, il est possible de se comporter comme un mangeur normal. Et de maigrir grâce à cela !

Les progrès accomplis par les nouvelles technologies de l'information m'ont décidé à les intégrer dans cette nouvelle édition. Les performances de l'informatique permettent aujourd'hui d'augmenter la force et la précision des analyses comportementales. Vous pourrez ainsi bénéficier d'une analyse détaillée de votre comportement alimentaire et d'un accompagnement personnalisé en vous rendant sur notre site www.linecoaching.com et ainsi identifier les difficultés qui correspondent à votre situation. Cette innovation vous facilitera la tâche et augmentera l'efficacité du travail que vous accomplirez sur vous-même en lisant ce livre.

Renoncer au régime n'est pas renoncer à maigrir. Depuis la première édition de *Maigrir sans régime*, l'obésité a augmenté de 50 % en dépit, ou en partie, à cause des régimes amaigrissants et des campagnes de santé publique. L'ANSES a publié en 2010 un rapport qui dénonçait la dangerosité et l'inefficacité des régimes amaigrissants, y compris celles des régimes équilibrés : toutes ces méthodes présentent le risque d'aggraver le surpoids, l'obésité et les désordres alimentaires. Les régimes sont définitivement et scientifiquement discrédités. Il ne faut plus les prescrire et surtout plus aux enfants ou à ceux qui ont déjà des problèmes de poids ou de comportement alimentaire.

Les prescripteurs voudraient faire croire que renoncer aux régimes reviendrait à capituler devant l'obésité. C'est tout le contraire !

Je combats depuis trente ans cette affection. J'ai prescrit des régimes. Je les connais ! Prescrire un régime, c'est céder à la facilité et au clientélisme. C'est garder pour soi la satisfaction des succès et rejeter sur les patients la culpabilité des échecs. C'est capituler devant le désespoir des patients.

La vérité, c'est que, face aux problèmes de surpoids, la médecine est loin d'être toute-puissante mais aussi qu'elle est loin d'être impuissante. Les récentes découvertes développées dans cette dernière édition nous permettent de bien mieux comprendre le fonctionnement du comportement alimentaire ainsi que les dérèglements qui conduisent à la prise de poids. Ces progrès ouvrent la voie à des traitements totalement innovants.

Je souhaite dédier cette nouvelle édition aux futures générations de praticiens. À tous ces jeunes médecins, diététiciens, psychologues qui remettent en question leur pratique dans le seul intérêt de leurs patients. Ils sont un espoir pour ceux qui souffrent.

Les régimes amaigrissants aggravent les problèmes de poids. Pour autant l'obésité demeure. *Maigrir sans régime* est plus nécessaire que jamais !

Introduction

Autant vous le dire dès la première ligne, ce que vous savez sur la nutrition ne vous a pas préparé à ce que vous allez lire dans ce livre. Je sais bien que la tradition veut que l'on expose rapidement et en quelques mots, dès la première page, quelques idées fortes et séduisantes destinées à vous faire poursuivre votre lecture. Pardonnez cette liberté que je prends avec l'usage, mais vous révéler, dès à présent, le contenu de ce livre ne vous rendrait aucun service. Voici simplement le témoignage de Clémentine que j'ai rencontrée à deux moments de sa vie. La première fois, elle se battait pour maigrir et la seconde pour ne pas grossir. C'est l'histoire de sa bataille.

Nous sommes à la fin de l'automne et Clémentine se tient assise face à moi en séchant de grosses larmes qui roulent sur ses joues. C'est maintenant une vraie jeune femme de 25 ans, bien différente de l'adolescente rondelette que j'avais rencontrée plusieurs années auparavant.

Elle était venue, ce jour-là, me consulter avec sa mère, Maryse. Une femme élégante et soignée qui m'amenait sa fille un peu comme on rapporte au magasin un article défectueux dont on n'est pas satisfait. Clémentine prenait du poids, disait-elle, et commençait à ressembler à sa corpulente grand-mère, issue d'une lignée de solides campagnards du Limousin.

Maryse, elle-même, était entrée dans l'adolescence avec un surpoids qui était vite devenu l'objet de moqueries de la part de ses camarades et lui en avait laissé d'amers souvenirs. Aussi, depuis la naissance de Clémentine, elle lui appliquait préventivement les conseils mesurés d'une bonne hygiène alimentaire. Maryse était, disait-elle, simplement attentive à ce que tout le monde mange sainement dans son foyer. Elle s'efforçait de composer pour la famille des repas équilibrés, distribués à horaires réguliers. Malgré cela, Clémentine grossissait et Maryse devenait chaque jour plus vigilante. Elle avait déjà demandé conseil au pédiatre de la famille qui avait préconisé quelques mesures diététiques. Puis, finalement, constatant leur inefficacité, avait suggéré que l'on consulte un nutritionniste.

C'est à cette occasion que j'avais fait sa connaissance. Nous étions en 1989, je franchissais le pas de l'installation et m'apprêtais à délivrer à mes premiers patients le savoir universitaire que m'avaient transmis mes aînés. J'avais les certitudes d'un jeune praticien formé par les meilleurs professeurs de cette époque. J'étais naïf et, il faut bien le reconnaître, assez fier de moi. Nous étions, dans les années 1980, à un carrefour diététique. Nous vivions la fin de la période antisucre qui voulait qu'on ne pût maigrir qu'en se privant de pain et de féculents. Nous entrions dans la période antigras qui préconisait la consommation de glucides à volonté à condition de bien vouloir supprimer celle des graisses jugées dorénavant responsables de la prise de poids. Les nouveaux régimes se voulaient simplement équilibrés, mais sans gras et avaient l'ambition de prendre en compte la personnalité du mangeur. Ils se devaient donc d'être personnalisés et adaptés à son mode de vie. Les conférenciers, dans nos congrès, prodiguaient de savantes communications dans lesquelles ils nous parlaient de relaxation, de facteurs psychologiques, de psychothérapies associées et de dangereux troubles du comportement alimentaire.

C'est dans cet esprit, qui se voulait humaniste, que j'abordais ma première rencontre avec Clémentine qui me faisait part d'une réelle souffrance. Celle de ne pas être la petite fille qu'aurait souhaité avoir sa maman. Sa silhouette ne la rendait pas si malheureuse, elle s'était simplement convaincue qu'elle n'était pas très jolie et que son avenir préoccupait sa mère. Elle admirait beaucoup la force de caractère de cette dernière qui témoignait chaque jour d'une volonté à toute épreuve et savait se discipliner pour ne manger que de « bons » aliments qui ne faisaient pas grossir. Elle déplorait de ne pas disposer de la même énergie à aussi bien se contrôler. Et c'est donc sans résistance qu'elle accepta de commencer un régime.

Tout se déroula pour le mieux. On ne pouvait rêver de meilleurs résultats. Suivant mes recommandations *raisonnables*, cautionnées par la science diététique, Clémentine maigrit, acceptant une perte de poids tout aussi *raisonnable*. Nous établîmes une alimentation équilibrée, régulièrement organisée autour des trois repas indispensables et limitant soigneusement tout excès de gras. Nous avions même, comme il se devait à cette époque, scrupuleusement mis au point un régime de stabilisation prévoyant des écarts éventuels et la manière de les rattraper. Nous avions été jusqu'à envisager une reprise possible d'un ou deux kilos, sans dramatisation ni culpabilisation. Tout se passait idéalement. Bien que conservant de discrètes rondeurs, Clémentine était heureuse, sa mère était heureuse et moi j'étais heureux. Que demander de plus ? Clémentine avait 15 ans, nous échangeâmes un au revoir, nous espérions tous deux nous dire adieu.

C'est donc quelques années plus tard que je l'ai revue. Beaucoup de temps avait passé pour chacun de nous et beaucoup d'illusions s'en étaient allées.

Pour ma part, j'avais découvert les études scientifiques provenant du monde entier et qui nous apprenaient que 95 % des patients qui avaient suivi un régime équilibré, scientifiquement élaboré, cinq ans après, avaient repris leur poids et même au-delà. Pire, à la suite de leurs échecs répétés, nombre d'entre eux avaient même contracté des troubles psychologiques ou du comportement alimentaire. Toutes mes connaissances s'étaient révélées impuissantes à repousser cette incontournable vérité qui s'était imposée dans toute sa sécheresse. J'avais donc dû renoncer à mes convictions les plus fortes et rechercher de nouvelles perspectives thérapeutiques plus prometteuses. C'est une longue réflexion sur mes échecs, ceux de tous les nutritionnistes, et sur la souffrance de nos patients qui m'a conduit à cette profonde remise en question. J'ai beaucoup travaillé pour cela et j'ai longtemps tâtonné. Maintes fois, j'ai espéré m'approcher d'une solution qui se révélait finalement sans issue. J'ai consulté des centaines d'articles et j'ai lu ce que pouvaient dire sur le corps et la nourriture les spécialistes des autres disciplines : généticiens, physiologistes, historiens, sociologues, anthropologues, psychologues, économistes, philosophes, religieux, etc. Tous ceux qui pouvaient apporter un éclairage sur le sujet. J'ai finalement abouti à une autre méthode de travail qui, peu à peu, s'est affinée pour produire enfin les résultats escomptés. Vous comprendrez, en la lisant, par quelle révolution de la pensée, le mot n'est pas trop fort, il m'a fallu passer.

Mais ce que j'ai réellement découvert était à mille lieues de mes attentes. J'ai surtout trouvé une immense souffrance cachée, indicible et honteuse. Je ne crois pas avoir jamais pris les difficultés pondérales de mes patients à la légère, mais la douleur et le désespoir que j'ai découverts ces dix dernières années ont dépassé tout ce à quoi je m'attendais. Ce qui m'a d'ailleurs mis, malgré moi, dans l'obligation d'apprendre à les recevoir et à les soulager en complétant ma formation de nutritionniste par une formation de psychothérapeute. C'est cette souffrance que je voudrais vous faire partager. Vous verrez à quel point elle contraste avec le discours désinvolte des magazines. Combien elle est éloignée de cette présentation quasi cosmétique des problèmes de poids, façade dérisoire des peines endurées.

Quant à Clémentine, elle était de nouveau assise dans mon bureau, résignée, me racontant ses années de batailles contre les kilos. Ce livre raconte un peu son histoire. Celle d'une guerre perdue. Elle pouvait tout aussi facilement perdre ou reprendre les six ou sept kilos contre lesquels elle combattait sans répit. Aujourd'hui, elle les avait perdus, mais savait que demain elle les reprendrait. Elle ne se guérissait jamais de son problème. Et était maintenant terrifiée à l'idée de regrossir. Elle ne se plaignait pas et n'accusait personne. Elle était simplement désespérée. Je la regardais, atterré. Et je pensais : Mon Dieu, j'ai participé à tout cela. Nous sommes tous responsables. Nous tous. Cette société qui fabrique des gros et qui les déteste, ces gens qui se jettent à corps perdu et sans réflexion à la recherche d'un Eldorado qui n'existe pas, ces médias qui valsent avec des promesses qu'ils ne tiendront jamais, ces médecins qui, en toute connaissance, continuent à appliquer des traitements inefficaces et toxiques, cautionnés par des scientifiques aveugles.

Quand, il y a cinq ans, j'ai écrit *La Fin des régimes*, je m'étais méticuleusement livré à un sévère réquisitoire contre les régimes amaigrissants. Surtout les plus farfelus, dangereux ou tout simplement déséquilibrés. Cependant, il m'est rapidement apparu que ce livre, étonnamment, avait fait preuve d'une impardonnable clémence à l'égard du plus célèbre d'entre eux. Il est vrai que celui-là ne pouvait être rangé dans la même catégorie que les précédents. Il ne s'agissait plus cette fois d'une prescription inepte, honnie de tous les doctes savants. C'était bien au contraire l'arme ultime de toute une profession contre un fléau mondial.

En condamnant la pratique des régimes amaigrissants, j'ai omis, par une incroyable cécité, d'insister sur le plus prescrit d'entre tous : le *régime équilibré*. Je dirais même que sous couvert d'équilibre alimentaire et d'alibis scientifiques je continuais tout bonnement à préconiser un régime. Sans doute faisais-je partie de ces gens dont parle P. Skrabaneck « qui ne croient pas à la magie en tant que telle, [mais] sont [pourtant] prêts à l'accepter lorsqu'elle se présente sous une forme scientifique[1] ». Bien sûr, je l'ai sévèrement critiqué. Néanmoins, je ne l'ai pas explicitement dénoncé comme j'aurais dû être conduit à le faire par mes réflexions sur le contrôle sensoriel du comportement alimentaire.

Il est vrai qu'à cette époque, j'avais seulement ébauché cette nouvelle approche. C'est en poussant plus loin la réflexion sur ce nouveau modèle théorique que j'ai compris qu'il ne lui était pas possible de cohabiter avec les anciennes pratiques, fussent-elles les plus raisonnables et équilibrées.

Je ne souhaite pas dans ce livre revenir sur toutes les preuves de l'échec des régimes et de toutes leurs conséquences néfastes. Je rappellerai simplement que ces résultats consternants correspondent, j'insiste encore, à des évaluations, menées, par les équipes médicales les plus aguerries dans tous les pays du monde, sur le *régime équilibré*.

L'échec des régimes ne doit surtout pas être compris comme la fin des espoirs d'amaigrissement. Au contraire, il s'agit bien mieux de la fin d'une spirale de l'échec et enfin la perspective d'une vraie guérison. Enfin une alternative qui, cette fois, n'est pas un régime déguisé. Cette fois, croix de bois, croix de fer, chacun mangera ce qu'il aime. Si je mens, je vais en enfer.

Vous découvrirez dans ce livre qu'il existe aujourd'hui d'autres façons de maigrir et qui permettent aussi de faire la paix avec les aliments. Et s'il existait une manière de maigrir

1. Skrabaneck P., McCormick J., *Idées folles, idées fausses en médecine*, Paris, Odile Jacob, 1992.

sans faire de régime, en mangeant tout ce que l'on aime, au moment qui nous plaît ? Simplement guidé par sa faim et son plaisir ? Comme ça, comme les minces.

Vous lirez ce livre à votre rythme. En ne retenant que les chapitres pratiques ou en vous arrêtant sur les chapitres plus théoriques si vous souhaitez en approfondir les bases scientifiques. Vous ne serez jamais obligés de lire ces parties pour poursuivre votre lecture. Vous pourrez même y revenir tout à la fin si vous désirez en savoir plus.

J'espère que ce livre vous aidera à trouver les réponses que vous cherchez. Bon voyage à tous.

CHAPITRE PREMIER

L'état de régime permanent ou la restriction cognitive

Je sais bien que vous lirez ce livre dans l'espoir d'y trouver une solution immédiate à vos difficultés avec votre poids ou votre comportement alimentaire. J'espère d'ailleurs vous y aider ou tout du moins vous indiquer les pistes à suivre, mais seulement si vous acceptez, cette fois, de vous accorder le temps du changement. Généralement, avant d'expliquer à mes patients les méthodes de travail que nous serons amenés à utiliser, je les invite tout d'abord à me raconter leur histoire. Et si vous le permettez, je souhaite d'abord vous rapporter leurs paroles et vous parler de la maladie dont ils souffrent et qui les empêche de maigrir quand elle ne les fait pas grossir : ils se trouvent gros, qu'ils aient raison ou tort de le penser, et ne parviennent pas à maigrir durablement malgré un état de régime permanent que les psychologues désignent aujourd'hui sous le terme de restriction cognitive. Ne soyez pas impatients de vous reporter d'emblée à la partie pratique de ce livre et prenez le temps de comprendre les différentes facettes de cette maladie et de son traitement. Pour la première fois, le régime lui-même, mais surtout l'état de régime dans lequel se trouvent la plupart des mangeurs modernes est considéré comme une maladie responsable de la prise de poids, de l'échec des tentatives d'amaigrissement et dont il faut se soigner. Cette notion est inhabituelle, dérangeante et mérite que nous l'expliquions.

Les personnes dont je rapporterai les témoignages dans ce chapitre ne sont ni boulimiques ni anorexiques. Leur poids pourra indifféremment être normal, inférieur ou supérieur à la normale. Leur seul point commun sera de se trouver trop grosses ou d'avoir peur de grossir et de chercher à maigrir ou à maintenir leur poids. Avant toutes choses, quel que soit leur poids, ces individus sont des « gros » parce qu'ils se pensent gros. À l'heure actuelle, le trouble alimentaire dont souffrent ces personnes n'entre dans la description d'aucune pathologie reconnue dans les manuels de diagnostic médicaux de référence. Elles ne sont donc prises en charge pour le traitement spécifique de leur trouble ni par les nutritionnistes ni par les psychothérapeutes. L'affection dont elles souffrent n'existe pas ! Et, par conséquent, il est rare que leur souffrance rencontre une oreille attentive. Quel que soit leur poids, leur souffrance est bien réelle et d'autant plus aggravée par la non-reconnaissance de leur entourage. Souvent ces personnes se sentent terriblement isolées dans leur maladie et éprouvent le sentiment d'être profondément anormales au point qu'elles n'osent que rarement venir se confier à d'autres, tant elles sont convaincues qu'elles ne pourraient être comprises. Ce chapitre contribuera peut-être à les sortir un peu de leur isolement.

L'état de dissonance cognitive

La plupart de nos contemporains se caractérisent aujourd'hui par le souci omniprésent qu'ils ont de ne pas grossir et de se nourrir en conséquence. Ils se distinguent par l'idée tenace qu'il existerait une bonne manière de manger, saine et équilibrée, une sorte de code de bonne conduite alimentaire, qu'ils seraient censés adopter, mais dont, en même temps, il leur serait impossible de préciser les commandements. C'est ainsi que, bien souvent, ils éprouvent, quoi qu'ils mangent, un vague sentiment de culpabilité ou tout au moins l'impression désagréable de ne pas manger comme ils le devraient. Le mangeur moderne se caractérise donc par ce que l'on désigne sous le terme de « dissonance cognitive ». Il s'agit d'un état de mauvaise conscience alimentaire se traduisant par une forme de vigilance constante sur sa manière de manger (*il fait attention*) et une inquiétude diffuse, d'ailleurs souvent peu intense, produite par l'idée de ne pas agir conformément à ce que lui dicteraient ses devoirs de mangeur responsable. Le mangeur moderne éprouve ainsi continuellement le sentiment de transgresser des règles alimentaires que, dans le même temps, il admet être dans l'incapacité de définir clairement. Cependant, aussi longtemps que son poids ne lui cause de frayeur ou que sa santé ne le rappelle à l'ordre, il vit ces transgressions avec légèreté et insouciance. Mais que quelques kilos viennent s'accrocher à ses hanches ou à son ventre et cette belle désinvolture insolente fond aussitôt comme neige au soleil. C'est alors que ces fameuses règles alimentaires, si incommodantes, retrouvent de leur attrait. De quoi parlait-on déjà ? Ne pas manger entre les repas, prendre un petit déjeuner, éviter le gras ? Soudainement, ces recommandations qui semblaient inutiles et si encombrantes lui reviennent à l'esprit. Pour dissiper les quelques kilos excédentaires la personne devient plus appliquée, se raidissant sur ses convictions et essayant d'adopter un comportement qu'elle jugera plus conforme à l'idée qu'elle se fait de la bonne conduite alimentaire. Dès lors, la vigilance caractéristique de l'état de dissonance cognitive évoluera progressivement vers un contrôle mental du comportement alimentaire caractéristique de la restriction cognitive.

L'état de restriction cognitive

En 1975, Peter Herman et Janet Polivy[1], deux psychologues canadiens, ont remarqué qu'un grand nombre de leurs patients présentaient des préoccupations excessives pour leur poids et leur alimentation et, de ce fait, adoptaient des comportements et des modes de pensée très comparables. Ils ont désigné cette double préoccupation par le terme de *restriction cognitive*, défini comme *une intention de contrôler mentalement ses apports alimentaires dans le but de perdre du poids ou de ne pas en prendre*. Un lecteur attentif ne manquera pas de constater la ressemblance frappante avec la définition d'un régime amaigrissant. De fait, les auteurs soulignèrent ultérieurement qu'ils ne distinguaient aucune différence entre les deux comportements. Ils ont montré à quel point l'idée de se servir de sa nourriture pour contrôler son poids pouvait altérer la relation naturelle du mangeur avec ses aliments, qui se trouvait alors dominée par l'idée suivante : « Ce que je mange me sert à rester mince et en bonne santé. » Dans le même temps, l'évidence de devoir surveiller son poids s'inscrivait elle aussi dans une nouvelle relation du mangeur avec son corps, qui pouvait s'exprimer ainsi : « La valeur personnelle d'un individu est inversement proportionnelle à son poids[2]. »

La définition qu'ont donnée Herman et Polivy de ce trouble appelle déjà plusieurs remarques.

---

1. Herman C. P., Polivy J., « Anxiety, restraint and eating behavior ». *J. of Abnormal Psychol.* 1975, 84 (6), p. 666-672.
2. Zermati J.-P., Apfeldorfer G., « Clinical description of cognitive restraint and its practical consequences », *in* Peter R. Ling (éd.), *Trends in Obesity Research*, New York, Nova Biomedical Books, 2005, chapitre VIII, p. 179 et *sq*.

• En premier lieu, les deux auteurs avaient défini la restriction cognitive comme une *intention* et non comme un comportement observable. En conséquence, pour être en restriction cognitive, il est nullement nécessaire que la personne parvienne à assurer un contrôle effectif de ses apports alimentaires ni qu'elle parvienne à maîtriser son poids. Il lui suffit d'en avoir l'intention.

• En deuxième lieu, comme les critères de poids n'interviennent pas dans cette définition, elle peut de ce fait concerner tous les mangeurs, qu'ils soient obèses hyperphages en proie à des compulsions répétées, ou bien simplement des personnes qui « font attention à leur ligne » avec plus ou moins de bonheur selon les moments ou les circonstances. Le poids ne constitue donc pas un indicateur du degré de restriction.

• Enfin selon que la personne contrôle avec ou sans succès son comportement alimentaire il devient possible de décrire deux états opposés de la restriction cognitive.

Dans un premier cas, le mangeur concrétise ses intentions et parvient effectivement à suivre les règles qu'il entend respecter pour aboutir dans ses projets de maîtrise du poids. Ces règles correspondent aux idées, aux cognitions, qu'il entretient sur la bonne manière de manger pour maigrir. Cet état est donc dominé par un contrôle mental des apports alimentaires. Dans la mesure où le mangeur ignore délibérément ses sensations alimentaires (la faim, les appétits spécifiques et la satiété), Herman et Polivy ont parlé d'un état d'inhibition des sensations alimentaires.

Dans le second cas, les intentions et les décisions ne sont pas suivies d'effets. Le comportement alimentaire est dominé par la défaillance du contrôle mental. Car c'est bien là tout le problème de ce type de contrôle : on peut facilement le perdre. Le mangeur se met à manger de manière impulsive sans rapport avec les règles auxquelles il avait l'intention de se soumettre. Le comportement alimentaire passe alors sous le contrôle de processus émotionnels : on aboutit à des accès hyperphagiques, des séances de grignotage, des compulsions alimentaires ou des boulimies que Herman et Polivy ont décrits comme des états de désinhibition.

Le comportement alimentaire étant toujours contrôlé, il est bon de rappeler que le terme de contrôle évoque un succès du contrôle mental. Alors que celui de perte de contrôle évoque une défaillance de ce type de contrôle et une prise de contrôle du comportement alimentaire par les émotions.

Contrôle	Perte de contrôle
État d'inhibition des sensations alimentaires.	État de désinhibition des sensations alimentaires.
Comportement alimentaire principalement contrôlé par les cognitions.	Comportement alimentaire principalement contrôlé par les émotions.
Contrôle mental.	Contrôle émotionnel.

Il est habituel que ces deux états alternent entre eux avec une fréquence très variable. Ils peuvent se succéder au cours de la même journée. Ce sont les bonnes résolutions que l'on prend dès le petit matin et qui cèdent… sur le chemin du travail, à la pause de 10 heures, au déjeuner, sur le chemin du retour, juste avant le dîner ou pendant le dîner ou dans la soirée. En fait, on ne sait jamais vraiment à quel moment on craquera. On sait seulement que cela finira par arriver.

Caroline se lève tous les matins pleine de bonnes résolutions. Elle se promet chaque fois que ce jour sera le bon : elle ne craquera pas. Elle tient sans difficulté la première partie de la journée. Mais dès le début de l'après-midi, elle sent poindre l'anxiété à l'approche du danger : le retour à la maison, le moment où elle devra livrer son combat. Comme pour la petite chèvre de monsieur Seguin, au coucher du soleil, la bataille commence et chaque heure redouble son intensité. Mangera, mangera pas ? L'objectif étant d'atteindre le jour suivant sans toucher à la nourriture interdite. Il est rare que la Blanquette voie le jour suivant sans avoir été vaincue.

À l'opposé, les bonnes résolutions peuvent durer plusieurs années. Certaines personnes semblent en effet parfaitement s'accoutumer à leur régime. Elles tiennent bon, sans frustration ou efforts apparents, pendant plusieurs années. Puis au décours de l'une de ces difficultés que réservent la vie, un divorce, la maladie ou la perte d'un proche, des déboires professionnels, une grossesse, un déménagement, etc., elles décrochent doucement, parfois brutalement, et basculent dans la perte de contrôle. La caractéristique de ce contrôle mental c'est sa grande fragilité. On peut le perdre en un clin d'œil : il suffit parfois d'une odeur qui vous chatouille le nez ou d'une boîte de chocolats posée sur une table. Un état de fatigue, un coup de déprime peuvent aussi jouer le rôle de déclencheur, à moins que ce ne soient des événements de vie plus conséquents, des pertes, des séparations, etc. Quoi qu'il en soit, une fois ce contrôle perdu, qui sait quand il reviendra ?

Céline est une petite femme ronde de 1,55 m. Dès son adolescence, elle se préoccupe de son poids. Elle pèse 54 kg. À l'âge de 20 ans, à la suite d'une maladie qui lui fait perdre du poids, elle atteint 48 kg. « Plus je maigrissais, plus j'avais envie de maigrir. » Pour se maintenir, elle renonce à manger. Par la force de la volonté, elle ne se nourrit plus que de légumes et de yaourts, rarement un peu de volailles ou de poissons. Elle supprime son petit déjeuner, évite soigneusement toutes les occasions assorties de repas. « J'avais une ligne impeccable, je me sentais capable de résister à tout. » Elle n'a même pas l'impression de faire un régime, ne ressentant ni faim ni envie. Elle tient ainsi… 25 ans ! À 45 ans, elle découvre que son mari la trompe avec une femme plus jeune qu'elle. La vie conjugale se détériore, le couple décide de se séparer. Mais le divorce a lieu dans des conditions extrêmement difficiles. Céline se retrouve seule et se bat pour obtenir quelques ressources financières que lui refuse son ex-mari. Elle ne peut plus tenir son régime. Elle craque, se met à manger compulsivement. Son poids augmente vertigineusement. Vingt-cinq années de frustrations s'expriment d'un coup. En cinq ans, elle double son poids et atteint 98 kg !

Longtemps, les spécialistes ont considéré que seules les pertes de contrôle faisaient la gravité de la restriction cognitive. L'augmentation du poids, le sentiment d'échec personnel, la dépression consécutive à l'impuissance de se contrôler, l'appréhension face aux aliments produisant les pertes de contrôle : tout cela paraissait expliquer la totalité des nuisances de l'état de restriction. Les effets délétères du contrôle mental semblaient, quant à eux, totalement négligés. Leur absence excluant même, pour certains, le diagnostic de restriction cognitive. Au point que certains nutritionnistes estiment encore aujourd'hui qu'un contrôle mental réussi constituerait la seule bonne réponse aux problèmes de poids[3].

Ma conviction, que je tenterai de vous faire partager, est que le contrôle et la perte de contrôle mental sont des situations tout aussi anormales. À la lumière de nos nouvelles connaissances, ramener la restriction cognitive à une opposition entre un état d'inhibition et un état de désinhibition des sensations alimentaires serait très réducteur. Le problème se pose de manière bien différente et doit être envisagé comme un véritable combat entre les différentes instances, sensations, cognitions et émotions, pour s'emparer du contrôle du comporte-

3. Chapelot D., « Comportement restreint », *in* Chapelot D. et Louis-Sylvestre J., *Les Comportements alimentaires*, Paris, Tec et Doc, 2004.

ment alimentaire. J'accorderai même la place principale au contrôle mental. Je prends ici à témoin les personnes « contrôlées » qui grossissent en ne mangeant que des aliments supposés « non grossissants ». Alors qu'elles maigrissent dès lors qu'elles retrouvent un comportement naturellement contrôlé par leurs sensations alimentaires, incluant des consommations d'aliments supposés « grossissants ».

Au cours de ces dernières années, mes recherches m'ont donc amené à m'éloigner de cette approche bipolaire de la restriction cognitive pour adopter une description plus complexe évoluant selon quatre stades de gravité croissante. Aussi, je vous propose d'examiner maintenant les conséquences de cette intention de vouloir contrôler mentalement son comportement alimentaire. Nous allons découvrir comment la restriction cognitive modifie progressivement le comportement du mangeur en influençant la perception de ses sensations alimentaires jusqu'à les rendre complètement inutilisables et en le rendant définitivement dépendant de ses émotions. Nous verrons comment ces transformations conduisent le mangeur à prendre du poids ou à l'empêcher d'en perdre. Imaginons, pour simplifier cette description, par quelles étapes successives devra passer une personne qui commence son premier régime, alors que jusqu'ici elle n'avait jamais éprouvé de difficulté à maintenir un poids qui lui convenait.

Premier stade : je n'écoute plus mes sensations alimentaires

Ce premier stade de l'état d'inhibition se caractérise donc par une attitude volontariste au cours de laquelle le mangeur décide de ne plus tenir compte de ses sensations alimentaires qu'il perçoit néanmoins encore de manière satisfaisante. Il se distingue essentiellement par la présence des cognitions et la mise en place des stratégies de contrôle du poids et de l'alimentation. Suivons donc le parcours de Camille, une mangeuse à peine imaginaire, dans ses premières expériences.

Camille est, depuis longtemps, attentive à son poids, non pas qu'elle se trouve trop grosse, bien que perdre un ou deux kilos ne lui déplairait pas. « Mais, mon Dieu, il faut bien faire un peu attention si on ne veut pas un jour ressembler à un vilain petit canard ! » Camille se surveille mais n'a jamais été trop stricte avec elle-même. Elle sait parfaitement ce qu'il faudrait faire mais il faut tout de même reconnaître que tout cela est bien contraignant et que jusqu'ici elle ne s'en est pas trop mal tirée. Toutefois, après quelques semaines de vacances en Grèce, elle a grossi de deux kilos qu'elle entend bien reperdre rapidement.

➤ *« Pour maigrir, quelques règles pratiques de bon sens prédominent »*

Dans un premier temps, notre mangeuse, en délicatesse avec son poids, abandonne le simple état de vigilance et décide de ne plus s'en remettre à ses sensations alimentaires (faim, rassasiement, satiété). Elle confiera dorénavant la direction de son comportement alimentaire à des processus mentaux, des règles alimentaires jugées plus fiables. Ces dernières sont constituées de tout ce qu'il est possible d'entendre, voir ou lire sur la manière de perdre du poids. Il peut aussi bien s'agir d'informations émanant d'autorités médicales ou des pouvoirs publics, d'avis recueillis dans le panorama médiatique ou de simples opinions personnelles sur le sujet. Camille perçoit clairement ses sensations de faim ou de satiété, mais décide de prendre elle-même les choses en main. Puisqu'en mangeant avec une relative insouciance, quand elle avait faim, elle a pris du poids, c'est donc qu'elle ne peut plus se faire confiance. Elle mangera désormais en tenant compte de ce qu'elle pense être convenable pour son poids. Il s'agira pour elle d'ignorer ce qu'elle ressent et de s'en tenir à des indications extérieures, des cognitions, au détriment des sensations internes qui exprimaient ses besoins.

« Pour maigrir, quelques règles pratiques de bon sens prédominent »

Un « vrai » petit déjeuner est primordial : il se compose de céréales ou de pain (sans beurre mais, pourquoi pas, avec du miel ou de la confiture), un fruit frais dont l'absorption des glucides est lente plutôt que d'un jus de fruits, de boissons (thé, café, chocolat ou lait). En fonction des goûts de chacun, on peut conseiller du fromage, une demi-tranche de jambon, de la compote, et même quelques carrés de chocolat.
Le déjeuner doit être suffisant et toujours comporter une entrée, un plat et un dessert. L'entrée conseillée est une montagne de légumes, de salade avec un peu d'huile, de crudités ou un potage, mais surtout pas de charcuterie ou de bouchée à la reine, de quiche, etc. Le plat est composé de viande et d'un féculent sans ajout de beurre et sans frites. Le dessert est un yaourt (même aux fruits, même sucré), un fruit ou un sorbet.
Le déjeuner sera d'autant plus copieux qu'il permettra ainsi de réduire le repas du soir.

S'en remettant à l'avis de la Faculté, voici les conseils que Camille a pu relever dans la presse médicale sous le titre : « Pour maigrir, quelques règles pratiques de bon sens prédominent[4]. »

4. « Donner l'appétit de maigrir », entretien avec le Dr Jean-Michel Borys, *Le Quotidien du médecin*, 2000, hors-série « Nutrition-diabète ». Cet article a été rédigé par un nutritionniste à l'intention de médecins généralistes.

Retenez bien ces recommandations, nous les discuterons ensemble tout au long de ce livre.

Elle trouvera dans le même article que « sauter un repas est nocif » et que la faim est une sensation redoutable justifiant la recommandation express de « manger avant d'avoir faim ». Enfin ces conseils ne concernent pas seulement la personne qui souhaite maigrir mais, naturellement, aussi toute sa famille afin de ne pas donner à l'infortunée candidate à la minceur le sentiment d'être enfermée dans un ghetto.

Voici donc, exposé en quelques lignes, un condensé de conseils pratiques censés permettre un amaigrissement durable. Ce texte, qui se veut simple et donc de « bon sens », s'appuie, en réalité, sur quelques principes nutritionnels, apparemment évidents, et qui pourraient s'énoncer de la façon suivante. Pour maigrir, il faut :

– *Première règle de « bon sens » :*
  Prendre trois repas par jour et surtout ne pas en sauter.
– *Deuxième règle de « bon sens » :*
  Manger copieusement le matin et alléger le dîner.
– *Troisième règle de « bon sens » :*
  Manger équilibré et faire des repas équilibrés.
– *Quatrième règle de « bon sens » :*
  Manger copieusement certains aliments qui ne font pas grossir et éviter les aliments gras et sucrés qui, eux, font grossir.

À cela, toute croyance personnelle pourra éventuellement venir se surajouter.

– Ne pas boire pendant les repas.
– Ne pas manger certains aliments à certains moments.
– Ne pas associer certains aliments entre eux.
– Etc.

Nous sommes là au stade des cognitions. Ce sont donc des raisonnements qui vont guider le comportement alimentaire.

Les sensations alimentaires seront encore distinctement éprouvées mais délibérément ignorées. Les envies dissidentes seront contrariées et le plus souvent prestement maîtrisées. Voici quelques extraits du carnet que tient Camille pour recueillir des observations sur son comportement alimentaire. On y découvre le décalage important entre son comportement et les indications qu'elle reçoit de son organisme.

Camille distingue parfaitement ses sensations alimentaires, mais s'est résolue à passer outre, afin de suivre le plus fidèlement possible les règles de son régime. Les situations qu'elle pourra rencontrer se trouvent résumées ici.

– Je n'ai pas faim, mais je *dois* manger.
– J'ai faim, mais je ne *dois* pas manger.
– Je n'ai plus faim, mais je *dois* encore manger.
– J'ai encore faim, mais je ne *dois* plus manger.
– J'ai envie de cet aliment-ci, mais je *dois* manger cet aliment-là.
– Je n'ai pas envie de cet aliment-ci, mais je *dois* manger cet aliment-là.

En suivant des indications extérieures à elle-même, Camille se trouve très souvent en décalage avec ses besoins réels. Et l'on conçoit comment, au fil du temps, les cognitions viendront disqualifier les sensations qui seront jugées peu fiables et moins pertinentes que les injonctions de la science diététique. La prédominance des cognitions entraînera peu à peu une forme de désapprentissage des sensations, une désappréciation de ses besoins réels, au cours de laquelle Camille ne parviendra plus à estimer ses besoins de façon adéquate.

Le contexte Heure-Lieu-Avec qui En faisant quoi	Mes aliments Quoi Combien	Commentaires
7 heures – chez moi – avec mon mari – en regardant la télé.	Une tasse de café – 3 tr. de pain complet et un peu de beurre salé. 1/2 pamplemousse.	– Je n'ai pas faim. J'aurais préféré ne pas manger.
20 h 30 – chez moi – avec mon mari – en regardant la télé.	330 g d'asperges avec vinaigrette – un yaourt aux fruits.	– J'aurais préféré manger des pâtes, mais j'ai déjà mangé des féculents à midi.
13 heures – chez moi – avec mon mari.	Salade verte avec morceau de blanc de poulet – une tomate – un yaourt aux fruits.	Détendue – me suis régalée avec la salade et le poulet – j'aurais bien pris un verre de vin rouge.
19 h 30 – au restaurant en bord de mer avec mon mari et un couple d'amis.	Une salade de tomates et mozzarella avec 5 olives et trois feuilles de salade verte.	J'ai encore faim ! J'en aurais bien mangé le double.
Après-midi.	Rien.	J'ai eu faim tout l'après-midi. Mais je résiste pour ne pas manger entre les repas.
20 h 30 – chez moi – avec mon mari.	Soupe – 1/4 poulet sans la peau – un yaourt aux fruits.	Je n'ai plus faim après la soupe, le poulet et le yaourt étaient de trop.

➤ *Je suis un stratège du poids*

Manger en fonction de cognitions sans tenir compte de ses besoins n'est pas chose aisée et entraînera rapidement la mise en place de stratégies destinées à ne pas s'exposer à des transgressions devenues, cette fois, beaucoup plus culpabilisantes. Nous pouvons distinguer trois types de pratiques couramment utilisées : les stratégies de réduction, les stratégies d'évitement et les stratégies compensatoires.

J'essaie de manger moins

Ces premières stratégies consistent à réduire l'ingéré calorique et peuvent aussi bien concerner les quantités de nourriture que le choix des aliments. Elles peuvent conduire à s'en tenir à des quantités déterminées d'aliments : ne pas manger plus de deux fruits ou trois laitages par jour, ne pas manger des féculents plus d'une fois par jour, fixer les quantités de légumes ou de viandes à chaque repas, ne pas manger plus d'un gâteau par semaine, établir un nombre d'écarts autorisés… Elles peuvent également conduire à opérer des sélections dans le choix des aliments. Éliminer tous les corps gras et tous les sucres rapides, choisir les légumes à la place des féculents, sélectionner les viandes et les poissons maigres et éviter les viandes et les poissons gras, consommer des produits allégés en sucre ou en graisses, préférer les jus de fruits aux alcools, remplacer des repas par des substituts. Toutes ces règles peuvent varier dans leur sévérité et parfois aboutir à des régimes très restrictifs sur le plan énergétique.

Stratégies de réduction proposées dans les traités de médecine classique[5]

- Réduire les apports caloriques de 20 à 30 % par rapport aux apports antérieurs.
- Diminuer la quantité de corps gras.
- Acheter des produits dont la teneur en graisses est indiquée sur l'étiquette.
- Tenir des fiches cuisine sans matières grasses.
- Réduire la consommation des aliments à haute densité calorique ou en éviter certains (oléagineux, chips, fritures).
- Ne pas s'interdire totalement la consommation de sucre. On pourra conserver un ou deux sucres.
- Apprendre à cuisiner sans matières grasses.
- S'accorder occasionnellement un soda sucré.

Je déjoue tous les pièges avec brio

Ces stratégies consistent à prévenir ou à s'abstenir de toutes confrontations avec des situations qui pourraient obliger la personne à transgresser les règles qu'elle s'est volontairement imposées.

• *Ne pas avoir faim avant une sortie*

Il est assez fréquent de trouver ce genre de conseil dans les prescriptions diététiques. Elles suggèrent de manger avant le dîner afin de mieux résister à ses envies d'aliments « interdits ». Selon les cas, on pourra proposer des fromages blancs à 0 %, des fruits ou d'autres protéines maigres. Les pommes et les carottes sont souvent très appréciées, elles permettent d'arriver au repas avec un estomac déjà rebondi. Les œufs durs ou le jambon sont également assez prisés pour leur côté bourratif.

5. Les exemples sont tirés du chapitre « Alimentation », *in* Basolevant A. et Guy-Grand B., *Traité de médecine de l'obésité*, Paris, Flammarion, « Médecine », 2004.

• *Se remplir l'estomac d'aliments « autorisés » pour résister à ses envies d'aliments « interdits »*

Comme la consommation de certains aliments est souvent autorisée à volonté, car « ils ne font pas grossir », il est souvent recommandé, au cours du repas, de s'en remplir la panse pour résister à ses envies de desserts. Mieux vaut manger « une montagne de légumes » que même une petite part de gâteau. « Au dîner, je prends un demi-litre de soupe, du poisson, deux yaourts à 0 % et deux fruits. Il faut que je sorte de table avec l'estomac bien rempli. Je me dis que je tiendrai ainsi sans craquer jusqu'au coucher. »

• *Éviter l'exposition aux aliments*

Le danger, ce sont les aliments « interdits » : mieux vaut les éviter. Pour cela, toutes sortes de stratagèmes pourront être employés. Contourner les rues commerçantes, quitte à faire un important détour : « Je connais tous les itinéraires en fonction de mes envies. Je sais, si je suis angoissée, qu'il faut absolument éviter les rues dans lesquelles se trouvent les pâtisseries. » Ne rien faire entrer dans la maison : « Je n'achète aucun aliment dangereux, comme ça, c'est réglé. » Cacher les aliments dans la maison : « Comme je ne peux pas résister à un paquet de gâteaux, ma femme est obligée de cacher les gâteaux des enfants, sinon je les finirais. » Fuir la confrontation avec des aliments irrésistibles : « Pendant le goûter des enfants, il faut que je sorte de la cuisine à cause du Nutella. Je dîne parfois avant les enfants pour ne pas être tentée par ce qu'ils mangent. » Éviter de s'exposer même par la pensée en s'occupant frénétiquement : « J'ai toujours envie de ce qu'il y a devant moi. Il faut que je m'occupe pour ne pas y penser. À la maison, je ne pense qu'à ça. J'évite d'y rester trop longtemps pour ne pas être tentée. Pour m'occuper, je lis, je me balade, j'essaye même d'avoir des amis autour de moi. Mais si j'y pense trop, j'essaye de les renvoyer et je deviens insupportable avec eux. »

• *Les stratégies d'évitement social*

Elles conduisent le mangeur à choisir de limiter sa vie sociale plutôt que de devoir enfreindre ses propres règles alimentaires. Elles peuvent se présenter sous la forme d'une marginalisation au sein de son propre groupe social : consommer une nourriture différente du reste de la famille, demander des menus particuliers quand on se rend chez des amis ou apporter sa propre nourriture. La personne maintient le contact avec son groupe, mais n'en partage plus la nourriture. Pour maintenir sa ligne de conduite, le mangeur n'hésite pas à se mettre en rupture avec toutes les règles de la convivialité qui contribuent à la cohésion du groupe social. Il enfreint sans ciller les règles du don et du partage. « Nous avons dîné chez des amis qui avaient commandé un magnifique fraisier. Mais j'ai tenu bon et je n'en ai pas pris. »

> J'ai fait pendant six mois un régime à base de poisson, salade et yaourt sans commettre un seul écart. Pour l'anniversaire de mon oncle, j'ai passé quatre heures à faire la cuisine pour douze personnes. Ma mère avait préparé mon gâteau préféré. J'ai mangé devant tout le monde poisson-salade-yaourt. On me disait que j'étais folle, moi je trouvais ça très bien. Pour les sorties, je demandais qu'on me prépare un menu spécifique. Ou alors tout le menu était conçu en fonction de moi. J'ai fait manger du poisson à tous mes amis pendant six mois. Parfois j'apportais moi-même mon Tupperware. Je trouvais ça formidable. J'avais droit à un écart par semaine. Je ne le faisais même pas.

Ou, plus grave, elles peuvent réduire la vie sociale de la personne et contribuer à l'isoler de ses amis et relations et prendre la forme d'une désocialisation. « Comme je crains de ne pas pouvoir gérer les invitations, je préfère toutes les refuser pendant mon régime. Je sais que je ne saurai pas résister, alors je vis en ermite. » Stéphanie refuse toutes sorties au restaurant.

Antoine redoute les week-ends chez ses parents et préfère trouver des excuses pour ne pas s'y rendre. Martine n'est pas partie en vacances avec ses amis, car ils sont trop attirés par la nourriture et ne pensent qu'à manger. Il n'est pas si rare de rencontrer des personnes cloîtrées chez elle depuis des mois, parfois des années, pour éviter les confrontations périlleuses avec la nourriture. D'autant qu'à cette difficulté peut parfois s'ajouter celle de ne pas oser montrer un corps que l'on juge dégradé.

Conseils pour éviter l'exposition aux aliments d'après les traités de médecine classique[6]

- Pour ne pas être exposé à la faim entre les repas :
  - Ne pas sauter de repas.
  - Manger des féculents à tous les repas.
  - Prendre trois repas par jour à heures programmées.
  - Des collations quantifiées à heures fixes seront éventuellement ajoutées en cas de fringale régulière ou bien en cas d'envie de manger.
- Gérer ses achats pour éviter l'exposition aux aliments :
  - Éviter les rayons à risque des grandes surfaces.
  - Ne pas faire ses courses aux horaires où l'on risque d'avoir faim.
  - Acheter des aliments ou des plats en portions ou sachets individuels.
  - Ne pas acheter les lots promotionnels.
  - Ne pas stocker chez soi de trop grandes quantités d'aliments.

6. *Ibid.*

- Évitements dans certaines situations sociales :
  - En cas d'apéritifs, choisir des jus de tomates, eaux minérales, sodas light, boissons anisées sans alcool. Ne pas s'installer près du buffet. Privilégier les tomates, les radis, les carottes crues, les bâtonnets au crabe, les olives vertes mais pas les noires. Et éviter cacahuètes, pistaches, chips, gâteaux d'apéritif.
  - À table, se servir une seule fois. Laisser les sauces dans l'assiette. Laisser passer la salade et le fromage à son voisin sans se servir. Se servir un morceau de pain mais ne pas y toucher. Remplir son verre de vin mais ne pas le boire.
  - Au restaurant, si on choisit de commander deux plats, on prendra deux plats peu riches ou un plat riche et un plat léger. Si on choisit de commander trois plats, on prendra un plat riche et deux plats légers.
  - Dans les cocktails, s'éloigner du buffet et aller s'asseoir plus loin

Je rattrape mes bêtises

Ces dernières stratégies consistent à rattraper ou à anticiper les « écarts » de régime. Soit le mangeur sait à l'avance qu'il commettra un écart et prévoira de l'anticiper. Soit il ne le prévoit pas, mais se préparera à le compenser ultérieurement. Il est ainsi incité à mettre en place un système d'anticipation-compensation de l'écart. S'il l'anticipe, par exemple au cours d'un dîner à venir, le mangeur réduira son déjeuner en prévision de ses excès du soir. « Si je vais dîner chez des amis, je me contente d'un substitut de repas à midi. Parfois, je saute complètement le déjeuner parce que je sais que je vais beaucoup manger le soir. » Tout est en place pour que les efforts de la journée soient récompensés par de la démesure au dîner. Il arrive même que la démesure soit préméditée. « Je me restreins dans la journée car je sais que je vais me lâcher le soir. »

S'il commet l'écart, en compensation, le repas suivant sera sévèrement restreint. Le patient se punit de l'excès commis. « Tous les dimanches, nous allons déjeuner chez ma mère. Je ne peux pas résister à tous ces plats qu'elle nous mitonne depuis que nous sommes petits. Tous les dimanches soir, pour compenser, je ne mange que deux yaourts et un fruit. »

Sans en prendre parfaitement conscience, le mangeur entre ainsi dans un système de punition-récompense dont les conséquences se révéleront terriblement néfastes autant pour sa stabilité pondérale ultérieure que pour son équilibre psychologique. Après un écart, il sera en quelque sorte incité à se punir de l'excès commis. Avant l'écart, le patient aura tendance à se restreindre sévèrement, et à se récompenser ensuite lors de l'événement prévu. La façon dont on lui propose de contrôler son poids est le régime permanent où tout écart de poids est sanctionné par la reprise d'un régime plus sévère.

Après un événement festif et un repas trop copieux, voici les recommandations d'un nutritionniste préconisant l'amaigrissement à l'aide de régimes très restrictifs :

> « Une journée "à grande vitesse" suffit pour effacer les effets "grossissants" d'un repas très copieux, par exemple un lundi à grande vitesse après un déjeuner dominical festif.
> Ou :
> Si vous avez gardé plus d'un kilo d'un week-end, de vos vacances ou de toutes autres périodes à risque pour votre poids, n'hésitez pas à revenir au "régime à grande vitesse" pendant deux ou trois jours, voire une semaine complète afin de retrouver au plus tôt le poids où vous vous sentez bien. »

Ces comportements sont à rapprocher de l'expérience de Lean Birch sur les jeunes enfants que l'on force à manger les plats qu'ils n'aiment pas en leur promettant de les récompenser par un dessert qu'ils apprécient : « Mange ta soupe, tu auras du dessert. » Le résultat est que la soupe est finalement consommée mais devient aversive. Alors que le dessert devient, lui, de plus en plus désirable. Le mangeur finit, lui aussi, par ne plus supporter ces aliments qu'il s'oblige à manger pour se punir de ses excès et par convoiter d'autant plus les aliments qu'il s'interdit de manger.

Il s'agit là encore d'un apprentissage d'un mode de consommation boulimique. Les aliments « maigres » sont utilisés comme des stratégies compensatrices exactement comme font les boulimiques avec les vomissements, le sport à outrance, les médicaments… Suivant en cela les préconisations de quelques nutritionnistes qui considèrent qu'une séance de jogging ou un substitut de repas permettront de compenser ou d'anticiper un écart : « L'activité physique est une nécessité pour l'organisme, et ce qui n'est pas négligeable, elle permet de compenser certains écarts alimentaires. » Or, contrairement à ce qui est affirmé, on n'augmente pas son activité physique pour dépenser ce qu'on a mangé en trop. Mais, à l'inverse, on augmente ses apports caloriques pour compenser des dépenses trop élevées. Ou on les réduit quand les dépenses diminuent. De la même manière, on ne fait pas rouler une voiture parce qu'on a versé de l'essence dans le réservoir. Mais on remet de l'essence parce qu'on a déjà roulé.

Beaucoup de nutritionnistes prônent actuellement une augmentation des activités physiques pour pallier des apports caloriques trop élevés. Ils devraient réaliser qu'ils sont très en retard sur les boulimiques qui ont découvert cette stratégie de contrôle du poids depuis bien longtemps. L'activité physique peut sans aucun doute contribuer à la régulation pondérale mais pas de cette façon.

Valentine a un objectif dans la vie : ressembler à Kate Moss, la plus maigre des top models. À 17 ans, elle pèse 46 kg pour 1,65 m. Deux fois par semaine, elle fait de l'aérobic. Par crainte de prendre du poids, elle a adopté une alimentation presque végétarienne et refuse de consommer tout aliment présentant, à ses yeux, un risque de faire grossir. Valentine est à la limite de l'anorexie, mais se trouve très bien comme elle est. Son nutritionniste veut éviter de lui prescrire un régime et lui conseille de pratiquer un peu plus de sport pour compenser la nourriture prise en surcroît.

Françoise n'est pas anorexique, elle présente même un léger surpoids. Elle pratique des régimes depuis un grand nombre d'années. Elle écrit dans son carnet alimentaire : « Je suis allée à la piscine pour me décontracter un peu. Le fait d'avoir mangé une pizza la veille a renforcé ma décision. »

Le point important de ces stratégies est leur décalage avec l'« excès » qui a été réellement commis. Ce dernier est laissé à l'appréciation du mangeur, jugé à l'aune de la culpabilité ressentie et la compensation n'est pas proportionnelle à l'excès calorique mais à l'idée que se fait la personne de l'importance de sa faute. Plus la faute lui paraît importante plus la compensation sera sévère, la culpabilité agissant en amplifiant la compensation. En aucun cas, l'amplitude de la compensation n'a de rapport avec une diminution de la sensation de faim.

Isabelle suit un régime depuis quelques semaines. Elle est sujette à des compulsions de chocolat. Elle s'est bien juré cette fois de ne plus en manger et de tenir jusqu'à ce qu'elle ait atteint son objectif de poids. Lors d'un déjeuner au restaurant, elle craque sur le carré de chocolat offert avec le café et, pour faire bonne mesure, mange aussi celui de son voisin. Le soir même, pour rattraper son écart, elle s'impose un dîner à base de substitut de repas.

Exemples de stratégies compensatoires d'après les traités de médecine classique[7]

– La consommation de pâtisseries, chocolat, glaces, sera compensée par le jeu des équivalences.
– En cas de repas convivial prévu, le patient commence dès le matin à « économiser » des calories, essentiellement lipidiques, pour se donner la possibilité de consommer un déjeuner ou un dîner plus copieux. L'objectif étant de préserver des apports alimentaires constants.
– En cas de faim occasionnelle entre les repas, prendre une collation et retirer l'équivalent au repas suivant.
En cas de faim occasionnelle au cours d'un repas, consommer davantage de légumes et/ou de féculents et/ou de pain en diminuant d'autant si possible les quantités du repas suivant.

Afin d'éviter toute équivoque, je me dois de souligner que ce n'est pas la compensation de l'excès qui est en cause, mais la façon de l'obtenir qui est néfaste. Dans cette gestion des écarts, l'excès ne fait pas l'objet d'une régulation naturelle mais d'un contrôle volontaire qui use la volonté du mangeur et l'installe définitivement dans un état de régime permanent.

Pour beaucoup, ces stratégies de contrôle sembleront bien anodines et étrangement familières. La plupart sont si répandues que seul un mauvais esprit comme le mien pourra y voir le mal. D'ailleurs quel mal pourrait-il y avoir à éviter quelques invitations, rattraper quelques écarts ou même faire un peu attention à ce que l'on mange ? Tout cela ne semble pas prêter à grandes conséquences et d'ailleurs « tout le monde le fait ». À ce stade, en effet, rien de grave ne s'est encore produit. Et

7. *Ibid.*

seul un esprit tatillon soulignera que les stratégies d'évitement sont celles habituellement utilisées par les phobiques et que les stratégies compensatoires sont celles habituellement utilisées par les boulimiques pour annuler leurs crises. Au stade des cognitions, le comportement du mangeur se présente encore sous la forme d'un régime bien ordinaire, plutôt bien suivi, avec peut-être quelques « écarts » vite compensés, mais sans que l'on soit déjà inquiété par la présence de compulsions trop fréquentes ou trop incontrôlables. Mais voyons comment vont évoluer ces comportements si innocents.

Deuxième stade : je perçois mes sensations mais je ne peux pas m'empêcher de manger

Comme dans une œuvre dramatique, c'est à ce stade que l'intrigue commence à se mettre réellement en place pour se dénouer dans la scène finale quand Camille s'apercevra trop tard qu'elle est prise au piège. Tout au long de la pièce, on sentira la tension monter sans rien pouvoir empêcher. Cette deuxième phase de la restriction cognitive est essentiellement dominée par l'irruption de pensées inconscientes (on parle de *processus cognitifs*) et d'*émotions induites* par la nouvelle relation du mangeur avec ses aliments. Ces émotions induites proviennent de l'influence supposée que produirait la consommation de certains aliments sur notre poids. Ainsi, quand Camille pense que le chocolat la fait grossir, elle peut éprouver à cette seule idée une émotion de l'ordre de l'inquiétude, de l'anxiété, parfois de la panique. À ce stade, Camille perçoit ses sensations alimentaires mais devient incapable de les respecter.

➤ *Ces idées qui font grossir*

Le problème quand on mange selon des idées, c'est que bien souvent une idée en entraîne une autre et qu'on ne la voit pas forcément venir. Si bien que certaines idées s'insinuent sournoisement dans la pensée du mangeur sans qu'il en prenne conscience et modifient profondément son rapport à la nourriture. Pour mieux en comprendre les mécanismes, nous allons nous servir de la saynète suivante. Elle vous rappellera peut-être des situations que vous avez vécues ou auxquelles vous avez assisté.

Imaginons toujours notre Camille prenant tranquillement un bain de soleil, confortablement installée dans une chaise longue et disons simplement qu'elle n'est sujette à aucun stress. Soudainement, une irrésistible envie de manger un carré de chocolat traverse ses pensées. Et se disant que rien d'autre ne manque à ce délicieux moment, elle s'apprête à se lever. Quand brutalement le ciel au-dessus de sa tête s'obscurcit d'affreux nuages tout gris. *Damned*, se dit Camille, je suis au régime, je ne peux donc pas manger de chocolat. Intense désespoir. Mais, n'étant jamais à bout de ressources, une idée lumineuse jaillit de son esprit. « Et si je mangeais un yaourt à 0 %. Mon envie de chocolat pourrait disparaître et je ne grossirai pas. » Aussitôt dit, aussitôt fait. Elle court déguster son délicieux yaourt à 0 %. Mais après quelques instants de répit, se trouve de nouveau taraudée par son irritante envie de chocolat. Bien, se dit-elle, un deuxième yaourt à 0 % devrait pouvoir venir à bout de cette gêneuse. Et hop, un autre yaourt à 0 %. Malgré cela, quelques instants plus tard, elle se trouve, de nouveau, tiraillée par la pensée de son insistant carré de chocolat. N'y tenant plus et puisque rien n'y fait, elle décide finalement de satisfaire son inusable envie. Et là, un étrange phénomène, tout à fait inattendu, se produit. Camille se révèle incapable de se contenter d'un carré de chocolat et croque, sans même y réfléchir, la moitié de la tablette.

Que s'est-il passé ? Eh bien, avant toute chose, Camille qui n'avait envie que d'un carré de chocolat, 20 calories, a fini par manger deux yaourts à 0 % et une demi-tablette de chocolat, soit finalement 400 calories. Comment en est-elle arrivée là ? Tout simplement en partant du raisonnement, partagé par la plupart des mangeurs et probablement aussi les lecteurs de ce livre, que certains aliments font grossir alors que d'autres ne font pas grossir. Ce qui, pour finir, lui a fait perdre le contrôle de sa consommation d'aliments interdits, le chocolat, tout autant que celle d'aliments autorisés, les yaourts à 0 %. Ces derniers, il faut bien l'admettre, n'étaient pas du tout prévus dans le scénario original qui prévoyait uniquement la consommation d'un carré de chocolat, mangé par envie. La surconsommation de chocolat est toujours relevée par le mangeur. Car elle s'accompagne systématiquement de reproches et de pensées culpabilisantes qui l'empêchent de passer inaperçue et aboutissent même à l'idée que le moindre carré consommé est toujours un carré de trop. En revanche, la surconsommation d'aliments autorisés ne gêne guère le mangeur qui aura rapidement tendance à ne pas en tenir compte. Il pourra manger de grandes quantités de ce type d'aliments sans jamais considérer qu'il se trouve dans la zone du *trop*. Comment expliquer ce comportement ? Par quel chemin la pensée s'est-elle faufilée pour parvenir à cet étrange résultat ?

Si les cognitions concernant la répartition des repas, leur organisation, le type d'aliments autorisés ou interdits sont faciles à déceler, il en est tout autrement des mécanismes inconscients qui feront manger le mangeur restreint sans qu'il puisse s'en rendre compte et grossir sans qu'il en perçoive les raisons. La croyance selon laquelle certains aliments ne font pas grossir alors que d'autres produisent l'effet inverse s'accompagne de modifications essentielles dans les processus cognitifs de la personne qui auront pour effet de la pousser à surconsommer indifféremment les deux catégories d'aliments. Cependant, selon qu'il s'agira des aliments « autorisés » ou des aliments « interdits » les mécanismes cognitifs se révéleront différents.

Pourquoi manger deux yaourts quand on a envie d'un carré de chocolat ?

Pourquoi Camille a-t-elle mangé deux yaourts, alors qu'elle n'avait au départ ni faim ni envie de yaourt ? Non seulement, il n'est pas anormal de manger ce type d'aliments, mais la plupart des prescripteurs de régimes recommandent même vivement de s'en gaver. En vérité, elle espère ainsi, en consommant deux yaourts, qui, selon elle, n'auront pas d'incidence sur son poids, se débarrasser ainsi de son envie de chocolat. Elle ne surconsomme pas les yaourts parce qu'elle a très faim, mais parce qu'elle pense qu'une fois son ventre plein elle se protégera de ses envies d'aliments interdits qui lui taraudent tellement l'esprit. Mauvais calcul, elles ne disparaissent pas.

Le fait remarquable est que Camille mange pour des raisons qui n'ont plus rien à voir avec sa faim. Ce n'est pas la faim qui la pousse à surconsommer ces aliments « autorisés ». Ce ne sont pas des sensations alimentaires qui la guident, mais bien l'idée qu'elle ne succombera pas ainsi à ses envies de chocolat. Ce à quoi nous assistons dans cet acte, c'est la façon dont une idée est venue prendre la place d'une sensation alimentaire. Une pensée inconsciente vient de se substituer à une sensation et marquer la présence de la restriction cognitive.

> Si je mange beaucoup d'aliments « autorisés »
> je n'aurai pas envie de manger
> des aliments « interdits ».

Ce processus se retrouve aussi bien au sein des repas ordinaires. Le mangeur consomme sans retenue des légumes, des viandes maigres et des laitages écrémés afin de se protéger de ses envies de desserts. L'objectif inconscient est de faire disparaître la faim, avec l'espoir secret de résister à ses envies d'aliments défendus. Il mange donc au-delà de sa faim et s'expose au risque de succomber deux heures plus tard à la vue de l'aliment convoité.

Pourquoi manger une tablette de chocolat quand on avait envie de n'en prendre qu'un seul carré ?

Quant au chocolat, pourquoi notre mangeuse est-elle devenue incapable de se contenter du seul carré de chocolat qui lui faisait envie au départ ? Peut-être lutte-t-elle depuis longtemps contre la frustration et la privation et se comporte-t-elle comme s'il lui fallait rattraper en une fois tout le retard accumulé ? Cette explication s'avère insuffisante puisque certains mangeurs restreints sont capables de répéter cette petite scène chaque jour et, par conséquent, ne peuvent être soupçonnés de manquer de chocolat. C'est un tout autre processus mental qui lui fait perdre le contrôle. Dans sa logique de pensée, en cédant au carré de chocolat, Camille a le sentiment de commettre une faute. Elle mange, selon elle, un aliment qui la fera grossir et transgresse donc ses règles amaigrissantes. Mais comme il s'agit, par ailleurs, d'une personne déterminée à maigrir, elle se dit naturellement qu'elle ne commettra plus cette faute le lendemain ni le surlendemain. Demain, elle tentera le sans-faute, le sans-chocolat et instaure, sans en prendre conscience, un état de manque. Or quelle meilleure manière de se préparer à la pénurie qu'en constituant des provisions. Bien souvent, les patients qui se rendent à leur première consultation n'agissent pas autrement : « Je me suis dit que vous alliez me mettre au régime, alors j'en ai profité un peu avant de commencer. » De la même façon, il n'est pas rare que la décision de débuter son régime le lundi se solde par des repas anormalement copieux le dimanche : « J'enterre ma vie de gros. » Beaucoup de mangeurs restreints se comportent d'ailleurs avec la nourriture comme si c'était tous les jours dimanche. Et plus généralement, quand les Français ont appris que le sucre viendrait à manquer, ils ont pris d'assaut les supermarchés et les ont dévalisés. Certains l'ont même stocké dans le coffre-fort de leur banque. Sans céder à la panique, on pourrait même admettre qu'une attitude prévoyante et raisonnable consiste tout naturellement à anticiper la pénurie en faisant des provisions avant la traversée du désert. C'est exactement ce que fait notre mangeuse de chocolat.

Ce comportement n'est donc pas dicté par des sensations alimentaires. Encore une fois, ce n'est pas la faim qui pousse Camille à manger toute sa tablette de chocolat. Ni même l'envie. Son envie se limitait au départ à un seul carré. Non, c'est une idée qui la fait manger. L'idée que demain il n'y aura plus de chocolat et qu'il faut prévoir la pénurie et anticiper le manque à venir.

> Si je consomme un aliment interdit, je dois en manger beaucoup car je n'y aurai plus droit par la suite.

La métaphore de la mallette remplie de billets de banque vous permettra sans doute de mieux comprendre l'état d'esprit dans lequel se trouve le mangeur restreint à la différence du mangeur régulé.

Le mangeur restreint

Supposons que je dispose face à vous une mallette remplie de billets de banque et que je vous dise : « Vous avez le droit de prendre dans cette mallette tout l'argent que vous voulez sans rien devoir à personne. Mais attention, demain je retire la mallette. » Devant une telle proposition, il est normal d'emporter tout le contenu de la mallette. Une telle occasion ne se représentera pas deux fois. Demain, l'argent manquera.

Le mangeur régulé

En revanche, imaginons que je vous dise : « Vous pouvez prendre autant d'argent que vous le désirez mais demain la mallette sera toujours là, et après-demain et la semaine prochaine et aussi longtemps que vous le souhaiterez. Et même mieux, je remplacerai chaque jour tout l'argent que vous prendrez. » Pourquoi alors prendre tout l'argent et s'encombrer d'un poids inutile ? Autant prendre ce qui est nécessaire pour les dépenses de la journée. Et demain, refaire la même chose. « J'en prendrai plus si j'ai de plus grandes dépenses et peut-être n'en prendrai-je pas du tout si je n'ai besoin de rien. »

Ainsi cette croyance « aliments interdits-aliments autorisés » se révèle-t-elle une formidable machine de guerre dirigée contre le mangeur lui-même et destinée à l'encourager à manger avec une redoutable efficacité. Le mangeur surconsomme tous ses aliments sans aucun rapport avec ses sensations alimentaires qui traduisent ses vrais besoins physiologiques. Ce qu'il mange, ce sont des idées : anticiper la pénurie, ne pas avoir faim, se protéger de ses envies. Tandis que les émotions qui les accompagnent seront dominées par la peur de manquer, la peur d'avoir faim, la peur de succomber à ses envies. Rien d'étonnant à ce que la prédominance des idées et des

Les conséquences du schéma « aliments interdits-aliments autorisés »

1. Quelle que soit la catégorie d'aliments, le mangeur risque de trop manger et de prendre du poids.
2. Les consommations d'aliments ne sont plus guidées par des sensations alimentaires mais par l'idée qu'on se fait de la bonne manière de manger.
3. Les sensations alimentaires se brouillent puis disparaissent.

émotions négatives l'empêche de percevoir correctement ses sensations alimentaires et aggrave leur confusion. Voilà pourquoi nous pouvons parler de restriction *cognitive*. Voilà également pourquoi la restriction cognitive n'implique pas obligatoirement une restriction calorique et peut même s'accompagner d'une augmentation du poids.

➤ *Ces émotions qui font manger*

Permettez-moi de ne pas tout vous révéler dès le début de ce livre et de conserver un peu de suspens pour la suite de notre récit. Je vous dirai seulement que toutes ces idées inconscientes sur les aliments génèrent des émotions qui modifieront profondément le comportement alimentaire du mangeur. Nous les désignerons sous le nom d'*émotions induites* car elles sont induites par la relation du mangeur avec ses aliments et, dans ce cas particulier, par la restriction restrictive. Il faut les distinguer des émotions extra-alimentaires qui sont provoquées par l'appréciation que les personnes font d'une situation. Nous retrouverons les *émotions induites* plus loin dans le chapitre « Je mange des aliments interdits ». Elles s'organisent autour de la peur d'avoir faim, de la peur de manquer, du sentiment d'insécurité, du couple redoutable frustration-culpabilité et du trouble du réconfort. Ces émotions négatives contribuent mieux que toute autre chose à l'effacement des signaux internes et, là encore, à inciter le mangeur à surconsommer tous ses aliments. Néanmoins, nous pouvons déjà en envisager les conséquences sur les sensations alimentaires.

Situations	Pensées	Émotions	Conséquences
Je mange un aliment « interdit ».	Je dois en manger beaucoup car demain je n'y aurai plus droit.	Peur de manquer.	Je fais des provisions en prévision du manque.
J'ai envie de manger un aliment « interdit », mais je n'ai droit qu'à des aliments « autorisés ».	Si je mange beaucoup d'aliments « autorisés », je n'aurai plus envie d'aliments « interdits ».	Peur de craquer.	Je mange sans faim des aliments « autorisés ».

Je confonds la faim et l'envie

Manger en fonction de ce que l'on pense devoir manger sans tenir compte de ce que l'on ressent finit aussi par créer beaucoup d'envies. Progressivement, la « pauvre » Camille s'aperçoit qu'elle a bien plus souvent qu'avant envie de manger les aliments qu'elle a supprimés ou fortement réduits. « Je me mets à manger des aliments que je ne mangeais jamais auparavant et pour lesquels je n'avais même aucune attirance. » À son insu, pernicieusement, les envies commencent à prendre le pas sur la faim. Bien que ce soit assez frustrant, il est encore possible à ce moment d'y résister. Pour apaiser ses envies, la « pauvre » Camille décide donc de s'accorder quelques écarts « raisonnables ». D'autant qu'on l'aura mise en garde : un régime trop sévère se termine toujours mal. S'octroyer un petit extra ralentira sans doute sa perte de poids, mais permettra finalement de reprendre le régime dans de meilleures conditions. Donc pourquoi ne pas accepter de goûter ce délicieux gâteau gentiment proposé un dimanche après-midi, et peut-être aussi ces pommes de terre sautées, savamment relevées à l'ail, sur la carte de cet agréable restaurant ? Mais malgré tout, ces petites faveurs peuvent s'avérer insuffisantes et les envies pourront se faire plus insistantes et imposer une résistance plus ferme. La résistance pourra même parfois prendre une tournure quasi héroïque. Voici, de nouveau, quelques extraits du carnet alimentaire de Camille :

— Aujourd'hui, je fais des courses à Montparnasse. J'ai envie de crêpes au chocolat, mais je résiste.
— Ce soir, dîner normal. J'ai envie de pain, mais je n'en ai pas pris.
— J'ai envie de manger des frites. Mais non, j'ai résisté. J'ai aussi envie de chocolat au lait, j'ai aussi résisté.
— Nous sommes invités chez nos amis, je ne touche pas aux amuse-gueules.
— J'ai mangé une tarte au citron. Je suis incapable de résister aux fringales.
Il y avait des pommes de terre sautées, ça m'a donné très envie. Mais j'ai résisté.
— Je déjeune au Quick avec Robert. Je prends une salade, mais j'ai envie de frites.
— J'ai toujours des envies pas raisonnables.
— Je n'ai pas pu résister aux rillettes au saumon.
— J'ai pris des épinards, mais j'aurais bien pris des frites.
— Nous passons devant la boulangerie, j'ai senti l'odeur des croissants et j'en ai eu envie.

Puis, peu à peu, ce sont les envies qui l'emporteront. Et notre mangeuse ne réalisera plus que ce qu'elle prend pour de la faim n'est en réalité que son envie de manger. Elle confondra la faim et l'envie de manger ainsi que l'« encore faim » avec l'« encore envie » de manger. « J'ai tellement toujours envie que je ne sais plus si j'ai faim. » Les sensations s'estomperont derrière un brouillard d'envies qui les rendra ininterprétables. Elle ne réalisera pas que les sensations qu'elle perçoit sont fausses. Elle pensera manger « normalement », c'est-à-dire commencer à manger quand elle a faim et s'arrêter quand elle n'a plus faim. Et affirmera avoir toujours faim avant de manger et généralement s'arrêter de manger quand elle n'a plus faim.

> Jean-Pierre est un homme imposant de 145 kg et 1,90 m. Il fait, pour la première fois, quelques observations sur sa façon de manger. Voici ce qu'il mange. Il consomme, environ toutes les trois heures, d'importants repas ou collations.
> Aujourd'hui, je n'ai pas pris de petit déjeuner. J'ai déjeuné vers 14 heures, j'avais très faim. J'ai bu un demi-litre de chocolat au lait et mangé trois pains au chocolat et un pain aux raisins. Je n'étais pas totalement rassasié, mais j'ai pensé que je prendrai un goûter un peu plus tard dans l'après-midi. Je me suis mis au travail sur mon ordinateur puis, vers 19 heures, j'avais encore faim et je me suis donc préparé un sandwich au saucisson dans une demi-baguette. J'aurais facilement pu prendre un dîner complet. Mais j'étais trop occupé par mon travail. À 21 h 30, ma femme est rentrée et nous avons dîné. J'avais toujours faim, nous avons donc cuisiné des tagliatelles fraîches à la crème et au roquefort copieusement accompagnées de fromage râpé, ainsi que des rouleaux au fromage. J'avais un peu mal au cœur en me levant de table, mais c'est passé assez vite. Je suis retourné travailler et vers 22 h 30, j'avais encore un peu faim et surtout j'avais envie de prendre quelque chose de sucré. J'ai mangé la moitié d'un paquet de gâteaux secs au chocolat, deux yaourts et un demi-litre de Coca. C'était mon dessert. J'ai encore travaillé jusque vers 2 heures. Avant de me coucher, j'avais encore l'impression d'avoir faim. Je me suis donc confectionné un sandwich au jambon dans une demi-baguette et j'ai terminé la bouteille de Coca. J'étais rassasié et enfin prêt à dormir.

Jean-Pierre assure donc qu'il mange *assez* sans que ce soit jamais *trop*. Il est bien conscient de consommer de grandes quantités de nourriture. Ses amis ne se privent d'ailleurs pas de le lui faire remarquer. Mais il ne perçoit jamais le *trop*.

Comme il grossit régulièrement, il se doute également qu'il *doit* trop manger, mais il ne saurait dire à quel moment il l'a ressenti. Si Jean-Pierre est un grand mangeur, les mêmes phénomènes s'observent également chez de plus petits mangeurs qui consomment de bien moindres quantités de nourriture, néanmoins trop importantes par rapport à leurs besoins réels. Si les grands mangeurs peuvent se douter qu'ils mangent trop, les petits mangeurs auront de plus grandes difficultés à s'en convaincre. Les quantités de nourriture qu'ils consomment peuvent leur sembler « normales » s'ils les comparent à ce que mangent la plupart des personnes de leur entourage et, ainsi, avoir du mal à réaliser qu'ils mangent au-delà de leurs besoins. Les études énergétiques ont montré que certaines femmes très sédentaires pouvaient, de nos jours, facilement se contenter de 1 500 calories quotidiennes. Il leur sera donc très difficile d'admettre et de réaliser qu'une alimentation normale pour la moyenne des femmes (1 800 calories) est excessive pour les besoins qui sont les leurs.

Le mangeur peut aussi confondre la faim avec d'autres sensations physiques comme la douleur, la fatigue ou le manque de sommeil. Sophie réalise : « J'ai une colopathie et donc souvent le ventre qui gonfle dès que je suis un peu fatiguée ou contrariée. Je pensais que c'était de la faim. Je viens seulement de comprendre que c'était différent. » Bertrand : « Je m'aperçois que la fatigue me fait manger. J'ai l'impression d'avoir très faim. » Pierrette : « Je mange beaucoup plus quand je n'ai pas assez dormi. J'ai l'impression que cela me soutient. » Ce sont parfois des émotions comme la colère, la tristesse, la déception ou même la joie qui peuvent être prises pour de la faim. Dans cette situation, la personne ne mange pas pour se consoler, apaiser une tension ou obtenir un réconfort, elle est convaincue d'avoir faim. Elle éprouve, dit-elle, un besoin physique de manger. Les sensations deviennent floues et imprécises et le mangeur ne parvient plus à interpréter ce qu'il ressent.

Troisième stade : que sont mes sensations devenues ?

Après quelques années de guerre contre la nourriture, le mangeur finit par devenir incapable de distinguer ses pensées de ses sensations. Les idées se sont tellement substituées aux sensations alimentaires qu'il lui devient impossible de savoir s'il *pense* ou s'il *ressent*. Ses sensations sont disqualifiées et ne gouvernent plus les consommations du mangeur. À ce stade, le contrôle sensoriel n'existe plus et doit céder la place aux maigres capacités du contrôle mental de l'individu. S'il était attentif, le mangeur pourrait prendre conscience que ses sensations ne sont plus simplement confondues, mais qu'elles disparaissent. Si la faim est difficile à distinguer, le rassasiement et la satiété lui causeront encore plus de difficultés. Au cours du repas, il ne *sent* pas qu'il mange trop mais *se dit*, après coup, qu'il *a dû* trop manger parce qu'il se sent lourd : « C'est trop pour ma tête mais pas pour mon estomac. J'essaye de me servir des doses à peu près raisonnables et j'essaye de m'arrêter quand c'est fini. Je pourrais sinon manger des quantités industrielles. » Ou bien, il ne s'arrête pas de manger car il *se sent* rassasié mais parce qu'il *pense* que c'est assez. « J'en aurais bien pris une deuxième fois, mais il paraît que ce n'est pas raisonnable. Je vais donc m'arrêter là », ou : « J'ai fini mon repas sans pour autant avoir l'impression de ne plus avoir faim. Mais mon cerveau me disait qu'*a priori* je n'avais plus faim. » En réalité, il est devenu incapable de distinguer l'*assez mangé* du *trop mangé*. « Je sais que je suis censé ne plus avoir faim, mais je n'ai pas cette sensation d'être rassasiée. »

— Comment savez-vous que vous avez assez mangé ?
— Parce que j'ai mangé les mêmes portions que les autres.
— Mais avez-vous les mêmes besoins que les autres ?
— Non, mais je me suis dit que ce n'était pas trop !

Heure-Lieu-Avec qui En faisant quoi	Quoi Combien	Commentaires
12 h 45 – self – Sébastien.	1 panier de tomates garni de macédoine – 100 g d'escalope de dinde avec quelques champignons.	Repas agréable, mais aucune impression de satiété.
19 h 30 – maison – en famille.	2 tranches de flan de thon – 3 c. à soupe de coulis de tomate – 1 Danette au chocolat.	Toujours aucune impression de satiété. Avant quand je mangeais du flan, j'avais l'impression d'être rassassiée. Alors qu'à présent, c'est comme si je n'avais rien mangé.
12 h 30 – self – Sébastien.	4 c. à soupe de haricots verts – 150 g de côte de veau – 1 Danette à la vanille.	Aucune sensation, mis à part la viande qui me cale rapidement.
20 heures – chez Tonton – avec la famille.	Salade de gésiers, foie de volaille, magret de canard, salade verte, haricots verts, tomates, maïs – 1 Danette à la vanille.	Salade très bonne, mais toujours pas l'impression d'être rassassiée. Par contre, j'ai le sentiment d'avoir trop mangé. Je culpabilise.
12 heures – cuisine – collègues – télé.	300 g de chou blanc et carottes râpées – 2 tranches de pain – 1 Danette à la vanille.	Je mange pour me nourrir, mais je n'ai pas de plaisir à manger et je ne ressens rien.

Heure-Lieu-Avec qui En faisant quoi	Quoi Combien	Commentaires
20 heures – salon – Bernard et Maman.	Pâtes au thon – dessert au chocolat.	Même les pâtes ne me donnent pas l'impression d'être calée. J'en ai marre car, sans cette impression, je mange sans faire attention aux quantités. Et après j'ai le sentiment d'avoir trop mangé, d'où la culpabilité.

Contrairement à ce qui est souvent prétendu, l'absence de limite ne concerne pas seulement les aliments « interdits ». Il est vrai qu'il est plus facile de remarquer les surconsommations de gâteaux ou de fromages car elles se déroulent généralement sous une forme compulsive ou presque toujours accompagnées de leurs inséparables marqueurs, les reproches et la culpabilité. De ce fait, quelles que soient les quantités, elles passent difficilement inaperçues. Mais un mangeur attentif finit rapidement par s'apercevoir que ses difficultés à s'arrêter de manger quand il n'a plus faim concernent tout autant des aliments jugés plus inoffensifs. La prise de conscience concerne en premier lieu les aliments « interdits », mais en second lieu, il est difficile de ne pas admettre que le phénomène est général. L'absence de limite intéresse tous les aliments. Voici maintenant ce qu'écrit la « pauvre » Camille :

> Je mange le plus souvent parce que c'est l'heure mais j'ai rarement faim avant les repas. Je pense même que je pourrais facilement les sauter. J'ai même l'impression que je ne mangerais jamais si j'attendais d'avoir faim. Surtout, je n'ai jamais l'impression d'être

rassasiée. Je pourrais facilement continuer. Si je m'arrête, c'est parce que je me raisonne.

Camille n'éprouve plus de rassasiement, les aliments ne la nourrissent plus. Après le repas, elle pourrait continuer à manger jusqu'à ce que son estomac l'implore d'arrêter. C'est la seule limite qui lui reste. En l'absence de ses sensations alimentaires, Camille se verra dans l'obligation d'exercer un contrôle mental exclusif sur ses prises alimentaires : elle ne ressentira plus ses sensations et se verra contrainte de les remplacer par des pensées ou des sensations imaginées. Elle se trouvera dans l'obligation de manger avec sa tête. À ce stade, le discours peut devenir étrangement surréaliste.

— Vous avez mangé un yaourt à 0 % au milieu de l'après-midi, aviez-vous faim ?
— Sûrement, puisque je l'ai mangé.
— Vraiment ?
— Non, finalement, je crois que j'avais envie d'un carré de chocolat.
— Ce n'était donc pas de la faim mais de l'envie.
— Peut-être bien.

Ou bien :

— Pourquoi mangez-vous ?
— Parce qu'il est l'heure.
— Mais avez-vous faim ?
— Sûrement, puisqu'il est l'heure.

Ou encore :

— En fait, j'avais très faim. Enfin, je crois. Alors j'ai préféré prendre une tasse de thé. On verra bien.

➤ *Plus j'en ai, plus j'en mange*

Dans ces conditions, plus la nourriture proposée est copieuse plus la personne mange. N'ayant plus de rassasiement, les limites sont souvent constituées par la dimension de l'assiette, la taille du paquet de gâteaux secs, la longueur du sandwich. « J'ai rarement constaté n'avoir plus faim avant d'avoir terminé mon assiette. » Ou : « Je me contrôle sans cesse et essaye de prendre de petites quantités. Il est évident que j'arrête de manger parce qu'il ne reste plus rien à manger. » À ce stade, je me permets d'émettre une hypothèse concernant l'aggravation de l'obésité aux États-Unis. Les Américains sont devenus, depuis vingt ans, les champions de l'alimentation allégée. Tout ce qui se mange sur cette terre existe chez eux en deux versions, l'une traditionnelle, l'autre allégée. Dans le même temps, la taille de leurs portions habituelles a augmenté de 15 %. La plupart des Français sont stupéfaits des portions qui leur sont servies là-bas et se trouvent généralement bien incapables de les terminer. En France, où les campagnes de prévention contre l'obésité contribuent maintenant au développement de la restriction cognitive, on imagine facilement que la plupart des personnes qui ne parviennent plus à déterminer correctement leur seuil de satiété surconsomment d'énormes quantités d'aliments allégés qui les font grossir sans qu'elles le réalisent. Il est légitime de penser que l'obésité a toutes les chances de continuer à progresser dans notre pays.

On imagine sans effort comment ce handicap, constitué par l'effacement du rassasiement, va dans le même temps renforcer les interdits alimentaires. Quand il constate qu'il lui est si difficile de savoir quand s'arrêter de manger, le mangeur comprend vite où se situe son intérêt. Mieux vaudra pour lui consommer en excès des aliments pauvres en calories que des aliments riches. J'ai longtemps pensé que cette sélection alimentaire était le simple résultat d'une diététique interdictrice. En réalité, je pense aujourd'hui que la plupart des mangeurs finissent par s'imposer eux-mêmes ces interdits car ils en connaissent les dangers pour eux. C'est probablement aussi ce qui explique, en partie, qu'ils se prescrivent souvent des régimes bien moins tolérants que ceux préconisés par les médecins : « Comme je ne saurai pas m'arrêter, je préfère me passer de fromage plutôt que d'en manger un peu. »

Dans la plupart des cas, les mécanismes habituels du rassasiement sont devenus inopérants, et seul reste le mécanisme de la distension gastrique. Pour le mangeur, avoir assez mangé devient alors synonyme d'avoir le ventre plein. Certains finiront même par dire : « Je sais que j'ai assez mangé quand j'ai le ventre plein et que je ne peux plus rien avaler. » Les limites sensorielles n'existent plus. Il ne reste plus que les limites de la paroi de l'estomac… et les mentalisations de la personne. « Ce n'est pas la sensation d'être rassasié qui m'arrête mais le fait que mon estomac soit plein, ce qui, en général, signifie que j'ai trop mangé. » Pour certaines personnes, avoir assez mangé ne signifie rien d'autre que ne plus pouvoir manger. Autant dire, dans ces conditions, qu'il vaut mieux pour elles se nourrir de courgettes bouillies que de tartines de foie gras. Il est terrifiant de penser que certains spécialistes sont convaincus qu'une alimentation de faible densité calorique est une des meilleures garanties de la perte de poids. Ils ne font qu'aggraver le handicap de la personne, la privant davantage de se servir de ses sensations alimentaires et l'incitant à manger jusqu'à ce que son estomac l'implore d'arrêter.

➤ *Balance, jolie balance, dis-moi si j'ai bien mangé*

En l'absence de sensations, un autre moyen de savoir si l'on a trop ou assez mangé consiste à interroger sa balance en se pesant chaque matin. Dans ce cas, un poids stable confirme que l'alimentation était suffisante. Une augmentation du poids signifie que demain il faudra réduire et faire plus attention, et une diminution du poids pourra éventuellement signifier que l'on pourra au contraire s'accorder une petite récompense et manger un petit peu plus. Il s'agit là d'une pratique courante chez les boulimiques ou les anorexiques à qui il arrive de se peser parfois juste après le repas pour vérifier qu'elles n'ont pas trop mangé et que l'on retrouve chez les sujets restreints. La perte des sensations finit par évoluer en obsession de la balance. Chaque matin Camille interroge sa balance pour savoir ce qu'elle pourra manger et, chaque soir, elle vérifie si tout s'est bien passé.

J'y pense tout le temps, c'est une obsession

Peut-être certains lecteurs ont-ils déjà éprouvé de véritables obsessions. Je ne parle pas de simples préoccupations un peu exacerbées. Non, il s'agit là de véritables obsessions. De celles qui s'emparent de vous vingt-quatre heures sur vingt-quatre. Qui ne vous lâchent jamais, à aucun moment de la journée. De celles qui vous réveillent le matin, vous accompagnent tout au long de la journée, vous empêchent de vous endormir le soir et vous réveillent la nuit. Une obsession, ce sont des pensées qui vous envahissent et occupent tout votre esprit. Elles vous empêchent de penser à d'autres sujets et de vous concentrer sur votre travail, vos projets, votre vie quotidienne. Que ceux qui n'ont jamais connu cet état se rappellent simplement les premiers moments de leurs passions amoureuses et ils parviendront à se faire une idée de ce à quoi ressemble une obsession.

Vous trouverez sûrement que j'exagère ou que je dramatise volontairement pour attirer votre attention. Il est vrai que chez la plupart des patients, les obsessions n'atteignent pas ce degré d'intensité, mais chez certains sans aucun doute. Leur obsession, c'est la nourriture. Quoi manger et comment résister à des envies qui les submergent. Et croyez-moi quand je vous affirme qu'ils

PLANNING

		JANVIER - JANUARY JANUAR - ENERO 62,2 JANUARI			FÉVRIER - FEBRUARY FEBRUAR - FEBRERO FEBRUARI			MARS - MARCH MÄRZ - MARZO MAART
J	1	61 de l'An F GB D E B	-1kg	D	56,7	-200g	D	60,4
V	2	60	-1kg	L	56,6	-100g	L	60,5
S	3	59,7	-300g	M	56,4	-200g	M	59
D	4	59,1	-600g	M	55,[illegible]	-600g	M	58
L	5	58,6	-500g	J	55,8 ↑	+300g	J	57,7
M	6	58,6 ...ei Könige - Epifania		V	55,6	-200g	V	
M	7	58	-600g	S			S	59,2
J	8	57,7	-300g	D			D	
V	9			L	55,8 ↑	+200g	L	
S	10			M	56,4 ↑	+600g	M	
D	11			M	55,9	-500g	M	
L	12	57,3	-400g	J	55,5	-400g	J	
M	13	57,2	-100g	V	55,3	-200g	V	
M	14	56,7	-500g	S	Valentinstag		S	
J	15	57,3 ↑	+600g	D			D	
V	16	58,3 ↑	+1kg	L	58 ↑	+3kg	L	63,3
S	17	59,3 ↑	+1kg	M	59,5 ↑	+1,5kg	M	62,8
D	18	60,3 ↑	+1kg	M	59,5 ↑		M	61,5
L	19	59,7	-600g	J			J	61 José
M	20	58,7	-1kg	V	60,7 ↑	+1,2kg	V	Frühlingsanfang
M	21	57,8	-1kg	S	61,2 ↑	+500g	S	
J	22	57,5	-300g	D	58,7	-2,5kg	D	
V	23	57,5	—	L	57,[illegible] ...ontag	-1kg	L	62
S	24			M	57,[illegible]	-200g	M	63,5
D	25			M	57 ...rmittwoch - Ceniza	-600g	M	63,8
L	26	60,5 ↑	+3kg	J			J	64,6
M	27	58,9	-1,6kg	V			V	64,2
M	28	58,2	-700g	S	60,8		S	
J	29	57,5	-700g				D	63,2
V	30	57,2	-300g				L	62,8
S	31	56,9	-300g				M	62,3

F FRANCE GB GRANDE BRETAGNE D ALLEMAGNE E ESPAGNE B BELGIQU...

L'état de régime permanent ou la restriction cognitive.

supplient qu'on les en délivre. « Je ne veux plus être obsédé par mon poids ni par ce que je mange. Je veux avoir la paix, je veux être libre. Je veux devenir comme tout le monde et pouvoir m'arrêter de manger quand je n'ai plus faim », ou : « Je vous en prie, dites-moi ce que je dois manger et en quelle quantité. Je ne veux plus avoir à réfléchir », ou encore : « J'en ai marre de manger. Je n'ai jamais faim, je mange toujours trop. Je ne peux pas faire autrement. Il faut absolument que cela s'arrête. » Me croirez-vous si je vous dis que certaines personnes sont même d'accord pour reprendre du poids en échange d'être libérées de leurs obsessions, « pour seulement ne plus avoir à y penser » ?

Les obsessions sont parfois si présentes qu'elles peuvent venir entraver le déroulement normal de la journée de travail. Caroline raconte : « Dans l'après-midi, j'ai des difficultés à me concentrer sur mes dossiers. Je suis obligée de quitter mon bureau plus tôt sans finir tout mon travail. » Ou Laura : « Dès l'heure du déjeuner, je crève de faim. Je ne tiens plus. Je me suis arrangée avec mes collèges pour partir la première du bureau et me rendre au self à 11 h 30. Dans la queue, j'ai tellement faim que j'entends les sons s'estomper, comme dans de l'ouate et j'ai les oreilles qui bourdonnent. » Parfois, c'est le déroulement du repas lui-même qui peut être perturbé par les envies de manger : « Au cours des repas, je ne me rends même pas compte de ce que je mange, je suis complètement obsédée par le dessert. Il n'y a que ça qui m'intéresse. Je commence à y penser dès que je m'installe à table. » Et voilà encore ce qu'écrit la « pauvre » Camille dans son carnet alimentaire :

> Dès le matin, après mon petit déjeuner, je suis déjà fébrile à l'idée de ce que je mangerai à midi. À 11 heures, je commence à regarder ma montre et à débuter le compte à rebours en attendant le déjeuner. En attendant, je bois 2 litres d'eau pour ne pas avoir faim. Quand j'arrive au self, je ne sais pas quoi choisir tant j'ai envie de tout. Je choisis toujours le plus light, les poissons et les légumes

et je résiste au fromage et au dessert pour ne pas ressembler à une grosse bonbonne. Dans l'après-midi, je reprends 2 litres d'eau pour me remplir le ventre et résister à mes envies. Malgré tout, vers 18 heures je commence déjà à avoir faim. Mais je ne mange pas. J'imagine qu'un jour, j'irai manger tous les gâteaux de la pâtisserie. Mais pas aujourd'hui. Puis j'arrive à la maison et je me mets à table le plus vite possible. Je sais que si ce n'est pas prêt très vite, je me jetterai sur toutes les cochonneries qui traînent, le pain, le fromage, les gâteaux d'apéritif, n'importe quoi. Après le dîner, je continue à me gaver de thé pour résister à mes envies de manger du chocolat. Je pense à la bouffe du matin au soir.

Cet envahissement de la pensée par la sphère alimentaire s'accompagne toujours d'une résistance acharnée pour ne pas succomber à ses tentations. Mais plus la résistance s'intensifie, plus les résolutions sont fortes, plus les obsessions s'amplifient et les compulsions se profilent. « Chaque matin, je me lève avec de nouvelles promesses de ne pas craquer : aujourd'hui j'arrête les bêtises et je recommence pour de bon. Toute la journée, je me répète : tu ne craqueras pas, tu ne craqueras pas… Sur le chemin du retour quand je rentre à la maison après mon travail, je me répète : tu n'achèteras pas de tartes, tu n'achèteras pas de tartes, tu n'achèteras pas de tartes… Et sans que je comprenne comment c'est possible j'entre dans la pâtisserie et je dis : “Donnez-moi une tarte.” » Caroline, elle, se force à mettre hors de sa portée tout aliment tentateur : « Je m'oblige à ne mettre dans mon frigo que les aliments que j'aime le moins pour ne pas être tentée. Je me restreins sur la quantité et la qualité. Ça m'agace. Mais je me raisonne parce que je l'ai voulu. Alors j'essaye d'oublier les aliments, ma faim et mes envies. Comme les gens me disent que je maigris ça m'encourage. Mais moi, j'ai envie tous les jours de pizza, et je me répète : “Non, tu n'en mangeras pas. Non, tu n'en mangeras pas…” Alors, forcément, un jour, je finis par craquer. »

Quand on ne sait plus ce qu'il faut manger, la pire épreuve devient celle du choix. Comment savoir ce qu'il faut choisir ? Faut-il prendre ce qui fait le moins grossir ou ce qui fait le plus plaisir ? Existe-t-il des aliments qui fassent plaisir sans faire grossir ? Mais s'ils font grossir, combien aurai-je le droit d'en prendre ? Mais si je commence, saurai-je m'arrêter ? Faudra-t-il que je rattrape mon écart au repas suivant ? Mais j'ai déjà fait un écart au repas précédent... C'est un discours sans fin qui explique qu'une personne dans cette situation peut passer plus de vingt minutes à choisir un plat sur la carte d'un restaurant. Parfois sans trouver la solution qui lui convienne, la contraignant ainsi à passer des commandes totalement alambiquées : « J'aimerais beaucoup prendre la salade piémontaise, mais à la place des pommes de terre, pourriez-vous me mettre des haricots verts et au lieu de la mayonnaise est-ce que vous ne feriez pas des vinaigrettes allégées, mais sans huile ? »

Sylvie raconte son déjeuner au self de son entreprise : « Comment éviter les calories ? Aurai-je le courage ou non de résister ? Je passe direct devant les desserts. Il me faut un temps fou pour choisir un plat. Deux heures pour peser le pour ou le contre. Brugnon contre cerises, yaourt 0 % aux fruits contre yaourt entier nature. Mon rêve, ce serait un cuisinier qui me fasse 1 200 calories de bouffe top délire sans que je ne m'occupe plus de rien pour que je ne me pose plus aucune question. » Toute cette gymnastique du choix masque une incroyable comptabilité. Savoir ce que l'on va manger le soir impose de se remémorer tout ce que l'on a mangé dans la journée. « Si j'ai mangé des féculents à midi, je les retire le soir », ou : « Comme à 10 heures j'ai eu faim, j'ai mangé un morceau de pain et je l'ai retiré du déjeuner. » Ici, la spontanéité, la liberté n'ont plus leur place. Avant de composer le moindre repas, il devient nécessaire de se repasser tout le listing de ce qui a été consommé au repas précédent.

Rien de surprenant ensuite à ce que l'humeur de ces mangeurs s'en trouve influencée. Ils deviennent irritables et souvent plus émotifs, réagissant beaucoup plus vivement à des perturbations mineures. André s'empêche de manger toute la journée les aliments qui lui feraient plaisir : « Je me contente généralement au déjeuner d'un plat léger et d'un yaourt. Je me prive. Je rentre à la maison vers 17 h 30 et là je commence à tourner en rond. Je ne dois pas manger. Je m'énerve. Faut pas me chatouiller. J'essaye de m'occuper pour ne pas penser. Et quand l'heure du repas arrive, faut vraiment pas que ça traîne. Ma femme le sait bien, quand je fais mon régime, il faut me prendre avec des pincettes. Je peux vraiment devenir très infect. »

Le quatrième stade : la perte de contrôle ou l'échec du contrôle mental

À ce nouveau stade, la petite bataille contre les kilos qui avait débuté la fleur au fusil commence à prendre des allures de retraite de Russie. Ce sont les pertes de contrôle qui dessineront maintenant le paysage alimentaire. Et, contrairement à ce que l'on pouvait imaginer, l'aspect le plus pénible n'en sera pas la perte de contrôle elle-même mais sans doute la manière dont s'organisera la vie de la personne pour en éviter l'apparition. Bien plus que les compulsions, les modifications qui s'introduisent dans la manière de manger et dans la pensée de la personne seront bien plus déterminantes dans les changements qui apparaîtront et qui transformeront infiniment son profil psychologique.

Une fois les sensations effacées, l'absence de limite est infiniment douloureuse. Elle impose à la personne, terrorisée par le spectre de l'obésité, de fixer elle-même, de façon totalement arbitraire, des limites qui l'empêcheront de grossir. Dans le même temps, les envies de manger ont remplacé la faim. Elles deviennent de plus en plus pressantes. Et lutter contre elles nécessite des efforts de plus en plus épuisants et perpétuels. Résister devient une obsession et une lutte de tous les instants. Jusqu'ici la bataille avec le poids et la nourriture se limitait à quelques escarmouches, maintenant la guerre est vraiment déclarée. Quoi qu'il arrive, désormais ce n'est plus le mangeur qui la gagnera.

Les pertes de contrôle peuvent revêtir des formes et des intensités différentes. Selon le cas, elles seront décrites comme des grignotages, des compulsions, des accès hyperphagiques ou des crises boulimiques. Avant d'entrer dans le détail de leur description, il me semble important de distinguer deux situations selon que l'émotion déclenchante apparaît avant ou durant la prise alimentaire.

Dans le premier cas, ce sont essentiellement des émotions extra-alimentaires qui seront en cause. Chaque fois qu'il éprouve une émotion négative d'une intensité suffisante, et quelle qu'en soit la nature, le mangeur y répond en consommant des aliments dont il attend un réconfort. Ces émotions sont généralement engendrées par des pensées négatives portant sur lui-même, ses relations avec les autres ou ses conditions de vie. « J'ai téléphoné à mon amoureux, nous nous sommes disputés. J'ai raccroché et je me suis jetée sur le frigo. » Dans ce cas, la colère précède la prise alimentaire. Le mangeur parvient assez aisément à établir un lien de causalité entre l'émotion qu'il a éprouvée et le chocolat qu'il a englouti.

Bien vite, la colère et le souvenir de la dispute sont remplacés par d'autres émotions et d'autres pensées, plus familières[8]. Ces dernières sont constituées de reproches, de culpabilité, de peur de grossir. Elles nourrissent la mauvaise opinion que le mangeur a de lui-même : « Je suis nul(le), je ne peux pas me contrôler, je

8. Heatherton T. F., Baumeister R. F. « Binge eating as escape from self-awareness », *Psychol. Bulletin,* 1991, 110 (1), p. 86-108.

n'ai pas de volonté. » Plus il s'accable, plus son envie de manger augmente et plus il grossit. Plus il se voit grossir et plus les émotions qu'il éprouve lui donnent envie de manger.

Dans le second cas, il s'agira essentiellement d'émotions induites qui surviennent lors d'une prise alimentaire ordinaire et évoluent secondairement sur un mode compulsif. Elles sont alors provoquées par le repas lui-même qui joue le rôle de stresseur : « J'ai beaucoup trop mangé, je n'aurai jamais dû manger cette frite, je vais devenir énorme. » Dans cette situation, l'émotion déclenchante n'est pas préalable à la prise alimentaire, elle est concomitante. Il est souvent beaucoup plus difficile dans ce cas pour le mangeur d'établir un lien entre une émotion et la compulsion. « Je ne comprends pas ce qui m'arrive, alors que tout va bien je mange sans pouvoir m'arrêter. » Cette incompréhension permet de comprendre le désarroi du sujet face à des pertes de contrôle qu'il ne parvient pas à s'expliquer et le fragilise davantage.

Quoi qu'il en soit, ce stade de la restriction cognitive consacre l'échec absolu du contrôle mental qui a presque totalement disparu. Désormais, les émotions induites et extra-alimentaires, après avoir éliminé toutes leurs concurrentes, les sensations et les cognitions, exercent le pouvoir absolu sur le comportement alimentaire.

➤ *La célèbre expérience d'Herman et Polivy*

Le phénomène de désinhibition a été mis en évidence par Herman et Polivy[9] dans une expérience restée fameuse, au cours de laquelle ils montrèrent que les mangeurs restreints se comportaient face à la nourriture d'une manière exactement

9. Herman C. P., Polivy J., « Restrained eating », *in* Stunkard A. J. (éd.), *Obesity*, Philadelphie, Saunders, 1980, p. 208-225.

inverse de celle des mangeurs non restreints. Les deux chercheurs sélectionnèrent deux groupes de mangeurs, l'un restreint et l'autre non restreint qu'ils soumirent chacun à trois situations expérimentales. Dans la première, on observait leur consommation lors d'un repas ordinaire au cours duquel ils avaient la possibilité de manger les quantités de leur choix. Comme l'on s'y attendait, les mangeurs restreints se restreignirent et mangèrent donc moins que les mangeurs non restreints. Quelques jours plus tard, dans une deuxième expérience, on proposa avant le repas une collation composée d'un milk-shake. Les mangeurs non restreints, déjà nourris par leur collation, réduisirent spontanément la taille de leur repas suivant. Mais, curieusement, les mangeurs restreints se mirent, quant à eux, à manger davantage. Puis, après encore quelques jours, dans une troisième expérience, on doubla la taille du milk-shake et le phénomène s'amplifia encore. Le groupe non restreint éprouva tout naturellement une faim moindre et régula sa prise alimentaire en diminuant proportionnellement la taille de son repas. À l'inverse, le groupe restreint sembla complètement échapper à cette régulation et maintint ou augmenta la taille du repas qui suivait. Tout se passa comme si la glace au chocolat avait joué le rôle de déclencheur. Les sujets restreints perdirent leur contrôle habituel et se désinhibèrent. Au point où j'en suis... disent les patients.

Les expérimentateurs ont pu montrer que l'on obtenait le même résultat avec des aliments allégés, pour peu que l'on prenne le soin de laisser croire aux sujets qu'ils consommaient des aliments « interdits ». La simple idée de transgresser ses règles de régime suffit à conduire le sujet au même état de désinhibition. Il lui suffit simplement de croire qu'il mange des aliments « interdits » pour perdre son contrôle. Les auteurs concluent donc que les mécanismes dérégulateurs sont essentiellement cognitifs. Et sont la conséquence de la prédominance des croyances alimentaires du sujet sur le contrôle physiologique par les sensations alimentaires. Depuis, beaucoup d'autres études ont confirmé l'absence ou l'inefficacité du contrôle sensoriel des prises alimentaires chez les sujets restreints[10].

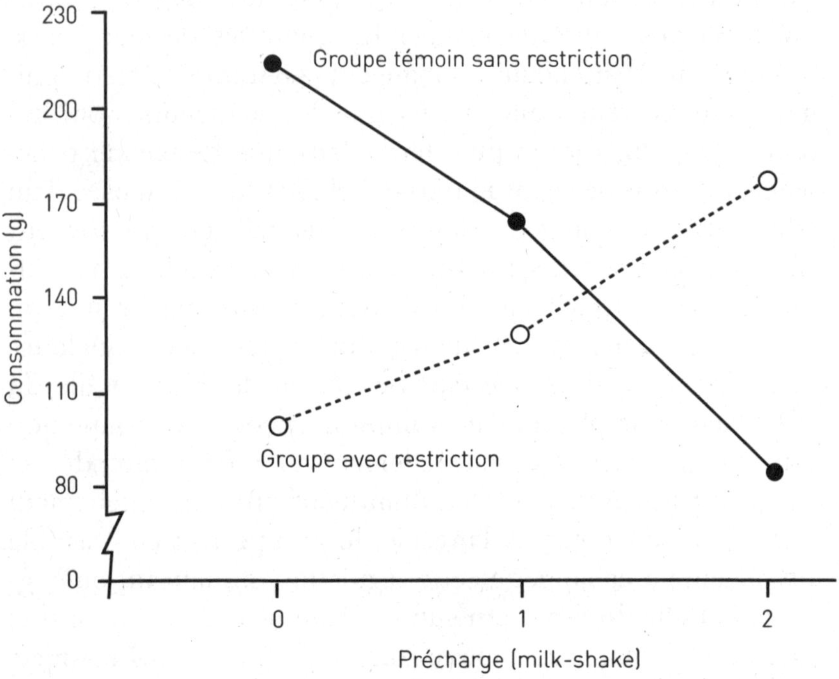

Consommation au cours d'une collation chez deux groupes de personnes dans trois conditions : 0 = aucune précharge ingérée avant la collation ; 1 = milk-shake consommé avant la collation ; 2 = une double part de milk-shake consommée avant la collation.

10. Herman C. P., Polivy J., « Studies of eating in normal dieters », *in* Walsh B. T. (éd.), *Eating Behavior in Eating Disorders*, Washington, D.C., American Psychiatric Association Press, 1988, p. 97-111.

➤ *Êtes-vous un mangeur compulsif ?*

Le dénominateur commun de toutes les formes de désinhibition est le sentiment de perte de contrôle constant qui les accompagne ainsi que le train de reproches qui s'y associe. La compulsion en est la manifestation la plus ordinaire.

La compulsion se définit médicalement comme une envie irrépressible de manger un aliment *avec* ou *sans* passage à l'acte et indépendante de la quantité consommée. Il n'est donc pas nécessaire de constater la consommation de l'aliment convoité pour parler de la compulsion. Ou quand la personne succombe à son envie, la consommation de l'aliment peut se résumer à un simple carré de chocolat ou s'étendre à tout un paquet de gâteaux secs. Mais, chaque fois, elle est soulignée par la culpabilité et le sentiment de transgresser une règle. Bien des patients parviennent à ne pas succomber à leurs envies sur des périodes étonnamment longues. Néanmoins, le coût de cette résistance peut s'avérer très élevé et passer totalement inaperçu. Et c'est pourquoi plusieurs auteurs ont pu souligner l'absence de perte de contrôle dans les comportements de restriction cognitive. Cependant, s'il n'est pas toujours possible de mettre directement en évidence les épisodes compulsifs, il est souvent possible d'en démontrer l'existence en relevant tous les efforts déployés par le patient pour résister à ses envies de manger. C'est dans cette mesure aussi, et essentiellement, que la perte de contrôle peut dominer la vie du mangeur. Non parce qu'il y succombe, mais au contraire par tous les efforts qu'il déploie pour ne pas y succomber. Quand un phénomène n'est pas observable, il est parfois possible de le deviner en dessinant son ombre.

➤ *Êtes-vous un mangeur hyperphage ?*

Retrouvons Jean-Pierre qui, avec ses 145 kg et sa manière particulière de manger, présente le comportement caractéristique du mangeur hyperphage. Il peut absorber des quantités de nourriture deux à trois fois supérieures à ce que consommerait un mangeur ordinaire dans les mêmes circonstances. Il mange si vite qu'il peut, malgré cela, finir de manger avant la plupart des autres convives. Jean-Pierre a bien conscience de manger d'aussi grandes quantités, mais ne peut s'empêcher d'agir autrement. Il n'éprouve aucune satiété et ne trouve donc aucune raison de s'arrêter de manger avant que son estomac ne soit complètement rempli. Ses repas sont généralement suivis d'importantes douleurs abdominales le conduisant parfois à devoir s'allonger avant de reprendre ses activités habituelles. Chaque fois qu'il pense avoir faim, il mange jusqu'à n'en plus pouvoir. Il ne parvient jamais à s'arrêter avant d'en arriver à ces extrémités. Quand il s'astreint à un régime, il doit faire appel à de grands efforts de volonté tout en sachant très bien qu'il pourrait continuer de manger très au-delà de la limite qu'il s'est imposée. Dès qu'il relâche son contrôle, ses anciens comportements ressurgissent tout naturellement. Quand il décide de maigrir, Jean-Pierre n'a aucune difficulté à s'empêcher de manger. Il est doté d'une grande force de caractère mais se rend compte qu'il ne lui est pas possible de se concentrer à ce point et en permanence sur sa manière de manger pour en assurer la maîtrise. Il est psychologiquement très affecté par ce qu'il perçoit comme une anomalie. Il éprouve face à ce phénomène un sentiment d'impuissance qui le déprime profondément. Ses efforts, psychiquement coûteux, sont continuellement réduits à néant et lui donnent le sentiment de se mener une guerre qu'il doit chaque fois recommencer.

Critères de l'hyperphagie boulimique

- Survenue récurrente de crises boulimiques. Une crise de boulimie répond aux deux caractéristiques suivantes :
  - Absorption, en une période de temps limitée (par exemple moins de deux heures), d'une quantité de nourriture largement supérieure à ce que la plupart des gens absorberaient en une période de temps similaire et dans les mêmes circonstances.
  - Sentiment d'une perte de contrôle sur le comportement alimentaire pendant la prise (par exemple : sentiment de ne pas pouvoir s'arrêter de manger ou de ne pas pouvoir contrôler ce que l'on mange ou la quantité de ce que l'on mange).
- Les crises de boulimie sont associées à trois des caractéristiques suivantes (ou plus) :
  - Manger beaucoup plus rapidement que la normale.
  - Manger jusqu'à éprouver une sensation pénible de distension abdominale.
  - Manger de grandes quantités de nourriture en l'absence d'une sensation de faim.
  - Manger seul parce que l'on est gêné de la quantité de nourriture que l'on absorbe.
  - Se sentir dégoûté de soi-même, déprimé, ou très coupable après avoir mangé.
- Le comportement boulimique est source d'une souffrance marquée.
- Le comportement boulimique survient, en moyenne, au moins deux jours par semaine pendant six mois.
  - Le comportement boulimique n'est pas associé au recours régulier à des comportements compensatoires inappropriés (par exemple vomissements ou prise de purgatifs, jeûne, exercice physique excessif) et ne survient pas exclusivement au cours d'une anorexie mentale ou d'une boulimie nerveuse.

➤ *Êtes-vous un mangeur boulimique ?*

Marie a 30 ans. Elle est professeur de musique dans un collège. Elle pèse aujourd'hui 51 kg pour 1,65 m. Après avoir été une enfant mince et une adolescente forte, son poids à 20 ans a atteint 75 kg et a lentement progressé pour atteindre 85 kg à 28 ans. Durant toute cette période, bien que préoccupée par son poids, elle n'avait pourtant jamais réellement entrepris d'action sérieuse pour y remédier. Elle avait parfois manifesté quelques velléités de se surveiller sur de courtes périodes et, une fois, avait tenté un régime, à base de substituts de repas. En juillet 1998, elle décide, pour la première fois, de consulter un nutritionniste, connu pour prescrire des diètes protidiques : « Je voulais maigrir vite. » Son objectif : atteindre 55 kg. Pourquoi 55 kg ? « Parce que 1,65 m – 10, ça fait 55 ! » Les résultats sont rapides et particulièrement spectaculaires. En quelques mois, par des diètes intermittentes de quatre semaines, elle atteint 55 kg mais ne s'en satisfait pas. Elle décide d'aller plus loin sans que son médecin n'y voie d'inconvénient. À 50 kg ce dernier l'alerte, il trouve la perte de poids suffisante et lui conseille de réintroduire d'autres aliments. Elle quitte aussitôt son médecin qu'elle juge trop timoré et poursuit seule son amaigrissement. Elle abandonne les sachets de protéines, qu'elle estime maintenant inutiles et trop onéreux, et les remplace par des aliments naturels : poisson, blancs de poulet, légumes et laitages. À 45 kg, son entourage prend peur et elle-même commence aussi à s'inquiéter. Elle se risque finalement à réintroduire d'autres aliments mais réalise qu'elle en est devenue incapable : « Je n'arrivais pas à me séparer de cette nourriture », et finit par atteindre 40 kg en octobre 1999. Depuis ce jour, elle reprend progressivement du poids tout en menant une lutte de tous les instants, perdant quelques kilos et en reprenant toujours davantage. Voici ce que Marie nous raconte :

« J'ai un comportement totalement anormal. Je peux me contrôler durant de longues périodes au cours desquelles je ne mange presque rien. Je suis terrifiée par la nourriture. Je culpabilise dès que je mange, même de simples yaourts à 0 %. Et je comptabilise tout ce que je mange. La nuit, au lieu de dormir, je passe en revue tout ce que j'ai mangé dans la journée. Je calcule combien de calories j'ai avalées et combien je pourrai en manger le lendemain. Quand je fais mes courses, je décortique les étiquettes en long et en travers. Si les calories ne sont pas indiquées, je n'achète pas le produit. Je ne peux d'ailleurs acheter que des produits à 0 %. Mais dès que les circonstances deviennent conviviales ou que je me trouve seule chez moi et que j'ai le cafard, je deviens boulimique. Je résiste aussi longtemps que je le peux mais c'est plus fort que moi. Il arrive toujours un moment où je finis par céder. Et là, plus rien ne peut m'arrêter. C'est effrayant, je ne me reconnais pas. C'est comme si j'étais quelqu'un d'autre. Je me sens nulle, je me dégoûte mais je n'y peux rien. Je ne tolère pas l'idée de reprendre du poids. Je ne supporte pas de reprendre un kilo. Je ne veux plus revivre ce que j'ai connu.

Au début, je me remettais, dès le lendemain, à un régime encore plus strict, je ne mangeais presque plus rien ou bien j'allais courir pour éliminer les calories que j'avais avalées. Mais c'est devenu trop dur. Je n'ai plus la force de faire des journées de diète comme je pouvais le faire avant. C'est comme ça que j'ai commencé à me faire vomir. Je craque mais je ne grossis plus. J'ai honte de moi. Je me cache pour manger et je me cache pour vomir. Parfois, je sais dès le matin que je ferai une crise dans la soirée. Je me retiens toute la journée, j'essaye de me concentrer sur mon travail mais je ne pense qu'à ce que je mangerai en rentrant à la maison.

Je sais que ce n'est pas une solution mais je ne sais plus quoi faire. Je ne veux pas grossir. »

Critères de la boulimie nerveuse

- Survenue récurrente de crises boulimiques. Une crise de boulimie répond aux deux caractéristiques suivantes :
  - Absorption, en une période de temps limitée (par exemple moins de deux heures), d'une quantité de nourriture largement supérieure à ce que la plupart des gens absorberaient en une période de temps similaire et dans les mêmes circonstances.
  - Sentiment d'une perte de contrôle sur le comportement alimentaire pendant la prise (par exemple : sentiment de ne pas pouvoir s'arrêter de manger ou de ne pas pouvoir contrôler ce que l'on mange ou la quantité de ce que l'on mange).
- Comportements compensatoires inappropriés et récurrents visant à prévenir la prise de poids, tels que : vomissements provoqués ; emploi abusif de laxatifs, diurétiques, lavements ou autres médicaments ; jeûne ; exercice physique excessif.
- Les crises de boulimie et les comportements compensatoires surviennent tous deux, en moyenne, au moins deux fois par semaine pendant trois mois.
- L'estime de soi est influencée de manière excessive par le poids et la forme corporelle.
- Le trouble ne survient pas exclusivement pendant des épisodes d'anorexie mentale.

Nous devons donc retenir que les pertes de contrôle ne dépendent ni de l'intensité de la restriction calorique ni du poids de la personne. Elles ne sont donc pas une caractéristique de l'obésité. Il est également important de souligner qu'elles sont indépendantes de la dynamique pondérale et qu'elles peuvent aussi bien s'observer chez des personnes en phase d'amaigrissement, de prise de poids ou de stabilité pondérale.

J'espère qu'il vous sera dorénavant plus facile de comprendre à quoi ressemble cette lutte de tous les instants contre la nourriture et l'épuisement mental auquel elle conduit immanquablement le mangeur restreint. Résister devient son maître mot et nécessite de sa part un état d'hypervigilance qui ne tolère aucune faille, et qui peut le mener, sans qu'il s'en rende compte, à manger au-delà de ses besoins. La moindre faiblesse dans son système de défense pourra dès lors se traduire par une perte de contrôle. On comprend aussi que, selon la résistance que le mangeur opposera, les pertes de contrôle pourront ne pas se produire. Mais au prix d'efforts difficiles à imaginer et qui transformeront profondément son attitude à l'égard de la nourriture. Je concède que tous les mangeurs restreints ne parviennent pas jusqu'à ce stade ultime de la restriction cognitive. La plupart ne vivent ces situations qu'en partie ou par intermittence. Souvent au cours de leur vie, ils alternent entre les différents stades de la restriction, passant de l'un à l'autre selon l'énergie qu'ils déploient. Néanmoins, face à la prolifération des régimes et des comportements de restriction, il faut aussi admettre que le nombre de personnes se présentant avec ce tableau clinique complet ne cesse de s'accroître. Et quoi qu'il en soit, le risque que l'évolution d'un comportement de restriction aboutisse à ce tableau clinique est plus que majeur dans une société où les problèmes de poids sont abordés de plus en plus tôt dans l'enfance par des méthodes puissamment délétères.

Les différents stades de gravité de la restriction cognitive

(Il peut s'agir de stades installés ou d'états transitoires)

Restriction cognitive légère : Le comportement alimentaire est principalement contrôlé par les cognitions. Les sensations et émotions alimentaires sont clairement perçues mais le mangeur décide délibérément de ne pas en tenir compte. Les émotions induites sont encore à fort contenu positif. Les émotions extra-alimentaires exercent une influence modeste.

Je sais que j'ai faim, mais je ne dois pas/plus manger.

Restriction cognitive modérée : Le comportement alimentaire reste principalement contrôlé par les cognitions. Les sensations et émotions alimentaires sont toujours perçues mais ne peuvent plus être respectées du fait de l'apparition d'émotions induites à fort contenu négatif. Le mangeur devient plus vulnérable à ses émotions extra-alimentaires.

Je sais que je n'ai plus faim, mais je ne peux pas m'arrêter.

Restriction cognitive sévère : Le contrôle cognitif reste très fort mais les sensations et émotions alimentaires ne sont plus perceptibles. Le mangeur lutte douloureusement pour conserver un contrôle mental et ne pas céder à l'envahissement des émotions induites. La vulnérabilité aux émotions extra-alimentaires augmente.

Je ne sais plus si j'ai encore faim ou si j'ai assez mangé.

Restriction cognitive décompensée : Le mangeur n'exerce plus aucun contrôle mental sur son comportement alimentaire. Les sensations et émotions alimentaires ont complètement disparu. Les émotions induites et extra-alimentaires exercent un contrôle total sur le comportement alimentaire.

Je mange sans faim et je ne peux plus rien contrôler.

➤ *Les mangeurs restreints ne sont pas forcément gros*

La restriction cognitive se présente sous tant de facettes qu'il serait bien difficile d'en prédire les conséquences pondérales. Toutes les personnes en difficulté avec leur poids, leur image ou leur comportement alimentaire se trouvent peu ou prou en état de restriction cognitive. Selon la prédominance du type de contrôle, mental ou émotionnel, tous les tableaux cliniques peuvent s'envisager. Les anorexiques exercent un contrôle cognitif majeur. Bien souvent la perception de leurs sensations alimentaires est totalement absente. Leur comportement, caractérisé par le refus de manger, dominé par les cognitions et les émotions induites, entraîne un grave déficit énergétique et une importante maigreur.

Les obèses hyperphagiques sont beaucoup plus dans le contrôle émotionnel. Ils perçoivent mal leurs sensations alimentaires et mangent au-delà de leurs besoins énergétiques. Entre ces deux extrémités, toutes les combinaisons sont possibles aboutissant à toutes les corpulences selon la résistance que la personne opposera à ses envies de manger et la perception qu'elle aura de ses sensations alimentaires.

Dans la majorité des cas, les patients que je rencontre se situent dans les stades 1 et 2 de la restriction cognitive avec des passages intermittents dans le stade 4. Ce qui signifie tout de même qu'une grande partie présente des altérations de la perception de leurs sensations alimentaires mais qu'ils les perçoivent encore. Un plus petit nombre atteint le stade 3 et est amené à consulter pour se libérer de l'envahissement mental qui résulte de la disparition totale des sensations alimentaires. Enfin, un petit nombre encore se trouve dans un stade 4 installé, constituant une sorte d'état de mal hyperphagique qui les conduit à manger de manière prolongée sur un mode exubérant et anarchique. Mais dans tous les cas, le retour à un comportement alimentaire normal se révélera comme une tâche complexe dont les effets sur la normalisation du poids demeureront incertains.

Le point qu'il me semble important de souligner, c'est que la plupart de nos contemporains sont aujourd'hui en restriction cognitive. Celle-ci est devenue la façon presque normale de se comporter avec la nourriture dans nos sociétés occidentales. Plus personne ne fait de régime, mais tout le monde fait attention. Ainsi, bien des mangeurs se maintiennent à leur poids d'équilibre en exerçant un contrôle mental sans savoir qu'à peu de chose près, ils conserveraient sans doute le même poids en laissant opérer leurs processus de régulation. La norme semble consister à s'appliquer une sorte de principe de précaution avant même d'avoir déterminé la présence d'un risque réel de prise de poids.

Souvent, quand je demande à mes patients comment leurs parents se comportaient avec leur nourriture, ils me répondent que l'un ou l'autre était mince, mais faisait toujours attention à ce qu'il mangeait. Je demande alors s'ils se surveillaient du fait d'un problème de poids. Non, me répondent-ils mais c'est justement parce qu'ils se surveillaient qu'ils n'en avaient pas !

Certes, tous les mangeurs restreints n'atteignent pas les stades les plus élevés de la restriction cognitive. Mais une fois qu'elle est installée, il sera bien difficile d'en prédire l'évolution. Aussi, quand les pouvoirs publics ou les différents praticiens proposent aujourd'hui à des millions de personnes d'adopter ce type de comportement alimentaire, nul doute qu'ils jouent avec les consommateurs ou avec leurs patients aux apprentis sorciers. Tout cela ne sera pas sans dommage pour un très grand nombre. Le contrôle mental du comportement alimentaire qu'on nous présente comme la solution à tous nos maux est loin d'être de tout repos. Et le risque auquel s'expose le mangeur rationnel, n'est-il pas finalement de devenir ce qu'il redoute le plus, un mangeur émotionnel ?

➤ *Au bout du compte, que retenir de la restriction cognitive ?*

Mettre du contrôle mental là où il y avait du contrôle sensoriel aboutira inévitablement à la dégradation de la relation entre l'individu et sa nourriture. Et il est indéniable que la restriction cognitive doit être considérée comme un trouble des conduites alimentaires. J'en retiendrai quatre aspects importants. En premier lieu, l'état de guerre que la personne doit livrer aux aliments. Un interminable combat imposant une mobilisation constante des forces du mangeur pour manger conformément à l'idée qu'il se fait du *bien manger* et pour résister à des envies rebelles. En second lieu, le découplage entre la faim et les envies de manger. Le mangeur régulé éprouve généralement en même temps la faim et l'envie de manger. C'est sa faim qui déclenche son envie de manger. Le mangeur restreint, quand il a faim, ne mange pas nécessairement ce qui lui fait envie. Et quand il mange par envie, c'est souvent en l'absence de faim. En troisième lieu, l'état de manque. Aussi stupéfiant que cela paraisse dans nos sociétés d'abondance, la restriction cognitive instaure dans l'esprit du mangeur une vraie peur de manquer qui l'incite à développer des comportements de stockage. En dernier lieu, et c'est sans doute là l'essentiel, on assiste à une véritable prise de pouvoir des processus cognitifs et des émotions sur les sensations alimentaires, définitivement disqualifiées.

Même si la dégradation de la relation avec les aliments constitue un aspect important des problèmes de poids, elle n'en constitue pourtant que l'une des facettes. À cela, il faut encore ajouter la prise en compte d'autres facteurs psychologiques individuels qui viendront, eux aussi, produire des émotions projetant le mangeur vers la nourriture.

Comme vous le voyez, les problèmes de poids sont éminemment complexes et les solutions simplistes n'ont aucune chance de pouvoir les résoudre un jour. Or, cette fois, il ne s'agit pas simplement de maigrir, mais de guérir vraiment.

Dans la suite de ce livre, nous désignerons les mangeurs en état de restriction cognitive sous les termes de mangeurs restreints ou contrôlés. Les autres mangeurs seront désignés sous les termes de mangeurs non restreints ou régulés.

CHAPITRE II

Mieux se connaître pour mieux changer

Si vous tenez toujours ce livre entre vos mains, vous vous trouvez sans doute dans l'une de ces deux situations :

– Vous vous trouvez trop gros et vous souhaitez perdre du poids. En vous permettant de déterminer votre poids d'équilibre, les méthodes que nous utiliserons vous permettront de savoir s'il s'agit là d'un projet accessible ou d'un rêve auquel il vous faudra renoncer.
– Votre poids vous convient, mais manger est devenu un combat auquel vous rêvez de mettre un terme. Cette approche vous permettra de savoir s'il vous est réellement possible de maintenir ce poids sans que votre vie ne se transforme en un match permanent contre vous-même et les aliments.

Dans tous les cas, elle vous permettra de vous réconcilier avec la nourriture et de cesser de vous battre contre elle.

Le problème se pose donc de la manière suivante : les sensations alimentaires que vous percevez sont sans doute confuses et imprécises ou bien ne jouent pas leur rôle car vous n'êtes pas en mesure d'en tenir compte. Elles ne vous permettent pas d'arrêter de manger au moment où il le faudrait. Vous ne pouvez donc, pour l'instant, vous fier à ce que vous ressentez.

Jusqu'ici vos sensations alimentaires ne vous ont conduit qu'à manger au-delà de vos besoins et, par conséquent, à prendre du poids. Nous allons donc entreprendre un travail qui vous permettra de mieux les reconnaître. Cette approche est destinée à identifier les difficultés que vous rencontrez et à agir pour tenter d'y apporter des solutions. Les situations alimentaires, repas, grignotages, compulsions, boulimies, sont pour vous problématiques, vous allez devoir les examiner avec attention afin de progressivement mieux les comprendre et parvenir à les transformer. Pour entreprendre ce travail, considérez-vous dans la peau d'un chercheur face à un problème qu'il veut résoudre. Rien ne sert de porter des jugements de valeur sur les observations que vous allez faire. Ce que vous décrirez n'est ni bien ni mal, ce sont simplement des faits qui ont vraisemblablement une explication. Mieux vaut se contenter de décrire le plus concrètement possible ce que vous verrez puis de proposer des interprétations que l'on cherchera à vérifier.

➤ *Pour maigrir, il faut... je dois...*

Tout candidat à l'amaigrissement se présente avec son système de croyances alimentaires. Il y est attaché et n'acceptera pas d'emblée d'y renoncer. Ce qui semble tout à la fois normal et légitime. La plupart des patients ont des convictions très fermes sur la manière dont on doit s'y prendre pour maigrir. Et cela, même si elles ne leur ont jamais permis de maintenir leur poids plus de quelques mois ou quelques semaines. Peu importe, ils y tiennent, ne les remettent jamais en question et choisissent le plus souvent d'attribuer à une volonté défaillante les raisons de leurs échecs répétés.

Caroline, 28 ans, coiffeuse, 76 kg et 1,68 m : « Je crois que je n'ai aucune volonté. Je fais des régimes depuis l'âge de 12 ans et je connais la diététique par cœur. J'essaye d'ailleurs le plus souvent de manger équilibré. Je sais exactement ce qu'il faut faire mais je n'arrive pas à le faire. »

Pauvre Caroline, elle connaît tout de l'équilibre alimentaire. Elle sait ce qu'il faut manger, ce qu'il faut éviter. Les aliments sains et ceux qui ne le sont pas. Elle sait qu'on stocke le soir et qu'on grossit si on ne prend pas de petit déjeuner. Elle a aussi entendu dire que les sucres faisaient fabriquer de l'insuline et que l'insuline faisait grossir. Elle sait que manger les fruits en dehors des repas ne fait pas maigrir. Mais elle pense que le fromage au dîner doit sûrement faire plus grossir qu'au déjeuner. Surtout si on le mélange avec un féculent. Elle a aussi lu dans une revue que l'huile d'olive était bonne pour la santé et qu'elle ne faisait pas grossir. On y disait aussi que les pâtes faisaient moins grossir que le riz. Ouf ! Décidément, il faut en savoir des choses. Et encore est-on jamais vraiment sûr de ce que l'on sait ? Avant les pâtes faisaient grossir mais maintenant c'est fini. Les gens ont dû changer…

Alors si Caroline sait tout pourquoi regrossit-elle toujours ? Peut-être une information essentielle lui aura-t-elle échappé ? Mais peut-être aussi s'interdit-elle de manger tout ce qu'elle aime. Malheureusement, dans son système de croyances, « tout ce qui est bon est interdit ».

— Ce serait tellement mieux si je n'aimais pas le chocolat. J'ai déjà supprimé le sucre et les gâteaux. Je n'en ai même plus envie. J'ai aussi réduit les graisses. D'ailleurs, je ne les supporte plus. Mais je n'arrive pas à me passer de chocolat. Si vous me l'interdisez, je crois que je pourrais plus facilement tenir.

— Mais pourquoi ne voulez-vous plus manger de chocolat ?

— Mais parce que ça fait grossir. Et puis je n'arrive pas à en manger un peu. Je finis toujours par manger toute la tablette.

D'ailleurs, je n'en ai plus à la maison. Je n'achète plus aucune sucrerie.

— Si je comprends bien vous avez décidé de supprimer tous les aliments dont vous ne contrôlez pas la consommation.

— C'est ça.

Caroline adopte des comportements qui correspondent à son système de croyances, mais aussi à ses expériences avec certains aliments. Elle ne peut les remettre en question car elle ne peut imaginer un instant que ce qu'elle lit et entend dire partout soit faux. Elle ne peut même pas croire ce qu'elle a vu de ses yeux.

> La seule période de ma vie où j'ai été mince c'est quand j'étais étudiante. Je mangeais n'importe quoi et je n'arrêtais pas de sauter des repas. Je mangeais simplement quand j'avais faim. Je ne prenais même pas de petit déjeuner. Aujourd'hui, j'ai supprimé des tas de choses, je fais trois repas par jour, je me force à manger le matin et je ne maigris pas.

Il n'est donc pas possible d'emblée de contredire les croyances de Caroline. Il n'y aura pas d'autres moyens que d'en tenir compte, d'en prendre acte pour commencer le travail à partir de ce qu'elle considère comme des vérités incontestables. Prendre acte de ces croyances ne signifie pas pour autant que l'on y adhère. Bien au contraire. Cette nouvelle approche permettra progressivement de critiquer les croyances diététiques erronées de Caroline en lui faisant vivre de nouvelles expériences à partir desquelles elle pourra adopter des comportements plus appropriés à l'égard des aliments. Dans le même temps pourra s'installer un mode de pensée plus efficace. Les comportementalistes parlent là de restructuration cognitive. L'installation d'un comportement plus efficace permet à la personne, en se confrontant à une nouvelle réalité, de réviser son jugement sur le mode d'action des aliments. Inversement, réviser son jugement sur les aliments autorise à percevoir une réalité différente et, par conséquent, à modifier son comportement. Ainsi, une personne convaincue que le chocolat fait grossir pourra difficilement continuer à soutenir ce point de vue, si elle parvient à maigrir en mangeant cet aliment. Cette nouvelle expérience de la réalité lui imposera de réviser son jugement. Il ne sera plus réaliste de sa part d'affirmer que le chocolat fait grossir après avoir vérifié qu'elle avait maigri de cette façon-là. Le fait d'y parvenir nous confronte à une réalité dont nous sommes obligés de tenir compte. Ici, c'est l'observation d'un phénomène, menée dans des conditions particulières, et de ses conséquences positives sur l'amaigrissement qui permet à la personne une révision de son jugement et l'adoption d'un nouveau comportement.

Avant d'aborder l'approche thérapeutique, nous allons faire le point sur les croyances alimentaires qui déterminent le comportement que vous adoptez généralement quand vous essayez de maigrir. Répondez spontanément aux questions qui suivent. Les allégations qui figurent dans ce questionnaire sont celles que l'on retrouve le plus souvent dans le discours des patients, du grand public et de la presse féminine. Certaines sont même reprises par les médecins et la presse médicale. On conçoit que la personne, convaincue de la véracité de ces allégations, s'efforcera de les respecter dès lors qu'elle se mettra au régime. Elle éprouvera même une certaine culpabilité en s'en écartant ou en ne parvenant pas à s'y tenir.

Si, la plupart du temps, vous ne parvenez pas à maintenir vos bonnes résolutions, c'est, pensez-vous, que vous manquez de détermination, de motivation ou tout simplement que vous êtes sans volonté. Je vous propose d'envisager une autre hypothèse : ces allégations sont peut-être fausses. Peu à peu, vous pourrez vérifier par vous-même s'il s'agit de données scientifiques crédibles ou de simples croyances, quelquefois très irrationnelles, qui vous empêchent de maintenir votre poids ou même de maigrir. Au fil de cette lecture, nous ferons ensemble le point de ces connaissances médicales et je vous indiquerai des exercices qui vous permettront de forger votre propre opinion.

Les croyances alimentaires

Pour maigrir il faut..., je dois...	Vrai	Faux
1. Je dois manger trois repas par jour.		
2. Je ne dois pas manger entre les repas.		
3. Je ne dois pas sauter un repas.		
4. Je dois prendre un petit déjeuner copieux le matin.		
5. Je ne dois jamais partir le matin sans prendre de petit déjeuner.		
6. Ce que je mange le matin ne me fait pas grossir.		
7. On ne doit pas manger les fruits au milieu des repas.		
8. On ne doit pas manger les fruits entre les repas.		
9. Je ne dois pas mélanger les féculents avec les graisses.		
10. Je ne dois pas mélanger les protéines avec les féculents.		
11. Tout ce qu'on mange après 17 heures est stocké.		
12. Manger avant d'aller se coucher fait grossir.		
13. Certains aliments ne font pas grossir.		

Pour maigrir il faut..., je dois...	Vrai	Faux
14. Certains aliments font maigrir.		
15. Certains aliments font grossir.		
16. Pour maigrir il faut équilibrer son alimentation.		
17. Pour maigrir, il faut faire des repas équilibrés.		
18. Les protéines ne font pas grossir.		
19. Pour maigrir il faut boire de l'eau.		
20. À l'apéritif mieux vaut prendre un jus de tomate plutôt qu'un alcool.		
21. Les féculents ne font pas grossir.		
22. Les graisses font grossir.		
23. Un carré de chocolat me fait plus grossir qu'un yaourt à 0 %.		
24. Si je ne mange pas de légumes je ne pourrai pas maigrir.		
25. Il ne faut pas manger des féculents plus d'une fois par jour.		
26. Il faut supprimer les sucres.		
27. Il faut manger tout ce qu'on aime en moindre quantité.		
TOTAL		

➤ *Par où commencer ?*

Il est temps maintenant de choisir un point de départ. Deux possibilités s'offrent à vous selon qu'elles vous sembleront faciles ou que vous vous sentirez avec l'une d'elles une plus grande affinité. Leur efficacité sur la perte de poids est identique et ne constitue donc pas un critère de choix. Vous pouvez commencer ce travail à partir :

– De votre mode d'alimentation personnelle.
– Ou d'un plan alimentaire que vous utiliserez comme ligne de base.

Si vous choisissez de partir de votre alimentation personnelle, le travail que vous effectuerez la transformera progressivement pour la faire évoluer vers une alimentation plus proche de vos besoins et vous permettra, peu à peu, d'atteindre votre poids d'équilibre. L'avantage est que vous conserverez tout au long de ce travail une alimentation familière. Certaines personnes ont tant fait de régimes, si souvent suivi les conseils éclairés des uns ou des autres, qu'elles ne supportent plus que quiconque leur dicte leur façon de manger. On peut les comprendre ! Et, bien souvent, elles n'ont plus ni la force ni l'envie de se plier à des règles qu'elles finissent toujours par abandonner. D'autres possèdent un mode de vie qui leur permet difficilement de suivre des règles trop rigides et préfèrent trouver des solutions qui tiennent compte d'emblée de leurs habitudes et de leurs contraintes.

Christiane est hôtesse de l'air sur des vols long-courriers. « Je n'ai jamais d'horaires réguliers. Je peux prendre mes repas aussi bien le jour que la nuit, chez moi, dans l'avion ou à l'hôtel. Et je ne sais jamais à l'avance ce que je vais manger. Je n'ai jamais réussi à suivre aucun régime dans ces conditions. Je préfère que nous tenions compte de toutes ces contraintes. »
Bruno : « J'ai fait tous les régimes possibles et j'ai vu tous les nutritionnistes de Paris. Je sais exactement ce qu'il faut manger, mais ça n'a jamais marché. Bien sûr, je maigris, mais je regrossis chaque fois. Autant que nous partions de ma manière de manger. »

À l'inverse, vous pouvez choisir de partir de consignes plus précises. Dans ce cas, il vous faudra très vite les faire évoluer vers une alimentation plus personnelle qui est la seule que vous pourrez conserver. Pour certains, il est, en effet, plus facile de pouvoir disposer d'un cadre. Ils trouvent ce procédé plus structuré et se sentent moins perdus quand ils savent à l'avance ce qu'ils doivent manger. Le grand inconvénient de ces consignes est qu'elles ne pourront jamais s'adapter à toutes les situations alimentaires que vous rencontrerez. Sans doute, pourrez-vous plus facilement les suivre chez vous mais elles vous poseront problème dès que vous mangerez à l'extérieur ou que surgira une envie de manger un aliment non prévu dans votre plan.

Danielle : « Il vaut mieux que vous me disiez ce que je dois manger. De toute façon, je mange n'importe quoi et je ne sais jamais quand je dois m'arrêter. Je me sentirais plus rassurée si vous me donniez des consignes précises avec des quantités que je devrais respecter. Je pense que j'arriverai à les suivre pendant un certain temps. Mais c'est surtout après que ça m'inquiète. »

Attention, suivre des consignes c'est se mettre dans une situation de régime. Quelles que soient les consignes que vous adopterez, même les plus « équilibrées », vous maintiendrez un état de restriction cognitive. Vous mangerez en vous raisonnant et en vous éloignant un peu plus de vos sensations alimentaires. Surtout vous vous exposerez à toutes les complications de la restriction cognitive, et, tout particulièrement, aux pertes de contrôle, à des sensations alimentaires faussées, à la culpabilisation et à l'abandon des consignes. Même si vous perdez du poids, vous devrez donc aussi vite que possible les faire évoluer et poursuivre le travail sur les sensations alimentaires afin de leur laisser prendre le relais. Malgré ses inconvénients, cette méthode reste utilisable. Elle n'est certes pas idéale pour tous, mais elle peut s'avérer très rassurante pour certaines personnes qui ne sauraient s'y prendre autrement. Dans la mesure du possible, je vous suggère de toujours privilégier la première solution.

Si vous choisissez toutefois cette solution, établissez un plan raisonnable qui ne soit pas trop sévère. Vous pouvez adopter trois repas par jour, si telle est votre habitude. Mais ne vous imposez pas de prendre un petit déjeuner si vous n'avez jamais pu le faire. Adoptez également des repas suffisamment diversifiés apportant plusieurs groupes d'aliments en quantités qui vous semblent raisonnables. Vous pouvez vous inspirer pour le déjeuner ou le dîner des quantités suivantes : 200 g de légumes verts, 150 g de féculents ou 60 g de pain, 120 à 150 g de viande ou de poisson ou 2 œufs, 10 g de matières grasses (huile ou beurre), un laitage ou un fruit.

➤ *Je m'observe manger*

Il vous faut maintenant disposer d'un outil d'observation à partir duquel vous pourrez vous étudier dans toutes les situations alimentaires. N'oubliez pas que vous êtes en difficulté avec la nourriture. Les repas et toutes les prises alimentaires sont donc les situations que vous devez examiner avec la plus grande attention. Chaque fois que cela sera possible, vous aurez avantage à prendre vos notes aussitôt après les repas. Plus vous tarderez, plus vos souvenirs seront imprécis. Car il ne s'agit pas simplement de rapporter ce que vous avez mangé mais essentiellement de décrire ce que vous avez ressenti avant, pendant et après le repas. Voici un modèle simple de carnet d'observation qui vous permettra dans un premier temps de mieux analyser ces situations. Essayez de le tenir pendant une dizaine de jours.

Comment obtenir un bilan plus personnalisé ?

Pour tenir ce carnet vous disposez de deux moyens à votre convenance.

Le premier consiste bien sûr à prendre classiquement un carnet et un stylo et à noter vos observations selon les indications que je vous donnerai. Dans le chapitre IV, nous dresserons un bilan de cette période d'observation. Les principales anomalies y sont exposées et des exercices vous seront proposés pour tenter de les résoudre.

Mais pourquoi ne pas profiter des avantages de la technologie ? C'est pourquoi le second moyen consiste à vous connecter au site www.linecoaching.com pour y communiquer l'ensemble de vos observations (reportez-vous page 6 pour connaître les modalités). Vous aurez chaque jour à répondre à un questionnaire qui collectera les informations sur votre manière de manger et la façon dont vous percevez vos sensations alimentaires. Vous pourrez entrer les données à votre gré au fur et mesure de vos prises alimentaires ou la fin de chaque journée. L'ensemble de vos informations sera traité par un système expert. Grâce à la régularité et la précision de vos réponses, je pourrai établir un bilan de vos prises alimentaires et vous adresser des préconisations personnalisées qui permettront d'orienter vos efforts de façon plus efficace.

Heure – Lieu Avec qui ? En faisant quoi ?	**Quoi et combien ?**	**Commentaires**
		Faim et satiété. Envies de manger. Situations ou personnes qui vous incitent à manger plus.

Sur ce carnet, vous consignerez trois types d'information :

- Je mange quoi et combien ?
- Où, quand, comment et avec qui je mange ? En faisant quoi ?
- Comment se passent mes repas ?

Je mange quoi et combien

Il s'agit ici de déterminer ce que vous mangez et les quantités consommées. Ces dernières peuvent être évaluées de toutes les manières possibles : en gramme, litre, centimètre, verre, cuillère à soupe ou à café, tranche, paquet, unité, etc. Peu importe, pourvu que ce soit quantifiable et que cela ne prenne pas une allure trop pointilleuse ou obsessionnelle. Il est important que vous puissiez vous faire une idée la plus objective possible des aliments que vous mangez ainsi que de leurs quantités. Même avec cette méthode, l'appréciation des quantités est généralement sous-évaluée. Les études concernant les estimations des apports alimentaires ont montré que plus les sujets étaient en restriction cognitive plus ils sous-évaluaient leurs apports alimentaires. La sous-estimation pouvant atteindre jusqu'à 50 % des apports réels. Il n'est donc pas inutile d'y être un peu attentif.

Célestine, 51 ans, publicitaire, 72 kg et 1,62 m, se présente très désespérée. Elle vient de prendre 15 kg au cours de cette année, qu'elle attribue à l'installation de sa ménopause et à une hypothyroïdie qui est maintenant traitée. Elle a, dit-elle, considérablement réduit ses apports alimentaires depuis plusieurs mois et ne perd pas de poids. Elle considère qu'elle mange très peu. Effectivement, elle décrit son alimentation de la manière suivante : un simple café au lait au petit déjeuner, généralement pas de déjeuner, mis à part une ou deux fois par semaine un repas au restaurant au cours duquel elle consomme trois plats, et finalement son seul repas est le dîner. Elle ne mange qu'une soupe, de temps en temps un œuf ou une tranche de jambon, un laitage et parfois du pain. Évidemment cela semble assez peu. Il y a, sans nul doute, de quoi s'étonner. Après deux semaines d'observation, Célestine a pu évaluer plus précisément ses quantités de nourriture. L'éclairage est cette fois bien différent. Elle précise qu'elle mange chaque soir deux litres de soupe, une préparation qui ressemble presque à une purée de légumes et dans laquelle la cuillère peut tenir toute seule. Quand elle mange du pain, plus souvent qu'elle ne le pensait, elle consomme une demi-baguette. Et elle termine le repas par 4 yaourts à 0 %. Quand elle se rend chez des amis ou au restaurant, elle mange « sans compter ». Nous sommes là en présence d'une tout autre réalité.

Amandine, 39 ans, commerçante, 67 kg et 1,58 m, a l'impression qu'elle ne pourra jamais maigrir tant qu'elle n'aura pas résolu son problème de grignotage. Elle lui attribue toute la responsabilité de ses difficultés à maigrir.
— Je fais attention toute la journée, mais je gâche tout quand je rentre à la maison après mon travail. Je suis épuisée et j'ai besoin de manger pour me réconforter. Alors je n'arrête pas de grignoter, je ne peux pas m'en empêcher. Du chocolat ou même parfois des morceaux de sucre. J'en mange tous les jours, il est normal que je ne maigrisse pas.
— Pourriez-vous en préciser la quantité ?
— Oh, il s'agit d'un carré de chocolat ou d'un morceau de sucre. Jamais plus.
— Cela représente finalement de très faibles quantités.
— Oui, mais quand même, c'est tous les jours. Comment voulez-vous que je maigrisse ?

Amandine et Célestine sont toutes deux en restriction cognitive. Célestine mange de très grandes quantités de nourriture qui lui semblent toujours insuffisantes. Elle les sous-évalue. Elle a toujours l'impression d'être privée et se sent frustrée de ne pas manger ce qu'elle aime. Quand elle consomme des légumes et des yaourts, elle pense pouvoir en manger sans limites. Pour elle, ce ne sont pas des aliments qui font grossir. Ils ne comptent pas ! Je n'ose pas dire qu'ils comptent pour du beurre. C'est ce qu'elle a retenu d'un régime précédent. En revanche, elle mange sans retenue quand elle se rend chez ses amis, se disant qu'après tous ses efforts elle peut bien, de temps à autre, s'accorder une petite récompense. Célestine est en restriction cognitive, mais n'obtient pas de restriction calorique. Son comportement est essentiellement dominé par la frustration.

Amandine surévalue ses apports alimentaires. Elle s'imagine qu'un carré de chocolat par jour, 10 calories, « surtout tous les jours », vont l'empêcher de maigrir. Elle est focalisée sur son grignotage et lui attribue une importance démesurée sans pour autant se préoccuper de ce qu'elle mange aux autres repas. Comme, selon elle, elle ne consomme que des aliments « sains », ils ne peuvent pas la faire grossir. En réalité, Amandine se fait beaucoup de reproches et se sent très coupable de ne pouvoir se contrôler. Son comportement est essentiellement dominé par une culpabilité qui la conduit à considérablement s'exagérer les conséquences de ses « écarts ».

Soyez également attentif à la nature de vos aliments. Considérez-vous que certains aliments sont indispensables à votre perte de poids ? Dans ce cas, précisez lesquels. Au contraire, vous pensez peut-être que certains aliments doivent être supprimés, précisez également lesquels.

• *Exercice*

Si, dans le questionnaire sur les croyances alimentaires (voir page 88), vous avez répondu « vrai » à l'une des questions suivantes : 9, 10, 13, 14, 15, 18, 21, 22, 23, 24, 25, 26, vous êtes concerné par cet exercice. Vous considérez donc que certains aliments font grossir et que d'autres ne font pas grossir, nous allons essayer d'en dresser la liste selon la hiérarchie que vous leur attribuez dans la prise de poids. Notez tous les aliments qui vous viennent à l'esprit et tous ceux que vous consommerez dans la première période d'observation. Pour 100 calories d'aliments, quels sont ceux qui vous paraissent les plus grossissants et ceux qui vous paraissent les moins grossissants ? Dans la colonne « aliments grossissants », attribuez 100 à l'aliment qui vous semble le plus redoutable pour vos kilos, celui qu'il faut à tout prix éviter. Attribuez 50 à celui qui semble selon vous faire le moins de dégâts. Un aliment relativement neutre qui, en quelque sorte, ne vous ferait ni maigrir ni grossir. Puis entre 50 et 100, mettez une note à tous les aliments dont vous pensez qu'ils vous font grossir. Dans la colonne « aliments non grossissants », reportez en haut de la colonne l'aliment auquel vous avez attribué 50. Attribuez 0 à l'aliment dont vous pensez qu'il n'aurait aucune incidence sur votre poids. Si vous n'en trouvez aucun, mettez 0 à l'eau. Puis entre 0 et 50, mettez une note à tous les aliments dont vous pensez qu'ils ne vous font pas grossir.

Aliments grossissants	Aliments non grossissants
100	50
90	40
80	30
70	10
60	20
50	0

Où, quand, comment et avec qui je mange ? En faisant quoi ?

L'heure, le lieu, les personnes avec lesquelles on mange peuvent constituer des informations importantes. Ils permettent de repérer des situations problématiques. Vous pourrez peut-être remarquer que certaines heures de la journée sont plus critiques que d'autres. Cependant, tous les repas peuvent être l'occasion de moments difficiles. Aussi bien le petit déjeuner que le déjeuner ou le dîner. Parfois un repas semble poser plus de problèmes que les autres. Le dîner est souvent cité en premier. Mais les deux autres repas ne sont pas toujours exempts de difficultés. D'autres fois, ce sont tous les repas qui sont l'occasion de tension.

Il est habituel de constater que les grignotages ou les compulsions se répètent souvent au même moment de la journée.

- Au début de la matinée, en se rendant au travail ou juste en y arrivant.
- En milieu ou fin de matinée.
- Dans l'après-midi, au travail en s'affairant à d'autres tâches ou à la maison si l'on est inoccupé.
- En fin de journée, après le travail sur le trajet du retour ou immédiatement en rentrant à la maison pour se réconforter d'une journée difficile.
- Entre le retour à la maison et le repas, souvent pendant la préparation du repas du soir.
- Après le dîner, au cours de la soirée. Souvent en regardant la télévision ou en travaillant chez soi. Ils sont alors décrits comme un besoin de relâchement, de détente, de décompression.
- Au cours de la nuit, lors d'une insomnie ou en étant réveillé par la faim ou l'idée de la nourriture.

Vous pourrez peut-être vous rendre compte que certains lieux sont des sources de difficultés particulières. Les self-services, les cafétérias et les buffets posent le problème épineux du choix et de la tentation aux aliments exposés. Les restaurants présentent l'avantage de proposer des portions uniques à ceux qui se resservent souvent, mais l'inconvénient de proposer des portions parfois trop importantes à ceux qui ont peu d'appétit et ne savent pas laisser de nourriture dans leur assiette. Certains itinéraires peuvent se révéler de véritables incitations à manger, au point que vous prenez l'habitude de les éviter. À moins que vous ne succombiez aux tentations. Il peut s'agir de rues commerçantes, de distributeurs de nourriture dans les stations de métro, d'affiches ou de publicités audiovisuelles qui vous font penser à la nourriture et vous donnent envie de manger.

Vous pourrez également constater que certaines personnes influencent votre manière de manger. Elles vous incitent à manger davantage ou, au contraire, à moins manger.

> Sandrine : « Quand je suis en compagnie, je fais toujours très attention à ce que je mange. Je choisis les plats les moins gras, je ne prends pas de dessert, je ne me ressers pas. Je deviens une petite fille modèle. Je ne veux pas qu'on me juge mal et qu'on pense que je ne me contrôle pas. »
> Camille : « Quand je rentre à la maison, j'ai souvent un moment difficile où je me sens très tendue et où je me mets à manger tout ce qui me tombe sous la main. Je peux manger un camembert entier avec une baguette. Puis mon mari rentre et je me remets à table avec lui pour ne pas qu'il sache que j'ai déjà mangé. Il ne comprendrait pas. »
> André : « Ma femme n'arrête pas de me faire des réflexions. Elle me trouve trop gros. Elle me répète sans cesse que j'étais beaucoup plus mince quand nous nous sommes mariés et que je me laisse aller. Elle surveille ce que je mange et me jette un œil noir chaque fois que je prends un gâteau. Il suffit que je me sente observé pour manger deux fois plus. Je sais que c'est idiot, mais je ne supporte pas son attitude. »

En principe, le contexte détermine largement le choix des aliments ainsi que la manière dont on les prépare ou les présente. Il existe une certaine cohérence entre les plats, les aliments et le contexte dans lequel ils sont servis qui dessine ce que l'on peut considérer comme les usages et les rites alimentaires d'une société. Or il n'est pas rare, lors d'un régime, d'observer des pratiques alimentaires en rupture avec ces usages. Il s'agit de stratégies destinées à éviter la confrontation avec les aliments que l'on redoute. Elles consistent à refuser de partager la nourriture des autres convives, parfois au sein de sa propre famille (marginalisation) et peuvent aller jusqu'à refuser de se rendre à des invitations de crainte de devoir transgresser ses règles diététiques (désocialisation). Elles s'inscrivent dans des tableaux de troubles du comportement alimentaire que vous devez aussi apprendre à repérer.

Prenez soin également d'indiquer ce que vous faites pendant que vous mangez. Peut-être êtes-vous simplement assis devant une table en train d'apprécier votre repas et de discuter avec ceux qui le partagent. À moins que vous ne soyez occupé à d'autres tâches : travail, télévision, lecture, téléphone, ménage, préparation du repas. Ou bien mangez-vous debout dans votre cuisine face à votre réfrigérateur ?

Comment se passent mes repas ?

Vous allez maintenant essayer de préciser les sensations alimentaires que vous percevez. Vous devrez y attacher une grande importance. Ces informations sont plus importantes que celles concernant les aliments que vous mangez. Pour l'instant décrivez la faim, l'envie et la satiété simplement comme vous les ressentez. Avant chaque prise alimentaire, au cours ou en dehors d'un repas, vous essayerez de savoir si vous avez faim ou s'il vous arrive parfois de manger sans faim. Après chaque prise alimentaire, vous essayerez de savoir si vous vous sentez correctement rassasié ou si vous avez parfois l'impression d'avoir trop mangé ou pas assez mangé.

Si vous avez des envies que vous n'avez pas satisfaites vous pouvez également en parler ici. Vous pouvez parfaitement écrire que vous avez mangé une pomme alors que vous aviez envie d'un gâteau au chocolat. Vous pouvez également inscrire que vous n'avez mangé qu'une assiette de pâtes alors que vous en auriez volontiers pris une seconde. Ou que vous avez piqué deux frites dans l'assiette de votre voisin pendant que vous vous contentiez de vos courgettes bouillies. Bref, il s'agit de parler des absents, les aliments dont vous avez eu envie et que vous n'avez pas mangés.

Enfin, vous essayerez de repérer les situations dans lesquelles vous avez l'impression de trop manger, c'est-à-dire manger sans faim ou manger au-delà de votre faim. Elles peuvent revêtir tous les aspects. Il peut aussi bien s'agir de moments agréables, comme un repas entre amis, une soirée ou un week-end. Ou de situations désagréables comme une journée éprouvante au cours de laquelle vous vous sentiez fatigué, contrarié, anxieux, en colère, triste, etc. Toutes ces situations peuvent vous faire manger davantage de deux façons différentes.

- Vous mangez des aliments que vous n'aviez pas décidé de manger.
- Vous mangez de plus grandes quantités d'aliments que vous aviez décidé de manger.

Les deux situations peuvent également se conjuguer entre elles et vous conduire à manger de grandes quantités d'aliments que vous n'aviez pas décidé de manger.

Leslie se lève tous les matins comme si c'était le grand jour. Elle décide de ne plus manger d'aliments sucrés. Malgré cela, chaque après-midi, elle « craque » et mange des gâteaux secs sans pouvoir s'en empêcher. Ou encore, elle décide de se contenter au dîner de 100 g de féculents, mais ne peut s'empêcher de se resservir et d'en manger une trop grande quantité.

• *Exercice*

Nous allons maintenant introduire les premiers changements dans votre manière de manger. Ils sont destinés à créer de meilleures conditions d'observation et vous aider à mieux percevoir vos sensations alimentaires.

1. Quand vous mangez, efforcez-vous de ne rien faire d'autre en même temps. Interrompez votre activité en cours, prenez le temps de manger attentivement, puis reprenez votre activité. À table, tenez-vous-en aux discussions avec les autres convives. Évitez les repas avec la télévision. Si vous êtes seul et que la situation vous pèse, essayez de vous contenter d'une simple musique de fond. Il est possible que certains n'y parviennent pas. Nous essayerons d'en trouver la cause.
2. Prenez également le temps de manger plus lentement. Si vous n'y parvenez pas, d'autres exercices pourront vous y aider.

➤ *Quelques questions fréquemment évoquées*

Si je m'observe, ne vais-je pas perdre mon naturel ?

« Si je dois noter tout ce que je mange, je vais sûrement faire plus attention et ce ne sera plus mon comportement naturel que j'observerai. Je n'ai pas envie d'écrire que j'ai mangé des gâteaux ou que je me suis laissé aller sur les pizzas. »

N'oubliez pas que la restriction comprend deux aspects : le contrôle et la perte de contrôle. Dans les deux cas, il s'agit toujours de vous et de vos difficultés avec la nourriture. De toutes les manières, si vous jouez le jeu avec sincérité ce que vous n'avez pas voulu manger apparaîtra quand vous parlerez de ce que vous auriez voulu manger.

Ne vais-je pas devenir encore plus obsessionnel ?

C'est une critique fréquente adressée à ceux qui utilisent la technique du carnet alimentaire. En réalité, si vous n'êtes pas obsédé par vos aliments, il y a peu de chance pour qu'écrire ce que vous mangez pendant quelques semaines transforme à ce point votre personnalité. En revanche, si les obsessions occupent déjà votre esprit, le carnet alimentaire ne les aggravera pas davantage. Mais il jouera le rôle d'un révélateur qui vous indiquera jusqu'à quel point les obsessions ont déjà envahi votre comportement alimentaire.

Maintenant, c'est à vous de jouer. Essayez de réaliser une photographie qui vous soit réellement fidèle, sans exagération dans un sens ou dans l'autre. Puis, ne reprenez la suite de votre lecture qu'après une dizaine de jours d'observations. D'ici là, en attendant de passer à la prochaine étape, vous trouverez dans les pages qui suivent des connaissances plus théoriques qui vous aideront à mieux comprendre la suite de notre travail. Si vous êtes totalement allergiques aux concepts médicaux, vous pouvez effectuer une lecture rapide en ne consultant que les encadrés ou même vous reporter directement au chapitre sur les sensations alimentaires. Néanmoins, comme un amaigrissement progressif est toujours plus profitable qu'un amaigrissement trop rapide, je vous suggère de ne pas trop vous presser et de prendre le temps d'y jeter un œil.

CHAPITRE III

Pour en savoir plus : Comprendre autrement l'équilibre pondéral et le comportement alimentaire

Nous allons envisager dans ce chapitre une manière différente de considérer la prise de poids, l'obésité et même les troubles du comportement alimentaire. Comme toujours, une nouvelle conception d'une maladie apporte de nouvelles propositions de soins. Et ici, une façon radicalement différente d'envisager l'amaigrissement. Les méthodes que nous développerons s'inscrivent dans le cadre d'un modèle biopsychosensoriel de l'obésité et aboutiront à une approche totalement originale et nouvelle. Ne prenez pas la fuite, ce terme barbare indique simplement que le modèle explicatif de l'obésité que nous allons décrire ici intègre des dimensions biologiques, psychologiques et sensorielles. J'essayerai de vous expliquer tout cela en douceur sans vous faire trop mal. Il ne s'agit pas d'une panacée ou d'une méthode miracle, mais d'une avancée essentielle dans la prise en charge des problèmes de poids et des troubles du comportement alimentaire qui permettra à chacun de retrouver son poids d'équilibre et de s'y maintenir sans plus jamais faire de régime. Je n'ignore pas que l'usage recommande, quand on veut faire la promotion d'un produit, d'insister en premier lieu sur toutes les merveilles qu'il pourra accomplir avant d'évoquer ce qu'il ne fera pas. Mais, dans ce cas, émettre des réserves, permettra de ne pas soulever de faux espoirs chez des personnes légitimement avides de trouver les solutions qui soulageront leur souffrance. Par ailleurs, les généticiens, même s'ils lui accordent une importance certaine, s'entendent tous aujourd'hui à reconnaître la part relative de la génétique dans le développement de l'obésité. Interrogé dans une revue médicale, un célèbre généticien répondait : « Non, l'hérédité n'est pas seule en cause. L'obésité est avant tout une maladie déterminée par l'environnement et les modifications du comportement. » La plupart des problèmes de poids et des troubles des conduites alimentaires sont donc du ressort d'intervention sur le comportement alimentaire et le contexte psychologique dans lequel évolue la personne. Ce qui, fort heureusement, laisse entrevoir des solutions dans un grand nombre de cas.

Maigrir sans faire de régime

Le régime n'est, en vérité, que la manière institutionnelle d'imposer une restriction cognitive dont la nocivité n'est plus à démontrer. Tous les spécialistes s'accordent aujourd'hui à admettre qu'il n'est pas possible d'obtenir une perte de poids autrement que par une réduction calorique. Cependant, ils sont généralement tout aussi convaincus qu'il n'existe pas d'autres moyens de l'obtenir qu'en s'imposant un régime et, par conséquent, en instaurant un état de restriction cognitive. Certains d'entre eux sont même parfaitement conscients des dangers de telles pratiques, mais ne semblent pourtant pas disposés à les abandonner[1]. L'objet de cet ouvrage est précisément de démontrer le contraire : *il est possible d'obtenir une réduction calorique sans imposer une restriction cognitive. Ce qui revient, en termes plus simples, à affirmer qu'il est possible de manger moins sans faire de régime.*

Les trois hypothèses du modèle biopsychosensoriel

Le modèle biopsychosensoriel s'appuie sur des connaissances développées ces trente dernières années dans le domaine des neurosciences, démontrant que les apports alimentaires d'un individu sont contrôlés par son organisme. Et surtout que ce contrôle permet à l'individu de se maintenir à son poids génétiquement déterminé, appelé « set-point » par les nutritionnistes. À l'heure actuelle, beaucoup d'éléments de ce modèle n'en sont encore qu'au stade d'hypothèses cliniques et des recherches plus approfondies sont encore nécessaires pour pouvoir disposer de preuves scientifiques. Si les résultats

1. Ainsi, A. Basdevant reconnaît que « le caractère potentiellement iatrogène des attitudes médicales et singulièrement des prescriptions diététiques ne doit pas être méconnu des médecins et des diététiciennes », mais dans le même temps rappelle que « la restriction peut être "prescrite" à titre de mesure thérapeutique en particulier dans le cadre [...] de l'obésité (1) ». Ou encore M. Romon, qui après avoir dressé un sévère réquisitoire de la restriction cognitive, affirme avec pertinence : « Devant un patient en restriction cognitive, qu'il soit ou non obèse, il est inutile voire néfaste, de prescrire un régime. » Mais propose comme alternative de « réapprendre [au patient] à manger à satiété et donc orienter les sujets vers des aliments plus rassasiants pour un moindre apport énergétique ». En pratique, dit-elle toujours, « cela revient à encourager la consommation *ad libitum* de glucides avec des conseils portant uniquement sur la manière de diminuer l'apport de graisses (2) ».
(1) Basdevant A., « Sémiologie de la restriction cognitive », *Cah. nutr. diét.*, 33 (4), 1998.
(2) Romon M., « La restriction cognitive : un nouveau "standard alimentaire" », *La Revue du praticien*, 50 (5), 2000, p. 495-497.

sont véritablement prometteurs, il n'en reste pas moins qu'ils ne sont pas encore totalement expliqués. Et que de nombreux points paraissent encore obscurs. Néanmoins, je vous propose d'examiner avec moi les trois hypothèses sur lesquelles reposent l'approche biopsychosensorielle ainsi que l'approche clinique qu'elles m'ont permis de développer.

➤ *Première hypothèse : le poids d'équilibre est celui que l'on maintient quand on mange selon ses sensations alimentaires*

> L'individu possède une compétence psychophysiologique lui permettant d'ajuster spontanément sa consommation d'aliments à sa dépense énergétique et de se maintenir autour de son poids d'équilibre (set-point) qui est génétiquement déterminé.

RÉGULATION PONDÉRALE

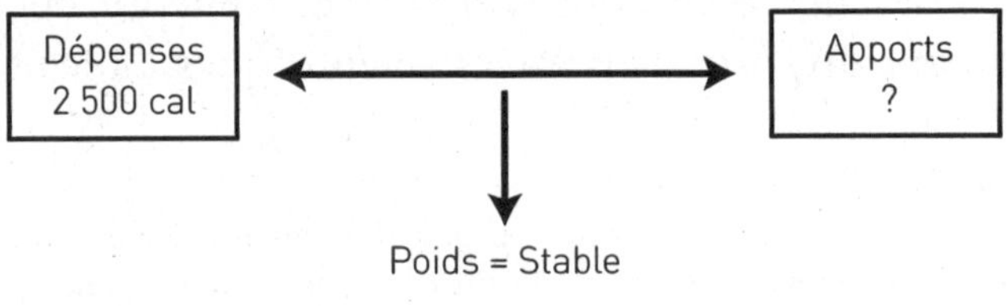

Pourquoi ce modèle d'explication est-il sensoriel ?

> Ce sont les sensations alimentaires qui permettent à l'individu de manger en fonction de ses besoins et de se maintenir spontanément au poids auquel il a été génétiquement programmé.

Imaginons une personne dont l'organisme dépenserait en moyenne 2 500 calories par jour et dont le poids serait stable. Que pourrait-on déduire de ses apports alimentaires ? Pour la totalité des nutritionnistes et des scientifiques, il va de soi que les apports caloriques de cette personne se situeraient à un niveau strictement équivalent à celui de ses dépenses et qu'elle consommerait donc 2 500 calories en moyenne chaque jour. Il est, en effet, aujourd'hui parfaitement admis par l'ensemble de la communauté médicale, sans plus aucune contestation, que la prise de poids et l'obésité résultent d'un déséquilibre de la balance énergétique et non de prétendues combinaisons alimentaires. D'une manière ou d'une autre, la personne qui consomme plus de calories qu'elle ne peut en dépenser accumule un surpoids qui se constitue sous forme de graisse. Et cela, c'est très important, quelle que soit la nature des calories consommées en excès, protéines, glucides ou lipides. Les chercheurs en sont aujourd'hui convaincus et nous mettent donc ici en présence d'une notion essentielle pour la compréhension de ce modèle : « Toute augmentation marquée et prolongée des apports énergétiques est toujours associée à un gain de poids et de masse grasse, indépendamment du contenu en glucides (sucres) et en lipides (graisses[2]). » À quoi bon, dès lors, jeter l'opprobre sur une catégorie d'aliments plutôt qu'une autre ?

Supposons maintenant que cette personne commet quotidiennement une infime erreur et augmente seulement de 1 % sa consommation calorique, soit 25 calories de plus tous les jours. Les conséquences pondérales seraient tout simplement catastrophiques. En effet, comme les énergéticiens ont pu le calculer, l'accumulation quotidienne de ces 25 calories entraînerait, au bout de dix ans, une augmentation de 9 kg de son poids corporel ! Pour réaliser l'insignifiance de ce petit écart, rappelons que 25 calories ne représentent qu'un malheureux carré de sucre dans le petit noir du matin ou 100 g de haricots

2. Oppert J.-M., « Adaptation à la suralimentation chez l'homme », *Cah. nutr. diét.*, 36 (1), 2001.

verts. Or nous connaissons tous, heureusement, des personnes qui n'accumulent pas 9 kg de graisses chaque décennie. Si, pendant toutes ces années, ces personnes sont parvenues à maintenir leur poids, nous pouvons logiquement en déduire qu'elles n'ont donc pas commis cette minuscule erreur. Comment, diable, ont-elles bien pu s'y prendre ? Comment ont-elles réussi, toute leur vie durant, à ne jamais se tromper de seulement 25 calories, un simple petit sucre tous les jours ?

RÉGULATION PONDÉRALE

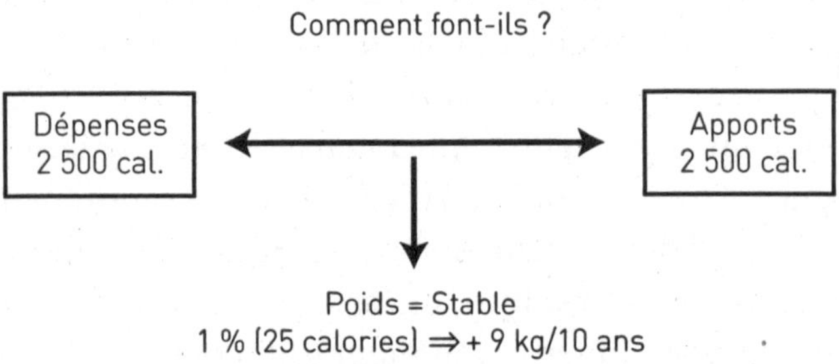

Ces personnes connaissent-elles le niveau de leurs dépenses énergétiques ? Sûrement pas, il n'existe aucun moyen simple de le mesurer. Seules quelques machines existent en Europe. Se pourrait-il alors qu'elles connaissent le niveau de leurs apports alimentaires ? Sûrement pas non plus. Pour y parvenir il faudrait que ces personnes disposent en permanence d'une balance qui pèserait au gramme près tous les aliments qu'elles consomment. Une petite erreur sur un gramme d'huile dans l'assaisonnement d'une salade modifierait déjà le calcul de 9 calories. Il faudrait aussi qu'elles puissent disposer d'une table de composition des aliments d'une extrême précision. Mais encore faudrait-il qu'elles interrogent leurs amis, les restaurateurs, leurs commerçants... sur la composition exacte des plats qu'on leur propose. Et là encore, comment savoir si la composition de la tranche de jambon que leur a vendue le charcutier correspond bien à celle qui est référencée dans les tables ? En 1998, les agriculteurs annonçaient que la récolte de mirabelles était 15 % plus sucrée que celle des années précédentes. Tout cela ne peut, bien entendu, jamais figurer dans les tables de composition des aliments. Il faut donc bien admettre qu'il ne sera jamais possible à personne de connaître à 1 % près le niveau énergétique de ses apports caloriques.

Alors, comment font-elles ? Elles ne savent ni ce qu'elles dépensent ni ce qu'elles consomment et pourtant elles ajustent, en moyenne et sans jamais se tromper, leur consommation alimentaire à leurs dépenses énergétiques. Quel est donc ce mystérieux secret ? Eh bien, c'est tout simplement qu'elles se laissent guider par leurs sensations alimentaires. Les seules informations dont disposent ces personnes ne sont rien d'autre que la connaissance de leur état de faim et de satiété. « Ai-je faim et ai-je assez mangé ? » Rien d'autre. Grâce à quoi, elles savent toujours quelles quantités de nourriture leur sont nécessaires. Vous verrez bientôt comment les sensations alimentaires expriment d'une manière extrêmement précise les besoins de l'organisme.

En réalité, la plupart des personnes ne maintiennent pas le même poids tout au long de leur vie. En France, les études anthropométriques montrent qu'entre l'âge de 20 et 60 ans, pour des raisons probablement autant environnementales que

RÉGULATION PONDÉRALE

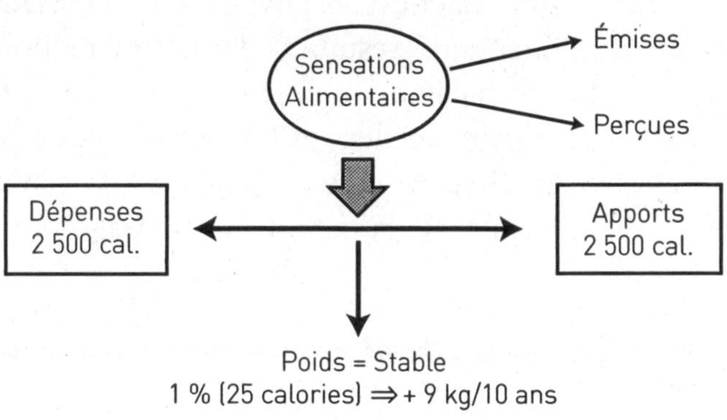

physiologiques, les femmes gagnent en moyenne 8 kg et les hommes 12 kg. F. Bellisle souligne qu'« une telle augmentation du poids représente une augmentation de 250 g par an et témoigne de la précision extraordinaire des mécanismes de régulation[3] ». Pour gagner 250 g de poids par an, il suffit donc d'un simple déséquilibre de moins de 5 calories par jour sur les apports ou les recettes. Cette évolution du poids d'équilibre mérite d'être soulignée, car elle permet d'attirer l'attention sur les désirs illusoires de ceux qui prétendent à 40 ans ou plus retrouver le poids de leurs 20 ans.

Pourquoi ce modèle d'explication est-il biologique ?

> Les sensations alimentaires guident l'individu dans le choix de ses aliments et la détermination de leur quantité. Ces sensations traduisent les concentrations de neuromédiateurs qui gèrent les stocks énergétiques de l'organisme et les besoins dans les différents nutriments.

Les sensations alimentaires sont donc essentielles dans la mesure où elles permettent à l'individu d'ajuster ses apports alimentaires à ses besoins. Ces sensations disposent naturellement de supports anatomiques et biologiques et résultent des différents systèmes de régulation présents dans l'organisme. Dès 1940, des chercheurs avaient émis l'hypothèse selon laquelle le comportement alimentaire résultait d'une interaction entre deux zones de l'hypothalamus, une glande située à la base du cerveau : le noyau ventro-médian et l'hypothalamus latéral. La première était considérée comme le centre de la satiété et la seconde comme le centre de la faim. Cette théorie a cependant

3. Bellisle F., *Le Comportement alimentaire humain. Approche scientifique*, Institut Danone, 1999.

été remise en question dans les années 1970 où l'on a démontré que le comportement alimentaire était sous le contrôle d'un ensemble anatomobiologique bien plus complexe. Pour simplifier, nous dirons que cet ensemble comprend trois entités[4] : un ensemble de capteurs dispersés dans tout le corps, un réseau de transmission des informations et un centre de commandement localisé dans diverses zones du cerveau.

La biologie du comportement alimentaire

1. *Un ensemble de capteurs.* Tous les événements se produisant dans l'organisme constituent un ensemble d'informations collectées par des millions de capteurs qui les analyseront pour les transmettre au cerveau. Il s'agit de récepteurs qui mesurent à chaque instant les modifications chimiques, physiques, mécaniques, électriques du milieu intérieur. Ces récepteurs sont généralement des terminaisons nerveuses, mais peuvent également être les cellules elles-mêmes. À chaque séquence alimentaire, ils analyseront les qualités organoleptiques des aliments, en détailleront la composition, puis tous les change ments qu'ils entraîneront dans le milieu intérieur. Cette capacité à saisir tous ces événements détermine la sensibilité de l'organisme.

2. *Un réseau de transmission.* Ces informations seront ensuite transmises à d'autres cellules, particulièrement à celles du cerveau. Pour véhiculer ces messages, l'organisme dispose de deux moyens de communication privilégiés. D'une part, la voie nerveuse qui se présente comme un immense réseau de câbles électriques. D'autre part, la voie humorale qui utilise les hormones comme de véritables messagers transportant l'information d'une cellule à une autre. Leur fonction est d'informer le cerveau sur le

4. Beck B., « Nouveaux aspects de la neurobiologie du comportement alimentaire », *Act. méd. int.* « Hormones-Nutrition », III (2-3), juin 1999.

statut nutritionnel et l'état des réserves énergétiques de l'individu. Ces hormones peuvent aussi bien être sécrétées par le cerveau lui-même, l'appareil digestif ou le tissu adipeux. Les plus importantes sont déjà bien connues, il s'agit de la très ancienne insuline ou de la toute jeune leptine qui a récemment beaucoup fait parler d'elle. C'est, en effet, en 1994, que les chercheurs ont découvert le fameux « gène de l'obésité », qui permet la synthèse de la leptine. Il s'agit d'une substance jouant un rôle déterminant dans la satiété. L'individu qui en est privé ne parvient pas à se rassasier, mange de grandes quantités de nourriture et devient obèse. Cette anomalie, très rare, ne permet donc pas d'expliquer la fréquence de cette maladie.

3. *Un centre de commandement.* Enfin, toutes ces informations aboutissent au cerveau au niveau des régions impliquées dans la régulation des apports alimentaires qui traiteront automatiquement ces données, en dehors du champ de la conscience. La plupart se situent dans l'hypothalamus, qui semble bien se comporter comme le terminal de toutes les informations concernant la régulation des prises alimentaires. Nous savons aujourd'hui que d'autres zones de la glande sont également impliquées dans cette régulation : les noyaux paraventriculaires, dorsomédians, arqués, et suprachiasmatiques. Ainsi que d'autres régions du cerveau : le système limbique et le tronc cérébral. Chacune de ces zones cérébrales est capable de modifier le fonctionnement des autres zones en sécrétant des substances qui pourront agir à distance, les neuromodulateurs. Certains sont connus depuis déjà longtemps (adrénaline, noradrénaline, sérotonine...), mais beaucoup ont été découverts dans les cinq dernières années et assurent un rôle primordial dans la régulation du comportement alimentaire (NPY, galanine, corticolibérine, mélanocortine...). Certains agissent en stimulant la prise alimentaire, d'autres en l'inhibant. Les chercheurs ont actuellement identifié une quinzaine de ces systèmes qui agissent tous en même temps et exercent de façon synergique des interactions les uns sur les autres.

Cet ensemble forme ainsi un réseau très complexe qui gère l'équilibre entre substances qui stimulent ou réduisent les appétits pour contrôler inconsciemment la prise de nourriture, tant sur le plan quantitatif que qualitatif. La redondance de ces systèmes de régulation présente toutefois des avantages et des inconvénients. L'avantage est que la déficience de l'un des systèmes sera généralement palliée par la surproduction de tous les autres. On connaît ainsi des souris totalement déficientes en neuropeptide Y, un neuromodulateur extrêmement puissant, mais qui conservent pourtant un comportement alimentaire parfaitement normal. L'inconvénient est qu'il sera difficile de trouver des médicaments qui pourront bloquer l'un de ces systèmes sans que leurs effets soient aussitôt annulés par une surproduction de tous les autres.

Tous ces neuromédiateurs jouent donc le rôle d'indicateurs renseignant l'organisme sur l'état de ses besoins. Ils lui permettent de savoir à chaque instant de quels nutriments[5] il a besoin et en quelles quantités. Et ainsi de maintenir son poids autour d'une valeur d'équilibre et de satisfaire ses besoins dans les différents nutriments qui lui sont nécessaires. Cependant l'individu n'a naturellement pas accès aux concentrations de ces différents neuromédiateurs et n'a donc pas directement accès aux indications qu'ils apportent. Il lui faut pour cela disposer d'une interface qui s'adressera à lui dans un langage compréhensible. Un peu comme l'interface graphique d'un ordinateur qui permet à l'utilisateur de déchiffrer les calculs de son microprocesseur. L'interface qui permettra au mangeur d'avoir accès à ses besoins sera constituée par ses sensations alimentaires : la faim, le rassasiement, la satiété. Ce sont elles seules qui le guideront dans le choix de ses aliments et la détermination de leur quantité.

---

5. Les nutriments sont les éléments biochimiques qui permettent de couvrir les besoins de l'organisme. Ils comprennent les protéines, les glucides, les lipides, les vitamines et les minéraux.

La biologie, c'est aussi les gènes

> *La génétique joue un rôle sur le poids*
> Certaines personnes présentent une génétique *déterminante* leur imposant un set-point, c'est-à-dire un poids d'équilibre, élevé.
> Certaines personnes présentent une génétique *facilitante* les exposant à grossir facilement. Elles peuvent ainsi dépasser leur poids d'équilibre ou le déplacer à un niveau supérieur. Ces formes d'obésité sont plus sensibles aux influences environnementales.

Enfin, le modèle est également biologique dans la mesure où le poids que l'on peut maintenir au cours de sa vie est déterminé génétiquement. En équilibrant ses apports à ses dépenses énergétiques, chacun se maintiendra spontanément, sans aucun effort, à ce que les physiologistes considèrent comme le poids d'équilibre, encore appelé set-point ou valeur de consigne. Le poids comme la taille ou d'autres caractéristiques morphologiques sont déterminés par des facteurs génétiques. Nous n'avons pas tous la même taille ni le même poids et l'existence d'antécédents familiaux d'obésité expose à un risque plus élevé de devenir obèse. Ces notions ont été confirmées par les études sur les jumeaux monozygotes (les vrais jumeaux) disposant donc du même code génétique, mais qui étaient élevés séparément. Elles montraient l'existence d'une corrélation entre la corpulence des enfants et celle de leurs parents biologiques[6]. Certaines corpulenses élevées peuvent être considérées comme « normales » et correspondent à des variations morphologiques normales dans une population composée d'individus différents. De la même manière que certains sont plus grands ou plus maigres que d'autres sans que

---

6. Bouchard C., « Current understanding of etiology of obesity genetic and non genetic factors », *Am. J. Clin. Nutr.*, 53, 1991, p. 1561-1565.

personne n'y voie d'anomalies. Le sujet est simplement plus corpulent que la moyenne des individus. Certaines personnes seraient donc génétiquement déterminées pour avoir une faible ou une forte corpulence. Et cela quelle que soit l'importance de leurs besoins énergétiques. Ainsi, certains individus affichant une maigreur constitutionnelle possèdent un organisme très dispendieux et sont parfois obligés de consommer de grandes quantités de nourriture pour maintenir un poids inférieur aux normes médicales (IMC < 20[7]). À l'opposé, d'autres individus disposent d'un organisme très économe et peuvent se contenter de faibles quantités de nourriture pour maintenir un poids normal (IMC compris entre 20 et 25) ou même supérieur aux normes médicales généralement admises (IMC > 25). Il est donc clairement établi qu'à poids égal, et quel que soit ce poids, les besoins énergétiques seront différents d'un individu à l'autre.

Mais nos différences vont encore au-delà, dans la mesure où nous sommes aussi inégaux dans la facilité à grossir. Dans une célèbre expérience[8], on obligea durant huit semaines des volontaires à manger 1 000 calories de plus que leur ration habituelle. Le gain de masse grasse sous l'effet de cette suralimentation se révéla très variable selon les sujets, entre 0,36 et 4,23 kg. On explique aujourd'hui ces différences par l'efficacité variable des processus d'adaptation physique et métabolique. Il ne fait pas de doute qu'en maintenant cette contrainte durant plusieurs mois ou années tous auraient fini par grossir considérablement, tout simplement par usure de leurs capacités adaptatives.

---

7. L'indice de masse corporelle (IMC) permet de calculer la corpulence d'un individu. Il est égal au poids du sujet divisé par sa taille au carré. Il est normalement compris entre 20 et 25.
8. Levine J. A., Eberhardt N. L., Jensen M. D., « Role of non exercice activity thermogenesis in resistance to fat in humans », *Science*, 1999, 283, p. 212-214.

Les obésités génétiques

D'autres obésités, en revanche, seront considérées comme pathologiques et semblent être consécutives à des anomalies du génome. Les généticiens ont réussi à démontrer l'existence de plusieurs gènes engagés dans la régulation du poids, le contrôle du comportement alimentaire et la possibilité pour chacun de plusieurs variations possibles. Mais il est probable que les gènes mis en évidence jusqu'à présent ne jouent, au mieux, qu'un rôle facilitant dans les formes communes d'obésité humaine[9]. Les obésités liées à une anomalie d'un seul gène sont généralement plus sévères, mais restent très exceptionnelles chez l'homme. Le déficit en leptine entre dans ce cadre et se manifeste par une obésité massive dès les premiers mois de la vie. Les anomalies les plus connues portent à l'heure actuelle sur des gènes impliqués dans le contrôle des apports alimentaires qui ne parviennent plus à s'ajuster au niveau des dépenses énergétiques. Au bout du compte, le grand nombre de gènes impliqués dans l'obésité rend particulièrement difficile la compréhension de la transmission de cette maladie. Mais surtout, les travaux des experts les plus sérieux ont permis d'établir la faible part de la génétique dans l'expression de l'obésité. L'effet génétique ne pourrait, selon eux, expliquer que 5 % des variations de l'IMC et seulement 20 à 25 % de la masse grasse. Et tous concluent à une obésité qui serait davantage le résultat d'une interaction entre des facteurs environnementaux et une génétique jugée facilitante plutôt que déterminante. La plupart semblent même conclure à une prédominance des facteurs environnementaux et comportementaux qui pourraient entraîner une obésité dès lors que les facteurs génétiques le permettraient.

---

9. Clément K., Basdevant A., Guy-Grand B., Froguel P., « Approche génétique de l'obésité », *Lettre scientifique*, Institut français pour la nutrition, 49, septembre 1997.

En regard du set-point, toute prise de poids n'est malheureusement pas égale. Il nous faut distinguer deux situations dont les conséquences sur l'avenir du poids et de la santé sont profondément différentes.

En premier lieu, nous devons considérer que le poids et le set-point d'une personne sont deux grandeurs distinctes dont les valeurs tendent généralement à se confondre, mais pas obligatoirement. Ainsi, une personne dont le set-point serait de 70 kg pourrait avoir un poids qui oscillerait autour de cette valeur, parfois se superposer à elle et parfois très sensiblement la dépasser. Toute variation de son poids n'exprimerait pas forcément une variation de son set-point.

Il faut ensuite distinguer un premier groupe de personnes dont le set-point est fixé à un niveau élevé : soit parce qu'il en a toujours été ainsi dès le début de leur vie du fait de leur programme génétique, soit parce que leur set-point s'est élevé au cours de leur existence. Peut-être avaient-ils un poids normal dans leur jeune âge, tout en présentant une prédisposition à grossir, pour peu que les circonstances de la vie le leur permettent. Le fait que le set-point soit génétiquement programmé ne signifie pas qu'il ne puisse plus changer au cours de la vie. Bien des maladies qui apparaissent en milieu ou en fin de vie ont un déterminisme génétique qui ne se manifestait pas jusqu'alors.

Il faut également distinguer un second groupe de personnes dont le poids s'élève, mais pas leur set-point. Leur poids dépasse leur set-point. Ceux-là sont programmés pour peser un certain poids qu'ils peuvent parfois dépasser dans certaines circonstances.

Ainsi lorsque des personnes grossissent, il nous faut apprendre à différencier celles dont le poids et le set-point ont augmenté de celles dont seul le poids a augmenté tout en conservant le même set-point. L'avenir de leur poids et de leur santé ne sera pas le même.

Des histoires de poids

Set-point élevé dès le début de la vie

Benjamin est issu d'une longue lignée d'obèse. Ses parents, ses grands-parents, plusieurs de ses oncles et tantes souffrent d'une forte obésité. Dès sa petite enfance son poids s'est écarté des courbes de corpulence moyenne. Cela a été signalé très tôt par son pédiatre et les médecins scolaires. Ce fut donc un gros bébé, un enfant dodu, un adolescent costaud puis un adulte obèse. Toute sa vie fut émaillée de régimes et autres tentatives amaigrissantes. À aucun moment, il ne se rappelle avoir mangé sans surveiller son alimentation. Ses pertes de poids, obtenues après d'assez longs efforts, étaient souvent minimes, parfois importantes, mais toujours suivies d'une reprise de tout le poids perdu dans des délais généralement très courts. Au bout du compte, son obésité n'a jamais disparu. Elle a même progressivement augmenté.

Le set-point s'élève tout au long de la vie

Marie-Rose pesait 3,5 kg quand elle est née. Elle est restée dans la moyenne pondérale jusqu'à la puberté. Il faut bien avouer qu'elle n'a guère apprécié ses premières formes de femmes, et surtout de ne plus pouvoir enfiler ses premiers pantalons moulants. Elle s'est mise au régime, *un peu comme tout le monde*. Et elle a plutôt bien maigri. L'ennui c'est qu'ensuite elle a plutôt bien regrossi, plus qu'elle n'avait maigri, et qu'il était encore plus difficile d'enfiler les pantalons moulants. Elle a donc commencé un nouveau régime, plus efficace que le précédent. Et elle a plutôt bien maigri... Le reste de sa vie est à l'avenant. Elle ne compte plus les régimes qu'elle a faits. Ni le poids qu'elle a pris. Elle est devenue obèse et contemple avec désespoir les photos de sa jeunesse. Où décidément, elle trouve aujourd'hui qu'elle n'était *pas si mal foutue que ça*.

Le poids augmente, mais pas le set-point.
Solenne n'a jamais connu de problème de poids. Elle a toujours mangé avec insouciance et n'a jamais souffert du moindre complexe physique. Elle a vécu une enfance plutôt heureuse mais dans une famille peut-être un peu trop stricte. Les sorties, les amusements, les copains n'étaient pas la préoccupation essentielle de ses parents. Son père, issu d'un milieu modeste, avait l'obsession de pousser sa fille le plus loin possible dans les études. Sa mère avait une conception assez simplifiée de l'équilibre alimentaire : pas de sucrerie, pas de plats en sauce à la maison. Quand, la première fois, Solenne a quitté le domicile familial pour un séjour linguistique en Australie, elle s'est « lâchée ». Et en a bien profité. À son retour ses parents n'ont pas été terriblement frappés par les progrès accomplis en anglais mais plutôt par les 8 kg qu'elle avait rapportés. Sans aucun régime, simplement en ne mangeant plus comme s'il fallait rattraper le temps perdu, elle est revenue à son poids initial.

COMMENT ON DEVIENT DÉFINITIVEMENT « GROS »

Les chercheurs ont longtemps pensé que le stock de cellules graisseuses était définitivement constitué dès la petite enfance. Nous savons aujourd'hui qu'il en va autrement et, grâce aux nouvelles connaissances sur la physiologie du tissu adipeux, nous pouvons expliquer les mécanismes aboutissant à l'augmentation du set-point.

Nos adipocytes assurent le stockage de nos réserves énergétiques. Lorsqu'une personne consomme plus d'énergie qu'elle n'en dépense (surconsommation), l'énergie excédentaire est automatiquement dirigée vers les cellules graisseuses, dont le volume augmente alors. On désigne ce processus cellulaire par le terme d'hypertrophie adipocytaire. Ce mécanisme est totalement réversible. La disparition des surconsommations permet aux adipocytes de revenir à leur taille initiale et à la personne de retrouver son poids précédent.

Toutefois si les comportements de surconsommation perdurent, les cellules finissent, après une certaine croissance, par atteindre une taille critique, qu'elles ne pourront plus dépasser. Privé de ce moyen de stockage, l'organisme devra inventer une nouvelle solution de stockage en multipliant le nombre de ses adipocytes. À l'inverse du précédent, ce processus qu'on appelle hyperplasie adipocytaire n'est pas réversible ! Ces nouvelles cellules s'installent définitivement dans le tissu adipeux. Le sujet ne possède plus le même nombre de cellules. Il n'a plus le même corps. Son set-point a augmenté ! Chez ces personnes, tout kilo pris est un kilo définitivement installé !

Leur système sera désormais conçu pour défendre obsessionnellement une nouvelle valeur de consigne.

En réalité, l'augmentation du poids résulte presque toujours de la participation des deux processus qui se mobilisent généralement en même temps et dans des proportions très variées. Ainsi, la prise de poids peut être totalement consécutive aux processus hypertrophiques ou totalement consécutive aux processus hyperplasiques. Toutefois, le plus souvent, les deux processus se combinent et mêlent dans les proportions inconnues une part de réversibilité et d'irréversibilité. Dans ces conditions, on comprend qu'il devient impossible et même malhonnête de promettre à une personne qui a grossi qu'elle pourra revenir à son poids initial ! Mais il est vrai que les promesses n'engagent que ceux qui les reçoivent.

Cette physiologie nous met donc en présence de deux anomalies radicalement différentes. Dans le cas d'une croissance hypertrophique du tissu adipeux, l'obstacle à la perte de poids est un dérèglement du comportement alimentaire qui conduit les individus à manger au-delà de leurs besoins. Les mécanismes qui permettent l'ajustement des apports alimentaires à

L'effet yo-yo

Il est naturellement possible, malgré la difficulté et à l'aide d'un régime amaigrissant, de faire passer son poids au-dessous de son set-point. On ressentira bien un peu la faim, mais avec quelques stratagèmes alimentaires et un bel enthousiasme, on pourra bien la supporter quelque temps. Mais quand les kilos reviendront, et parfois en plus grand nombre, comment savoir si la croissance du tissu adipeux s'est effectuée de façon hypertrophique ou hyperplasique ?

Les risques d'un effet rebond et d'une croissance sur le mode hyperplasique sont loin d'être négligeables. Ce qui ne manquerait pas d'aggraver toutes les raisons qui, à tort ou à raison, avaient motivé la perte de poids.

C'est bien souvent la répétition d'un trop grand nombre de régimes suivis d'un effet rebond « hyperplasique » qui aboutit à la constitution de surpoids ou d'obésités irréversibles. Ce phénomène porte le nom d'effet yo-yo. Il se traduit par une évolution ascendante du poids au cours de la vie malgré des efforts d'amaigrissement de plus en plus importants et infructueux.

la dépense énergétique sont pris en défaut. Même si la tâche est ardue, les chances de modifier cette situation existent.

Dans le cas d'une croissance hyperplasique du tissu adipeux, l'obstacle est un dérèglement un tissu adipeux qui conduit à une augmentation du poids d'équilibre évoluant quelques fois jusqu'à l'obésité morbide associée à son cortège de complications médicales et chirurgicales. On peut malheureusement être obèse et se trouver à son poids d'équilibre ! Et comme un malheur n'arrive jamais seul, il faut avouer qu'à l'heure actuelle la médecine ne dispose d'aucun moyen de faire baisser le set-point ou de maintenir durablement une personne au-dessous de son set-point.

L'obésité se présente donc comme la somme de deux dérèglements qui prend le mangeur en tenaille : un dérèglement du comportement qui le fait grossir et un dérèglement du tissu adipeux qui l'empêche de maigrir !

« Je ne me dépense pas assez » : l'activité physique fait-elle maigrir ?

Chez le mangeur régulé, l'activité physique ne permet pas de maigrir. Elle le conduit tout simplement à augmenter ses apports alimentaires afin qu'il puisse maintenir son poids.

Depuis plus de quinze ans, je m'occupe de sportifs de tout niveau. Des débutants qui se mettent au sport pour perdre du poids et retrouver leur condition physique. Des champions du monde qui pensent améliorer leur performance en modifiant leur alimentation ou en perdant un peu de masse grasse. J'ai moi-même étudié les effets de l'activité physique sur le poids en constituant des groupes de personnes en surpoids, totalement sédentaires à l'origine et que nous avons suffisamment entraînées pour les rendre capables de courir un marathon, après un an d'entraînement intensif. J'ai donc pu comparer mon expérience avec celles des auteurs publiant leurs résultats dans la presse médicale spécialisée.

Dans un système régulé, l'augmentation des dépenses énergétiques a peu de chance de s'avérer une bonne solution puisque, pour maintenir un équilibre énergétique, l'organisme réagira à moyen terme par une exacerbation des sensations alimentaires destinées à augmenter proportionnellement les apports alimentaires dans le but de compenser la dépense supplémentaire. Un mangeur régulé qui décide soudainement de se consacrer plusieurs fois par semaine à l'apprentissage du tennis augmentera sa dépense énergétique et sentira son appétit augmenter. Il mangera spontanément davantage pour compenser cette dépense supplémentaire et ne verra donc pas son poids diminuer. À moins que cet exercice physique soit suffisant pour développer sa masse musculaire qui elle-même entraînera peut-être une légère diminution de sa masse graisseuse. Ainsi la plupart des études se contentent de constater que le sport et l'activité physique, en dehors d'un changement d'alimentation, s'ils permettent quelques modifications morphologiques, ne produisent que très peu d'effet sur le poids. Si notre joueur de tennis néophyte décide par la suite d'abandonner le tennis pour se consacrer dorénavant à la belote, la diminution de ses dépenses énergétiques se soldera par une diminution de ses sensations de faim et une réduction de ses apports alimentaires. Ses muscles fondront et retrouveront rapidement leur aspect initial. Quand on passe en revue l'ensemble des travaux qui ont testé l'effet sur la perte de poids de l'activité physique non associée au régime, seuls les programmes les plus lourds ont entraîné un amaigrissement. Les programmes les plus modérés n'ont permis d'obtenir que des résultats modestes et inconstants. De plus, la même quantité de sport peut faire maigrir des sujets de poids normal alors qu'elle ne produit aucun résultat sur des sujets obèses. Si bien que pour perdre du poids en faisant du sport et sans faire de régime, il faut ou bien faire beaucoup de sport, ou avoir très peu de poids à perdre.

Beaucoup d'auteurs pensent démontrer l'intérêt de l'activité physique en citant l'exemple des sportifs de haut niveau qui grossissent quand ils arrêtent la compétition. C'est mal connaître le milieu sportif. La plupart de ces athlètes s'imposent des régimes depuis leur plus jeune âge. Ils surveillent souvent méticuleusement aussi bien leur poids que leur manière de manger qui sont également très contrôlés par leurs entraîneurs. D'un point de vue diététique, la fin des années de compétition est souvent vécue par ces jeunes sportifs comme une délivrance qui leur permettra de manger enfin selon leur fantaisie. Ces phénomènes prennent d'autant plus d'acuité dans les sports à catégorie de poids, la danse, la gymnastique, le jogging, mais on les voit maintenant envahir des sports jusqu'ici épargnés comme le football, le rugby, le tennis. Il faut ajouter à cette délivrance un changement de vie qui peut déstabiliser ces jeunes gens habitués à des journées entières consacrées à l'entraînement, des semaines rythmées par des compétitions et des saisons marquées par des déplacements nationaux ou internationaux. L'entrée dans une vie active moins trépidante, plus ordinaire, peut entraîner chez beaucoup d'entre eux des réactions dépressives qui influenceront d'autant plus le comportement alimentaire qu'il aura été fragilisé par des restrictions passées.

L'activité physique, considérée d'un point de vue strictement énergétique, présente finalement assez peu d'intérêt. En revanche, il est des aspects rarement envisagés qui mériteraient sans doute davantage d'attention. D'une part, l'activité physique constitue pour beaucoup un bon régulateur émotionnel. On évacue ses tensions dans l'effort physique plutôt que dans la nourriture. D'autre part, une activité physique basée sur le développement de la conscience des sensations corporelles peut améliorer la perception d'autres sensations et tout particulièrement celle des sensations alimentaires. Il s'agit là d'une voie de recherche encore très peu explorée et qui pourrait se révéler prometteuse. Des travaux sont encore nécessaires pour vérifier l'hypothèse selon laquelle un individu améliorant la perception de ses sensations corporelles développerait une acuité lui permettant d'augmenter la perception de ses sensations alimentaires.

La première hypothèse du modèle biopsychosensoriel est aujourd'hui validée par de nombreux travaux. Elle suppose donc que le mangeur régulé se maintient sans effort à un poids génétiquement déterminé et sans tenir compte de la nature de ses apports alimentaires ni de son niveau d'activité physique. Simplement en s'appuyant sur les sensations alimentaires produites par son organisme.

➤ *Deuxième hypothèse : la défaillance de cette régulation naturelle peut entraîner une prise de poids*

Si tant de personnes grossissent au cours de leur vie, c'est donc sans aucun doute qu'elles échappent à cette régulation. Elles démontrent, d'une part, que ce système est faillible et facilement influençable par de nombreux événements que nous allons examiner ensemble. Et, d'autre part, elles incitent à proposer une nouvelle définition clinique de l'obésité :

> La prise de poids résulte généralement d'un dérèglement des mécanismes de contrôle du comportement alimentaire qui conduit à manger plus que ce que l'organisme a dépensé. La difficulté à perdre du poids s'explique par l'existence d'une anomalie du tissu adipeux.

Pourquoi le modèle d'explication est-il psychologique ?

> Le centre de la faim est sous l'influence de l'émotion et de la pensée.

L'équilibre énergétique et nutritionnel dépend de nos sensations alimentaires. Ce contrôle peut facilement être perturbé par des agents dérégulateurs qui conduisent le mangeur à surconsommer par rapport à ses besoins physiologiques et dont l'origine est avant tout psychologique ou cognitive. Ces surconsommations provoquent un surpoids quelle que soit, je le répète, la nature des aliments absorbés.

La régulation énergétique s'opère essentiellement dans l'hypothalamus, et par conséquent à un niveau qui échappe totalement à notre conscience. L'hypothalamus, après avoir traité des milliers d'informations traduisant la sensibilité et les besoins de l'organisme, émet ensuite des sensations alimentaires qui guident le mangeur dans son comportement. Cependant ces sensations avant de se traduire par un comportement doivent encore être traitées par les structures supérieures du cerveau, le cortex, qui, en dernier ressort, effectuera les ultimes arbitrages. Lors d'une très belle expérience sur les souris, publiée dans la revue *Science*, le Dr DeFalco a réussi à visualiser les circuits nerveux qui parvenaient au centre de la faim. Il a ainsi pu démontrer que, en plus des informations provenant des cellules adipeuses, l'hypothalamus recevait également des messages provenant des centres supérieurs qui contrôlent les émotions et la pensée.

Pour mieux comprendre, on peut imaginer que l'hypothalamus ne constitue pas une instance décideuse mais tient seulement le rôle de conseiller : « Je te conseille de manger du pain. » Le cerveau supérieur, le cortex, devra ensuite traiter cette information en même temps que beaucoup d'autres qui lui parviennent par ailleurs : « Ce n'est pas l'heure de manger, le pain fait grossir, le chocolat te remontera mieux le moral, ce pain n'est pas biologique, j'ai oublié d'acheter le pain, je n'ai pas le temps de manger, il faut en garder pour demain, etc. », et prendre enfin une décision qui résultera de la hiérarchie de ses priorités. Les signaux qui parviennent à l'hypothalamus ne traduisent finalement qu'une sensibilité physiologique. Ce n'est qu'après avoir été traités par les structures supérieures qu'ils deviennent une sensation. Selon la formule de Michel Cabanac, l'un des pères des travaux sur la régulation, on peut définir une sensation comme l'irruption de la sensibilité dans la conscience.

Mais, en fin de compte, ce ne sont pas les signaux émis par l'organisme qui nous feront agir mais les signaux tels que nous les percevons. Ainsi la vraie faim correspond à un très léger fléchissement de la glycémie. Toutefois, il existe quantité de phénomènes que nous pouvons interpréter comme de la faim. Nous pouvons, par exemple, la confondre avec la fatigue, avec l'anxiété, la colère ou toute autre émotion. Toutes autres sensations ou émotions qui nous font manger, que nous confondons avec la faim et qui déclenchont une envie de manger. Dès lors, si les signaux que nous percevons ne correspondent plus aux signaux qui ont réellement été émis par l'organisme, l'adéquation entre la consommation alimentaire et la dépense énergétique ne peut plus s'effectuer et la stabilité pondérale n'est plus garantie. L'individu peut alors tout aussi bien grossir ou maigrir.

« J'ai perdu la boussole » : les troubles des sensations alimentaires

Ainsi se dessine sous nos yeux un nouveau modèle de l'obésité. La prise de poids ne serait alors plus liée à des apports trop riches en glucides ou en lipides, à la sédentarité, à la déstructuration des repas, à la télévision, à l'absence de petit déjeuner... Mais à des anomalies des systèmes de régulation et de contrôle du comportement alimentaire qui empêchent d'ajuster correctement ses apports alimentaires à ses dépenses énergétiques. Dans ce modèle, la prise de poids serait donc la conséquence d'un trouble de la régulation énergétique qui entraînerait une surconsommation calorique et donc un surpoids. Il convient, de ce point de vue, d'envisager différents types de troubles :

Les troubles des sensations alimentaires

On distingue trois types d'anomalies des sensations alimentaires :

1. Difficulté à prévoir les sensations alimentaires.
2. Difficulté à respecter les sensations alimentaires.
3. Mauvaises indications fournies par les sensations alimentaires.

1. La défaillance de la régulation énergétique peut être due à un déficit de perception des signaux alimentaires. Dans ce cas, la personne ne perçoit pas les signaux ou ne parvient pas à les interpréter. On constate ce phénomène chez des personnes qui ont déjà effectué de nombreux régimes, notamment les plus restrictifs comme les plus protéinés. Il correspond au deuxième stade de la restriction cognitive. Il implique des perturbations cognitives et émotionnelles. On le constate également chez les mangeurs émotionnels qui mangent pour apaiser leurs inconforts émotionnels et qui finissent par ne plus savoir reconnaître leur faim et leurs émotions. Mais certains auteurs ont également suggéré que l'on pouvait retrouver l'origine de ces troubles dans la relation mère-enfant et le développement affectif du nouveau-né ou du jeune enfant. Pour la psychanalyste Hilde Bruch, certaines mères ne savent pas reconnaître les besoins de leur enfant et répondent à toutes ses demandes de manière univoque. S'il a mal au ventre, veut jouer, se plaint de ses couches mouillées, a froid, réclame un câlin, à toutes ces demandes, la mère répondra en apportant de la nourriture. Devenu adulte, l'individu se révélera incapable de distinguer entre la faim, la colère, la tristesse, la fatigue. C'est « la confusion des affects » décrite par Hilde Bruch. Donald Winnicott incrimine, quant à lui, la « trop

bonne » mère, toujours empressée à satisfaire le désir de manger de son enfant. D'autres la décrivent absente, ne satisfaisant pas les besoins de son enfant ou gavante, le faisant taire en lui proposant systématiquement de la nourriture. Dans tous les cas, ces mères transforment, selon B. Waysfeld[10], la séquence comportementale : pulsion (faim) → manque → désir → objet (sein) → plaisir en une forme tronquée : pulsion → objet → plaisir. Le résultat aboutit à des personnes intolérantes à la frustration, incapables de différer une attente et cherchant à satisfaire leur désir sans délai.

2. La défaillance de la régulation énergétique peut également résulter d'une non-prise en compte des signaux alimentaires. La personne perçoit correctement les signaux, mais pour des raisons dont elle peut être consciente ou inconsciente, décide ou ne parvient pas à tenir compte de ce qu'elle ressent. Il ne fait pas de doute que les processus cognitifs peuvent affecter la régulation quantitative ou qualitative des apports alimentaires. Les parents autoritaires possédant des idées très arrêtées sur la manière de manger (il faut finir ton assiette, il faut manger des légumes tous les jours, la cervelle te rendra intelligent...) auront plus facilement des enfants mauvais régulateurs[11]. Certaines personnes fidèles à des principes philosophiques ou religieux adoptent parfois des pratiques qui influenceront leur comportement alimentaire, le plus souvent sans grande conséquence pour leur poids. Les musulmans ne mangent pas de porc, mais parviennent à s'en passer sans aucun préjudice pour leur santé. Les végétariens ne mangent pas de viande, mais peuvent trouver des protéines de substitution

---

10. Waysfeld B., « Abord psychologique de l'obèse », *La Presse médicale*, 29, 2000.
11. Herman C. P., Polivy J., « Restained eating », art. cité, p. 208-225.

dans d'autres groupes d'aliments. Les végétaliens, en revanche, qui refusent de consommer tout produit d'origine animale ne parviendront pas à combler les carences en protéines, fer ou calcium que leur occasionne ce type de régime. Les signaux qu'ils pourront recevoir leur indiquant un besoin de protéines seront délibérément ignorés et jugés secondaires par rapport à d'autres considérations d'ordre philosophique. Cependant, les croyances alimentaires les plus répandues concernent la bonne manière de manger pour maigrir ou équilibrer son alimentation. Elles caractérisent l'état de restriction cognitive qui, de loin, représentera l'agent dérégulateur le plus déstabilisant. On peut sans aucun doute lui accorder une place particulière dans la mesure où elle représente un agent dérégulateur d'une puissance redoutable et où le nombre de personnes qu'elle concerne atteint une ampleur inégalée. On pense que le phénomène concerne 70 % des populations des pays occidentaux. Il est si présent qu'il devient difficile d'en avoir clairement conscience.

Les difficultés psychologiques peuvent aussi aboutir à une prédominance des émotions sur les sensations alimentaires devenant plus difficiles à respecter. Schématiquement, ces difficultés peuvent conduire le mangeur à surinvestir un corps gros ou à surinvestir la nourriture. En effet, le corps gros peut parfois être considéré comme faisant partie du système de défense de l'individu. Ce dernier en retire des bénéfices inconscients dont il ne parvient pas à se séparer. Et cela malgré les désagréments occasionnés par un corps qu'il refuse par ailleurs. Le corps gros apporte une réponse à un problème qui ne trouve pas sa solution autrement. Voici quelques situations qui illustrent ces difficultés.

Élisabeth est une jeune femme obèse, mariée depuis cinq ans. Elle souhaite maigrir, dit-elle, afin de préparer une future grossesse. En réalité, la situation est loin d'être aussi simple qu'elle la présente. Élisabeth se trouve trop immature pour assumer la responsabilité d'un enfant et n'envisage pas d'en avoir pour l'instant ni peut-être jamais. À l'inverse, Marc, son mari est très amoureux de sa femme, mais ne conçoit pas l'avenir de leur couple sans enfant. Après de nombreuses discussions, il place sa femme devant un choix. Soit elle accepte d'avoir des enfants soit ils se séparent. Élisabeth se résigne à envisager une grossesse tout en prévenant Marc qu'elle ne pourra être enceinte qu'après avoir maigri. Elle décide donc de se mettre au régime sous les regards encourageants de Marc, sans pour autant obtenir aucun résultat. Elle multiplie les tentatives d'amaigrissement, mais reprend systématiquement le poids qu'elle a perdu. Élisabeth s'est transformée en Pénélope qui défait consciencieusement le soir le travail de sa journée afin de ne pas donner sa réponse à ses soupirants. Tant qu'elle sera grosse, Élisabeth aura une bonne raison de ne pas être enceinte. Inconsciemment, elle met en échec ses tentatives de perte de poids. Elle mange au-delà de sa faim et force ses sensations alimentaires pour ne pas se trouver acculée à prendre la décision qu'elle redoute tant.

Véronique est une très jolie jeune femme de 32 ans, d'une intelligence très fine, qui présente un certain embonpoint. Elle manque beaucoup d'assurance et tout particulièrement dans ses relations avec les hommes. Elle a peu confiance en elle, dispose d'une faible estime de soi et souffre d'anxiété sociale qui prédomine dans les relations d'intimité. Elle évite autant qu'elle le peut ce type de situation. Elle refuse systématiquement les invitations personnelles et rougit dès qu'on lui adresse la parole. Elle n'imagine pas que les hommes puissent lui trouver le moindre attrait. Ce lourd handicap ne l'a cependant pas empêchée de mener une brillante carrière. Ces tentatives d'amaigrissement se sont jusqu'ici toujours soldées par des échecs et l'entraînent dans de terribles compulsions qui ne font que lui confirmer la piètre idée qu'elle se fait d'elle-même. Véronique est très lucide et comprend que ses pertes de poids la mettent en danger et la plongent chaque fois dans des abîmes d'angoisse. À chaque perte de poids, Véronique devenait une autre personne plus sûre d'elle-même, plus séduisante et plus attirante. Les hommes ne manquaient pas de le remarquer et de la courtiser, la confrontant ainsi aux situations qu'elle redoutait le plus. Son angoisse ne faisait alors que redoubler l'entraînant dans des compulsions de plus en plus irrépressibles. Seul un travail sur l'estime de soi et l'affirmation de soi lui permettra de faire face à ses difficultés relationnelles et d'assumer son nouveau corps.

Jean-Pierre cherche obstinément et sans aucun succès à perdre du poids depuis quinze ans. Comme beaucoup d'hommes, chaque fois qu'il veut maigrir, il adopte des mesures radicales et s'impose des restrictions qui lui permettront de perdre du poids rapidement. Immanquablement, après quelques jours de régime, il se sent devenir anxieux et irritable. Il persévère néanmoins dans ses efforts, mais finit toujours par remanger quand l'oppression devient trop forte. Il en éprouve un immense soulagement. Jean-Pierre a été élevé par sa grand-mère qui était atteinte d'une grave maladie chronique. Elle devait surveiller son poids et éviter tout amaigrissement qui l'aurait fragilisée. La famille avait pris l'habitude de scruter avec attention l'appétit de la grand-mère et en avait fait le baromètre de son état de santé. Dans l'esprit du jeune enfant, tout fléchissement de son appétit était interprété comme un signe de danger. Cette association automatique s'activait chaque fois que Jean-Pierre se mettait au régime et réduisait ses quantités de nourriture.

Enfin, le phénomène de loin le plus répandu, beaucoup de personnes rapportent des consommations incontrôlées d'aliments en rapport avec des moments de tension dans l'espoir d'y trouver un réconfort. D'après les neuropsychologues, ces comportements constituent une réponse normale d'adaptation au stress et n'entraînent pas obligatoirement une prise de poids. Ils expriment une difficulté à tolérer les émotions douloureuses et sont bien plus majorés par les comportements de restriction que par une quelconque prédisposition psychologique particulière de ces personnes. Ce que ce phénomène met surtout en évidence est l'incapacité de ces personnes à se réconforter en mangeant, comme si les aliments étaient investis d'un pouvoir qu'ils avaient perdu. Il traduit l'existence d'un « trouble du réconfort » bien plus qu'une inclination à résoudre ses difficultés de vie par des prises alimentaires. Nous reviendrons plus longuement sur les relations entre les émotions et les prises alimentaires.

Face à une personne en surpoids, il importe de savoir ce qui fait symptôme : le corps ou le comportement alimentaire. À quoi la personne, consciemment ou inconsciemment, est-elle attachée : son corps ou sa façon de manger ? Le plus souvent, nous sommes confrontés à des personnes qui utilisent la nourriture comme un système de défense émotionnelle tout en déplorant les conséquences que cela entraîne sur leur poids. Elles sont tiraillées entre le besoin de manger pour se calmer et le refus de prendre du poids.

3. Enfin, il peut arriver que la personne perçoive et respecte correctement les signaux transmis par son organisme, mais que ces signaux l'incitent à manger davantage. Dans ce cas, le mangeur se fie à ses sensations de faim qui augmentent et lui donnent de fausses indications sur l'état des besoins. Un peu comme un navigateur qui se fierait aux indications d'une boussole qui n'indiquerait plus le nord.

   Chaque niveau du réseau de contrôle des prises alimentaires peut présenter une anomalie. Cette dernière peut être anatomique, comme à la suite d'un traumatisme cérébral ou d'une tumeur qui affecte les centres de la faim ou de la satiété. Elle peut être biologique et porter sur un déficit quantitatif ou qualitatif des neuromodulateurs, des hormones ou des récepteurs permettant à ces molécules d'exercer leur action.

Plusieurs substances semblent avoir cette capacité à agir sur le système de régulation : le tabac, les anti-inflammatoires, les antidépresseurs ou les traitements de la stérilité. Ces anomalies se manifesteront par des sensations de faim ou de rassasiement défectueuses qui inciteront l'individu à consommer au-delà de ses besoins. Ces surconsommations peuvent avoir pour conséquences d'augmenter le poids d'équilibre de l'individu. On évoque aussi aujourd'hui l'impact du stress ou des perturbations de la flore intestinale qui agirait en modifiant notre capacité à assimiler les aliments consommés.

➤ *Troisième hypothèse : il est possible de retrouver son poids d'équilibre et une bonne régulation*

La restauration d'une bonne régulation énergétique permet de revenir au set-point.

Tout surpoids n'est pas irréversible

Dès lors que s'introduit une anomalie dans l'équation énergétique, l'individu, soumis à une surconsommation alimentaire, s'expose à prendre du poids. Le processus n'est pourtant pas inéluctable dans la mesure où il existe des mécanismes d'adaptation qui permettent à l'organisme de faire face pendant un certain temps à une augmentation même importante des apports caloriques. Il existe, en Afrique, des tribus qui chaque année organisent des concours de lutte. Pour y participer, elles choisissent un champion habile dans ce sport et présentant un poids suffisant pour s'assurer une bonne stabilité au combat. Durant deux mois, le village se consacre à l'entraînement et à l'engraissement de son champion. Puis, après le jour du concours, le combattant retourne à ses activités habituelles et reperd immanquablement le poids qu'il avait pris. N'est pas gros qui veut.

Même si chacun possède un poids d'équilibre, il reste toujours une possibilité de plus ou moins s'en écarter. Ainsi, chez le mangeur régulé, quand le poids se déplace au-dessus ou au-dessous de son set-point, l'organisme agirait en mettant en action des mécanismes de défense destinés à ramener le poids à sa valeur d'équilibre et en transmettant des signaux qui modifieraient les prises alimentaires. Un peu comme un élastique sur lequel on tirerait et qui reprendrait dès qu'il le pourrait sa position de repos. Dans le cas où le mangeur maigrit et passe au-dessous de son set-point, la faim augmentera pour inciter le mangeur à augmenter ses apports énergétiques et reprendre du poids. Si, au contraire, le mangeur grossit et passe au-dessus de son set-point, la faim, dans ce cas, diminuera incitant par là même le mangeur à réduire ses apports énergétiques afin de reperdre du poids. Plusieurs auteurs ont défendu cette théorie du pondérostat chez l'animal et maintenant chez l'humain et ont pu montrer des variations des phénomènes de rassasiement en fonction du poids du sujet. Chez des sujets régulés, les mécanismes du rassasiement disparaissent quand le poids est volontairement abaissé au-dessous de son niveau normal de régulation, la surcharge pondérale ayant des effets inverses[12].

L'objectif du modèle biopsychosensoriel est de faire de vous un mangeur régulé. Ce qui est à la fois simple et très ambitieux. Fermez les yeux et imaginez que vous mangiez à votre faim (la vraie), les aliments dont vous avez envie jusqu'à en être rassasié, sans vous préoccuper de ce que vous avez mangé avant ni de ce que vous mangerez après et que vous reveniez ainsi tranquillement à votre poids d'équilibre. Gardez les yeux fermés et profitez de l'image, car il y a encore un peu de travail avant d'en arriver là. Pour y parvenir, nous devrons identifier

---

12. Fantino M., « Nutriments et alliesthésie alimentaire », *Cah. nut. diét.*, 30 (1), 1995.

et faire disparaître tous les agents dérégulateurs qui vous ont fait perdre le contact avec vos sensations alimentaires.

La restriction cognitive est la première difficulté, présente chez tous ceux qui se préoccupent de leur poids. Mais certains d'entre vous devront peut-être poursuivre cette étape par un travail sur les émotions qui les empêchent de tenir compte des sensations qu'ils perçoivent. En particulier, nous aborderons la difficile question de l'acceptation de soi ainsi que la peur de grossir qui constitue sans nul doute un stresseur redoutable à l'origine de bien des pertes de contrôle.

Tout surpoids n'est pas toujours réversible

Cependant, certaines réserves doivent être formulées sur le niveau du poids d'équilibre, qui semble pouvoir se modifier en fonction de plusieurs événements. Il peut, comme je l'ai déjà évoqué, augmenter en fonction de l'âge et sera donc différent à 20, 40 ou 60 ans. La disposition génétique à multiplier ses cellules graisseuses joue un rôle essentiel dans les variations du set-point. Ce phénomène est largement favorisé par la pratique répétée des régimes amaigrissants et des fluctuations pondérales. Ce phénomène a été décrit sous l'appellation du syndrome yo-yo et rend de plus en plus difficile la possibilité d'un retour en arrière.

Un point particulier, et non le moindre, doit encore être souligné. Le poids d'équilibre sera sans rapport avec le poids médicalement préconisé, celui que souhaiterait atteindre la personne, ou encore moins le poids socialement suggéré par les photographies de mode. Il s'agit d'un poids physiologique, génétiquement déterminé, difficile à connaître d'avance, qui répond à des critères biologiques personnels et qu'il faudra accepter même s'il se trouve être en décalage avec des considérations d'un autre ordre. Il correspond au poids que l'on peut atteindre en respectant ses sensations de faim : le seul poids qu'on puisse maintenir dans la durée ! Un poids inférieur imposerait de manger moins que sa faim en instaurant un état de famine volontaire. Ce dont peu de personnes sont capables sur une très longue période.

En définitive, tous les nutritionnistes s'accordent à admettre qu'il n'existe pas d'autres moyens de maigrir que de manger moins. Certains ont cherché à obtenir cette réduction en s'acharnant à vouloir supprimer les sucres puis aujourd'hui les graisses.

Je vous propose de maigrir en corrigeant les dérèglements de votre comportement alimentaire qui vous font manger sans faim. Sans incriminer un aliment plutôt qu'un autre.

CHAPITRE IV

Retrouver mes sensations alimentaires

Voilà dix jours que vous observez votre manière de manger, vous avez réalisé une photographie de votre paysage alimentaire. Le carnet alimentaire a tenu le rôle d'un miroir et vous a peut-être fait découvrir des recoins inattendus de votre manière de manger. Peut-être vous exagériez-vous certaines situations ou, au contraire, en avez-vous sous-estimé d'autres. Quoi qu'il en soit, il s'agit maintenant de l'examiner de très près et d'amorcer les débuts du changement.

Faites le bilan de cette première période

Avant de poursuivre, voyons ensemble comment s'est déroulée cette première période et examinons les difficultés que vous avez peut-être rencontrées. Les questions qui suivent concernent aussi bien les repas que les consommations que vous pourriez prendre entre les principaux repas.

1. Êtes-vous parvenu à manger sans rien faire d'autre ?
Jamais ? Parfois ? Souvent ? Toujours ?
Sinon que faisiez-vous ?
En cas de difficulté, qu'avez-vous ressenti ?

2. Êtes-vous parvenu à manger plus lentement ?
Jamais ? Parfois ? Souvent ? Toujours ?
Seulement au début du repas ? Tout au long du repas ?

3. Avant de commencer à manger, avez-vous constaté qu'il vous arrivait de ne pas avoir faim ?
Rarement ? Parfois ? Souvent ? Très souvent ?

4. La faim et l'envie de manger sont-elles pour vous des sensations très distinctes ?
Oui ? Non ?

5. Après manger, avez-vous constaté qu'il vous arrivait d'avoir trop mangé ?
Rarement ? Parfois ? Souvent ? Très souvent ?
Quand vous le constatez, est-ce au cours du repas ou après ?

6. Au cours de cette période, avez-vous éprouvé des envies de manger auxquelles vous n'avez pas voulu céder ?
Rarement ? Parfois ? Souvent ? Très souvent ?
Lesquelles ?

7. À partir des notes que vous avez prises, mais aussi de vos souvenirs sur les périodes antérieures, avez-vous repéré des situations au cours desquelles vous aviez trop mangé ?
Lesquelles ? Établissez une liste de vos situations-problèmes.

Trop manger se résume simplement à deux situations :
- Commencer à manger sans faim.
- Continuer à manger au-delà de sa faim.

Voici quelques situations-problèmes fréquemment observées qui peuvent vous inciter à manger sans faim ou au-delà de votre faim.

➤ *Les situations dans lesquelles vous pouvez trop manger*

Elles sont très nombreuses, toutefois les plus fréquentes ont trait à la restriction cognitive ou à la présence d'émotions et de facteurs psychologiques. Voici une liste qui n'est pas exhaustive, mais qui peut vous donner quelques pistes.

La restriction cognitive vous fait manger

1. L'exposition aux aliments : tant que les aliments ne sont pas sous vos yeux, vous n'y pensez pas. Vous ne pouvez vous empêcher de les manger s'ils passent à votre portée. Le seul fait de savoir qu'ils sont là peut parfois vous mettre en transe.
2. La transgression des interdits alimentaires : vous vous empêchez de manger certains aliments dont vous pensez qu'ils vous feront grossir. Mais, dès que vous commencez à en manger, vous ne pouvez plus vous arrêter. Vous avez tendance à fonctionner en « tout ou rien ».
3. Pour respecter des règles alimentaires : vous vous forcez à manger le matin pour prendre un petit déjeuner, pour ne pas sauter un repas, pour finir le repas par un laitage…
4. Peur d'avoir faim : vous ne mangez pas parce que vous avez faim, mais par crainte d'avoir faim plus tard ou de craquer sur des aliments « interdits ».

5. Peur de manquer : vous ne pouvez vous empêcher de finir vos assiettes, alors même que vous n'avez plus faim. Vous vous comportez comme si on allait vous retirer votre assiette ou si vous n'alliez plus manger demain.
6. L'insatisfaction à la fin du repas : vous vous levez souvent de table en n'ayant plus faim, mais avec la sensation d'un manque. Généralement une envie de sucré que vous tentez de réprimer, mais que vous pouvez parfois satisfaire.

Les émotions vous font manger

Il est bien difficile de cerner toutes les situations qui produisent les émotions qui feront trop manger. Leur mode d'action sera différent, mais il peut tout aussi bien s'agir d'émotions négatives que d'émotions positives. Ainsi, certains mangent pour se récompenser d'un effort ou d'une réussite. D'autres pour se détendre et se relâcher après une rude journée. D'autres encore, lors d'un repas festif, décident d'oublier tous leurs tracas et particulièrement leurs difficultés avec la nourriture. Il faut pourtant reconnaître que ce sont plus souvent les émotions négatives qui exposent à des surconsommations incontrôlées. Gérard Apfeldorfer a proposé un certain nombre de situations qui, sous l'effet des émotions, pouvaient occasionner des pertes de contrôle[1].

1. Manger pour se concentrer lors d'un travail intellectuel.
2. Manger sous l'effet d'une contrariété.
3. Manger sous l'effet d'une émotion forte telles la joie ou la tristesse.
4. Manger pour refouler une colère.
5. Manger sous l'effet d'un sentiment d'anxiété, de fébrilité, de malaise général.

---

1. Apfeldorfer G., *Maigrir, c'est dans la tête*, Paris, Odile Jacob, 1998.

6. Manger sous l'effet d'un sentiment d'ennui, de vide, de lassitude.
7. Manger pour se révolter contre les contraintes.
8. Manger sous l'effet d'un sentiment d'insatisfaction contre soi-même.
9. Manger pour se punir.
10. Manger pour ne pas faire de peine, ne pas vexer, accompagner.
11. Manger pour s'opposer à un tiers qui surveille votre manière de manger.

Si les situations sont très nombreuses, elles présentent néanmoins un point commun : l'intolérance émotionnelle. Le mangeur se protège de son émotion négative et recherche dans la nourriture une compensation censée lui procurer réconfort et émotions positives. Tout en prenant conscience de son incapacité à les obtenir. Nous verrons plus loin comment y remédier.

Vous ne savez pas si vous avez faim

Vous pouvez confondre vos sensations alimentaires avec d'autres sensations physiques comme le froid, le sommeil ou la fatigue. Vous pouvez même confondre certaines émotions avec la faim. Cette petite boule dans l'estomac ou ce nœud dans la gorge quand vous êtes anxieux ne ressemblerait-il pas à cette sensation de creux qui vous fait manger ?

Vous ne savez pas laisser la nourriture dans votre assiette

Il ne s'agit pas toujours d'une manifestation de la restriction cognitive, mais parfois d'un simple principe éducatif : « On ne doit pas gaspiller la nourriture. Il y a des malheureux qui n'ont pas à manger… »

Voici les premières observations de Judith lors d'une journée qui « s'est mal passée » et les situations difficiles qu'elle a relevées (voir tableau page suivante).

Mes situations-problèmes :
1. Anticipation de la faim.
2. Règles alimentaires.
3. Difficultés à laisser.
4. Insatisfaction.
5. Exposition aux aliments.
6. Émotions : ennui, anxiété.
7. Anticipation du manque.

➤ *Quelques remarques sur ce premier exercice*

Voici également quelques observations souvent rapportées sur ce premier exercice et quelques éléments de réponses possibles.

• *Je suis incapable de manger sans rien faire*

Il est possible que le repas soit un moment trop difficile pour vous. Vous cherchez peut-être à vous distraire pour vous aider à le supporter. Quand elles mangent certaines personnes éprouvent de telles émotions négatives, anxiété, honte, culpabilité, qu'elles ne peuvent s'observer dans cette situation. Le repas est trop problématique. Le plus simple, pour elles, est de l'« oublier » en s'occupant. Pour d'autres, il peut les renvoyer à une solitude affective, à des souvenirs pénibles ou à d'autres contextes psychologiques difficiles.

• *Je suis incapable de manger plus lentement*

Vous trouverez plus loin des exercices qui vous aideront à manger plus lentement.

Heure – Lieu – Avec qui ? En faisant quoi ?	Quoi et combien ?	Commentaires
8 h 30 – petit déjeuner.	Thé au lait – 3 ou 4 galettes maison.	Pas vraiment faim (1) (2). La dernière galette est objectivement de trop. Mais je la mange par gourmandise (3).
12 h 30 – seule – cantine.	1 tranche de rouelle de gigot – 100 g de pommes boulangère – 100 g de carottes vapeur – 1 pain individuel (50 g).	Un peu faim. Envie de manger quelque chose de bon. J'ai terminé mon plat mais je n'avais plus faim (3). J'ai envie d'un dessert, je ne le prends pas (4).
13 heures – avec des collègues après la cantine.	2 chocolats.	Ma collègue me propose des chocolats. Je ne résiste pas (5).
14 heures		J'en ai envie.
16 heures	1 café sucré – 1 Bounty (60 g).	Envie de chocolat. Petit stress au boulot. Peut-être une nouvelle surcharge de travail à envisager (6).
18 h 15 – seule en attendant le RER.	1 pain au chocolat.	Je comble un moment d'ennui en attendant le train (6).
18 h 30 – seule – maison.	1/2 baguette et 1/3 de pot de Nutella.	Je décide de me faire un « dernier » petit plaisir avant les restrictions en vue de la soirée de vendredi (7).

Heure – Lieu – Avec qui ? En faisant quoi ?	Quoi et combien ?	Commentaires
20 h 15 – dîner avec Bernard.	150 g de riz – 1 tranche de jambon.	Je n'ai plus faim du tout. Je suis vraiment écœurée. J'avais prévu deux tranches de jambon. Mais je n'en peux plus. Je me sens tellement lourde que je me couche et m'endors aussitôt.

• *Je n'ai jamais faim avant de manger*

Vous êtes toujours dans le *trop*. Le repas précédent est trop proche ou trop copieux pour laisser à la faim le temps de réapparaître. C'est plutôt un signe favorable pour votre futur amaigrissement. Vous êtes sans doute au-dessus de votre set-point et votre organisme cherche à se défaire de ses réserves excédentaires.

• *J'ai toujours faim avant de manger*

C'est assez douteux, aucun mangeur ne pourrait affirmer cela. Il est fort possible, dans ce cas, que vous ne distinguiez pas très nettement la faim de l'envie de manger.

Attention, certaines personnes en état de restriction calorique réelle peuvent atteindre un niveau de privation qui les conduit à maintenir un poids situé au-dessous de leur set-point. L'état de carence énergétique dans lequel elles se trouvent les oblige à lutter constamment contre leur faim. Ces personnes affirmeront, sans se tromper, qu'elles ont systématiquement faim avant de manger. Leur organisme réclame un apport calorique plus important afin de revenir à son poids d'équilibre.

• *Je ne distingue pas la faim de l'envie de manger*

La faim est une sensation au cours de laquelle les manifestations physiques prédominent. Elles sont caractéristiques de chaque personne. Mais différentes d'une personne à l'autre : creux à l'estomac, ventre qui gargouille, nervosité, difficultés de concentration, tête qui tourne... L'envie de manger n'est pas accompagnée de tous ces signes. Néanmoins, quand l'envie est contrariée, elle peut engendrer de l'anxiété, qui, elle, produit des signes très proches de la faim. Il est pourtant essentiel de savoir reconnaître la faim, c'est le signal qui doit généralement initier la prise alimentaire. Si vous n'êtes pas certains de ce que vous ressentez, il vous suffira de sauter un ou deux repas et d'attendre que les premiers signes se manifestent. Vous ne les oublierez plus.

• *Après le repas, je n'ai jamais l'impression d'avoir trop mangé*

Nous pouvons envisager deux situations. Dans la première, vous avez parfaitement raison, mais vous êtes dans une situation de privation et vous vous arrêtez de manger avant d'être totalement rassasié. Dans la seconde, il est bien possible que vous ne perceviez pas du tout la satiété. Dans ce cas, la suite des exercices vous aidera à le retrouver.

• *Je ne suis jamais rassasié avant d'avoir fini mon assiette*

Vous finissez votre assiette sans jamais éprouver l'impression d'avoir trop mangé. Vous n'avez donc aucune raison de laisser de la nourriture. Là encore, cela semble assez douteux. Il n'existe, en effet, aucune raison pour que votre satiété coïncide systématiquement avec la fin de votre assiette, surtout quand vous n'en avez pas vous-même déterminé les portions. Votre faim devrait parfois vous conduire à manger en deçà ou au-delà des portions servies. Il est donc plus probable que vous ne perceviez pas la satiété.

• *Après le repas, j'ai l'impression d'avoir trop mangé*

1. *Je le ressens pendant que je mange.* Bien que vous sachiez que vous mangez trop, vous ne pouvez vous empêcher de continuer. C'est une des caractéristiques de la restriction cognitive. Vos sensations ne jouent plus leur rôle, vous ne pouvez pas en tenir compte.
2. *Je le ressens après avoir mangé.* Vous réalisez trop tard que vous avez trop mangé, quand c'est donc devenu inutile. Vos sensations ne jouent plus leur rôle et ne vous servent plus à vous arrêter à temps.
3. *Je ne le ressens pas, mais je le pense.* Vous vous dites que vous avez *dû* trop manger, mais vous ne le ressentez pas. C'est une position mentale, caractéristique de la restriction cognitive. Vous établissez des quantités que vous ne devez pas dépasser ou vous vous imposez de ne manger que certains aliments. Vous pensez donc avoir trop mangé quand vous transgressez vos règles.

• *J'ai faim mais je n'ai pas envie de manger*

La disparition du désir de manger est souvent interprétée comme un symptôme dépressif. Mais il peut aussi apparaître comme un symptôme de la restriction cognitive. Vous éprouvez la faim mais les aliments qui vous tenteraient vraiment vous sont interdits car vous pensez qu'ils vous feront grossir. En revanche, ceux que vous vous obligez à manger ne vous font aucunement envie.

• *Une situation inquiétante : je n'ai jamais l'impression de manger sans faim*

Vous avez toujours faim quand vous commencez à manger et vous n'avez jamais l'impression d'avoir trop mangé quand vous terminez vos repas. En somme, vous êtes convaincu de manger juste à votre faim. La situation est plutôt embarrassante et peut-être porteuse d'une mauvaise nouvelle. Plusieurs possibilités sont alors envisageables selon l'évolution de votre poids :

1. *Vous perdez du poids.* Vous avez donc sans doute raison. Votre alimentation n'excède pas vos besoins et vous ne mangez qu'occasionnellement trop.
2. *Vous prenez du poids.* Votre alimentation excède donc vos besoins. Il est certain que vous mangez trop. Mais vous n'en avez pas conscience. Vos sensations sont très imprécises, vous ne pouvez pas vous y fier.
3. *Votre poids est stable.* Soit votre alimentation excède encore vos besoins et, peut-être, ne le réalisez-vous pas. Dans ce cas, sans être très excessive votre alimentation reste suffisante pour entretenir un surpoids. Soit, voilà la mauvaise nouvelle, votre alimentation correspond à vos besoins et le poids que vous avez actuellement correspond à celui que vous devrez conserver. Il vous sera possible de trancher en poursuivant votre lecture et en pratiquant les exercices sensoriels.

Je mange quand j'ai faim, je m'arrête quand je n'ai plus faim

Si une ou plusieurs de ces situations vous sont familières, vous pouvez alors conclure que vos sensations alimentaires ne sont guère précises ou bien ne vous empêchent pas de manger quand vous n'avez pas ou plus faim. Par conséquent, elles ne jouent plus leur rôle et ne vous guident plus dans la détermination de vos consommations alimentaires. Nous devrons donc leur redonner la place centrale qu'elles doivent normalement occuper au centre de votre comportement alimentaire. Celle qui vous permettra de manger en fonction de votre faim.

Pour cela, nous allons recourir à une analyse plus détaillée de vos sensations alimentaires que vous effectuerez chaque fois que vous mangerez. Cet exercice comprend deux parties. La première vous permettra de fixer votre attention sur les situations alimentaires. N'oubliez pas que ce sont celles que vous étudiez. Et la seconde consistera en un questionnement sur vos sensations alimentaires et constitue le cœur de cet exercice. Examinons ensemble ces deux parties.

Manger selon sa faim
Exercice sur les sensations alimentaires

Manger attentivement

- Manger sans autre activité.
- Se détendre *avant* et *pendant* le repas.
- Utiliser des petits couverts à la maison.
- Poser les couverts toutes les 3 bouchées.
- Finir le dernier.

Questionnement sensoriel

- Ai-je *faim* et/ou *envie* de manger ?
- Est-ce que ça me plaît ? *Goût.*
- Est-ce que ça me procure encore du plaisir ?
- Ai-je encore faim ? *Satiété.*

Trois situations sont possibles.

- – Absence de sensations.
- – Difficulté à reconnaître les sensations.
- – Difficulté à tenir compte des sensations.

Procédure de changement

Trois étapes :

- – Observer les sensations (questionnement sensoriel).
- – Essayer d'en tenir compte.
- – Si vous n'y parvenez pas, précisez dans quelles circonstances.

➤ *Je mange attentivement*

Je mange sans autre activité

Nous maintenons l'idée de manger sans autre activité afin de mieux nous concentrer sur les situations que nous étudions. Cela reste une idée importante comme le confirme l'expérience suivante. Un premier groupe d'enfants prend son repas avec un animateur qui cherche à les distraire en leur parlant de toutes sortes de sujets captivants et en les amusant en leur racontant des histoires. L'animateur est chargé de détourner l'attention des enfants de ce qu'ils mangent. Dans le second groupe, l'animateur adopte l'attitude opposée et ramène constamment l'attention des enfants sur leur repas. Il les interroge sur leurs goûts, leur demande de reconnaître les différentes saveurs des plats et les aide à préciser ce qu'ils ressentent. À aucun moment, il ne les incite à manger moins. C'est naturellement le premier groupe qui mange le plus.

Je me détends avant et pendant le repas

Si vous connaissez des techniques simples de relaxation, n'hésitez pas à les utiliser. Vous pouvez, par exemple, vous servir de la respiration abdominale. Installez-vous à table, comme habituellement, prenez quelques grandes respirations abdominales et pensez à reprendre votre respiration de temps à autre au cours du repas. Vous éviterez ainsi de faire tout votre repas en apnée. Ces techniques respiratoires sont couramment utilisées dans la préparation à l'accouchement, en chant, en art dramatique ou par les sportifs avant un entraînement ou une compétition. On les enseigne également souvent aux patients anxieux afin de leur apprendre à maîtriser les manifestations physiques de l'anxiété. Bien des anxieux se servent d'ailleurs de la nourriture pour apaiser leur anxiété. Cet exercice pourra parfois leur être d'un certain secours. Mais il arrive aussi que ce soit le repas qui devienne un facteur de stress. Pour certains les repas sont des situations si difficiles qu'ils finissent par susciter un profond malaise.

Bernadette redoute systématiquement tous les repas qu'elle doit préparer. Pour elle, il s'agit d'un casse-tête quotidien. Le repas sera-t-il équilibré comme il faut. A-t-elle bien choisi les aliments qui sauront la faire maigrir ? Saura-t-elle en consommer la bonne quantité ? Ne risque-t-elle pas de craquer sur un dessert ? Pourra-t-elle renoncer à la vinaigrette dans la salade ? Et puis cette nourriture… C'est tellement fade. Tellement sans intérêt. D'ailleurs, comment prendre de l'intérêt à manger ce qu'on n'aime pas quand on pense si fort à ce qu'on ne mange pas et qu'on aime tellement.

J'utilise des petits couverts à la maison

Quand vous mangez à la maison, utilisez des petits couverts : assiettes à dessert, fourchettes et couteaux à dessert, et même, si vous buvez du vin, des verres de petite taille. Cette petite astuce permettra à ceux qui ne savent pas laisser de nourriture dans leur assiette de se servir des portions plus petites et de ne pas se sentir obligés de manger au-delà de leur rassasiement. Arrivé à la fin de l'assiette, elle les oblige à se poser une question : ai-je encore faim ?

Je pose mes couverts toutes les trois bouchées

Également, entraînez-vous, même à l'extérieur de chez vous, à poser vos couverts toutes les trois bouchées.

Quand je mange, ma femme me regarde toujours avec l'air de se demander comment je fais. Généralement, j'attaque le fromage quand elle termine son entrée. Et je mange des portions bien plus importantes que les siennes. Mais c'est plus fort que moi. Je ne mange pas, j'aspire. Je me donne à peine le temps de mâcher. Il faut que j'en aie plein la bouche et que les bouchées soient les plus grosses possibles. Quand ma femme mange un chocolat fourré en trois fois, j'en ai souvent deux entiers dans la bouche. Je prends même une nouvelle bouchée avant d'avoir fini d'avaler la précédente. Souvent je mange si vite que je ne trouve pas de goût à mes aliments. Mon seul but est de remplir mon ventre. Je mange fébrilement et je ne deviens calme qu'une fois complètement repu. Après le repas, je me rends compte que j'ai trop mangé et que je suis épuisé.

Je finis de manger le dernier

Quand vous mangez avec d'autres personnes, regardez donc autour de vous et tout particulièrement dans l'assiette de vos voisins de table. Arrangez-vous pour finir de manger après eux. En étudiant le comportement des autres mangeurs vous apprendrez également beaucoup. Observez la manière de manger de ceux qui ont des problèmes de poids et comparez-la avec celle de ceux qui n'en ont pas. Vous verrez le plus souvent qu'ils agissent différemment.

Sébastien raconte le repas de Noël. Chaque année, la famille se réunit et rassemble les grands-parents, les parents, les oncles et les tantes ainsi que tous leurs enfants pour manger le repas traditionnel, identique d'une année à l'autre. Chacun connaît le menu par cœur et s'en délecte à l'avance. « Parmi les minces, je distingue deux groupes. Le premier se jette sur le saumon et le foie gras, cale au milieu de la dinde aux marrons et ne parvient jamais à atteindre la bûche. Le second prend des petites quantités de chaque plat de l'entrée jusqu'au dessert. Ce sont les plus gourmands. Quant aux gros, je ne sais pas comment ils s'y prennent. Ils se servent de tout en grandes quantités et finissent leurs assiettes quoi qu'il arrive. Moi, après la bûche il me reste toujours une place pour continuer. »

Manger lentement fait-il maigrir ?

Le fait de prendre du temps pour manger permet d'être plus réceptif aux sensations de rassasiement qui interviennent dès les premiers moments du repas. Cependant manger lentement ne suffit pas à procurer cet état de conscience. Manger en lisant une revue, en regardant la télévision, en travaillant ou même en s'échappant dans ses pensées permet également de manger lentement mais n'implique pas pour autant que l'on porte une attention particulière à ce que l'on mange ni à soi-même. En effectuant ce petit exercice, vous deviendrez réellement attentif aux aliments que vous consommez, mais surtout aux sensations que vous éprouverez en mangeant.

Le mangeur de pop-corn

Prenez un mangeur ordinaire qui décide de se rendre au cinéma en bonne compagnie, sans aucun stress. Il s'apprête à voir un bon film et se dit, pour parfaire son bonheur, qu'il ne lui manque qu'une bassine de pop-corn. Il regarde son film et mange sans être attentif, il est dans son film. À la fin de la séance, quand il a vidé la bassine, il réalise qu'il a mal au cœur et envie de vomir. Vous invitez le même mangeur à prendre le thé chez vous et vous renversez, dans une assiette, devant lui, la même bassine de pop-corn. Il est très probable qu'il vous regarde avec des yeux ahuris se demandant comment il pourra bien manger une quantité aussi gigantesque de maïs explosé. Car le seul moyen pour un mangeur ordinaire de manger une telle quantité est de ne pas y penser, de la manger sans y faire attention.

➤ *J'interroge mes sensations*

La première partie de cet exercice était un artifice destiné à vous permettre de mobiliser toute votre attention sur le repas et à vous concentrer sur la partie essentielle. Vous pourrez ainsi chaque fois que vous mangez vous poser quatre questions, toujours les mêmes, qu'il s'agisse d'un repas ou d'un simple gâteau sec au milieu de l'après-midi. Au cours d'un repas comportant plusieurs plats, efforcez-vous de vous poser ces questions avant, pendant et après la consommation de chaque plat.

Première question : ai-je faim et/ou envie de manger ?

Différents états sont envisageables avant de commencer à manger. Vous vous trouverez dans quatre situations que vous essayerez de distinguer :

1. Vous pouvez avoir seulement faim.
2. Vous pouvez avoir seulement envie de manger.
3. Vous pouvez ressentir en même temps la faim et l'envie de manger.
4. Vous pouvez n'éprouver ni la faim ni l'envie de manger.

La disposition la plus fréquente et la plus agréable est naturellement de manger en éprouvant en même temps la faim et l'envie de manger. C'est la faim qui nous donne envie de manger. Toutefois, il est aussi possible de manger sans faim, en éprouvant seulement une envie. Manger seulement par faim sans aucune envie est moins fréquent et peut faire évoquer un état dépressif ou un manque d'intérêt pour sa nourriture. Enfin, vous verrez qu'on peut parfois se forcer à manger sans éprouver ni faim ni envie de manger. Pour l'instant, il s'agit simplement pour vous de savoir s'il vous est possible de distinguer toutes ces situations. Sachez dès maintenant qu'un mangeur bien régulé ne mange pas seulement quand il a faim et ne s'arrête pas de manger chaque fois qu'il est rassasié. Les situations sont heureusement plus complexes.

Deuxième question : est-ce que ce goût me plaît ?

Il s'agit là de savoir si l'aliment que vous consommez correspond à vos critères de goût. Éprouvez-vous une satisfaction liée à la qualité gustative du produit ? Si je le mange c'est donc qu'il me plaît, me direz-vous. Pas sûr ! Ce n'est pas parce qu'on aime les entrecôtes que toutes les entrecôtes nous plaisent et se valent. Est-elle cuite comme vous l'aimez, a-t-elle la bonne épaisseur, est-elle persillée, tendre, caramélisée, cuite au beurre ou au gril... ? La perception du plaisir gustatif requiert de l'attention et réserve parfois de bonnes et de mauvaises surprises. Le plaisir gustatif dépend donc des caractéristiques gustatives de l'aliment et non de la faim. Il est donc possible d'éprouver un plaisir gustatif sans éprouver la sensation de faim.

Troisième question : est-ce que ça me procure du plaisir ?

C'est sans doute la question la plus difficile à laquelle vous aurez à répondre. Il ne s'agit plus de savoir si ce que l'on mange est bon mais si cela nous procure encore du plaisir. Ce qui est sensiblement différent. Ainsi, si vous tentiez de manger votre gâteau ou votre fromage préféré à un moment où vous n'auriez ni faim ni envie de manger, il ne vous procurerait qu'un plaisir très modéré ou même pas de plaisir du tout. Il vous suffirait cependant d'attendre un moment plus opportun, par exemple quand la faim aura réapparu, pour que ce plaisir ressurgisse. Ainsi le plaisir alimentaire dépend moins de la nature de l'aliment, qui n'a pas changé, que de l'état de votre faim. On peut donc concevoir des circonstances dans lesquelles vous mangeriez un aliment que vous jugez « bon » sans pour autant qu'il vous procure de plaisir significatif. Le même phénomène s'observe au cours du repas. En effet, quel que soit l'aliment, et tout particulièrement s'il est riche en calories, vous devez aussi réaliser que les premières bouchées sont toujours meilleures que les dernières. Elles procurent davantage de plaisir. À l'inverse, si vous avez très faim, vous pouvez éprouver du plaisir avec des aliments qu'habituellement vous n'appréciez guère. Ainsi pour que le plaisir atteigne son intensité maximale, il faut que le goût et la faim soient jugés suffisants.

> « La première gorgée de bière. C'est la seule qui compte. Les autres, de plus en plus longues, de plus en plus anodines, ne donnent qu'un empâtement tiédasse, une abondance gâcheuse. [...] En même temps, on sait déjà. Tout le meilleur est pris. [...] L'alchimiste déçu ne sauve que les apparences, et boit de plus en plus de bière avec de moins en moins de joie. » Philippe Delerm, *La Première Gorgée de bière.*

Vous devez normalement percevoir une sensation qui va en diminuant. Tout se passe comme si ce que vous mangez devenait moins bon. Naturellement, le goût de vos aliments ne se modifie pas au cours de leur consommation, mais c'est vous, en revanche, qui vous transformez. Vous devenez différent puisque, entre la première et la dernière bouchée, vous avez introduit dans votre estomac une quantité de nourriture qui n'y était pas auparavant. Vous êtes en train de vous nourrir et, par conséquent, de vous rassasier. Plus vous nourrirez votre corps, moins vous éprouverez d'attirance pour ce que vous mangez. Quand vous n'aurez plus aucune attirance pour votre plat, vous déciderez d'en cesser la consommation. Vous venez de vivre l'expérience du rassasiement. Il se traduit par la disparition du plaisir. Vous êtes rassasié de cet aliment, vous en avez assez mangé.

Quatrième question : ai-je encore faim ?

Le rassasiement est spécifique de chaque aliment. Une fois rassasié d'un aliment, vous pouvez avoir encore faim pour un aliment différent. Vous passez donc à un autre plat. Si, à la fin de ce plat, la faim a disparu, vous avez atteint la satiété globale. Vous pouvez donc cesser de manger. Vous constatez ainsi que la satiété correspond à la disparition du plaisir et n'a, par conséquent, rien à voir avec la sensation de ventre plein ou le fait de décider que l'on a assez mangé.

J'analyse mes sensations

Reprenons maintenant ces explications sur un schéma, et voyons aussi comment les choses peuvent parfois se passer tout autrement.

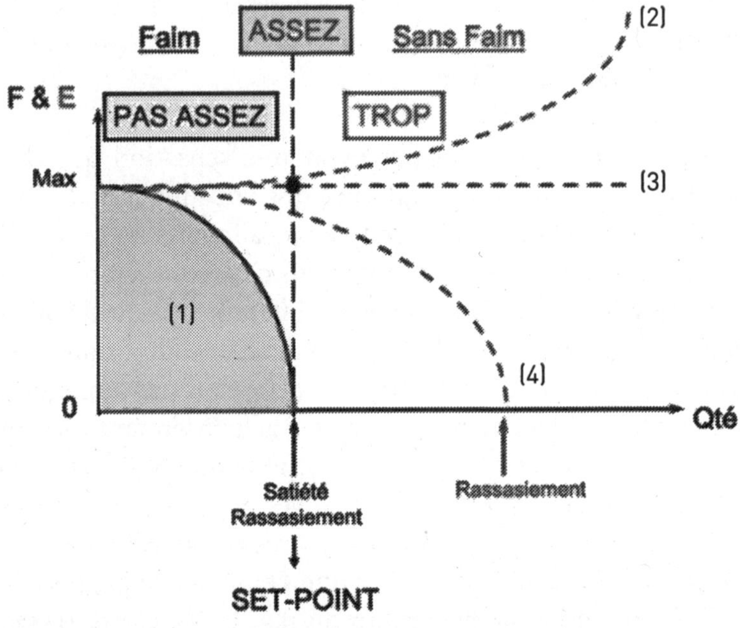

LA COURBE PHYSIOLOGIQUE DE LA FAIM
ET DE L'ENVIE DE MANGER

Voici une courbe (1) qui décrit l'évolution de la faim et de l'envie de manger en fonction de la quantité de nourriture consommée. Quand vous commencez à manger la faim et l'envie de manger se situent à leur intensité maximale. Ce maximum dépend de l'état de votre faim. Plus la faim est importante, plus il est agréable de manger et plus l'envie de manger est forte. Puis la consommation de nourriture entraîne inexorablement leur diminution. Au cours d'un repas traditionnel, l'envie de consommer le premier plat disparaît tandis que la faim diminue sans toutefois complètement disparaître. On choisit alors, selon son envie, un second plat qui réduit un peu plus la faim et ainsi de suite jusqu'à atteindre la satiété. À cet instant, le plus souvent, on n'a plus ni faim ni envie de manger. La disparition de la faim coïncide avec la disparition de l'envie de manger. Les besoins énergétiques sont satisfaits sans excès. On se sent parfaitement rassasié et l'on s'arrête de manger. Enfin, le plus souvent. Mais pas toujours, car même les bons régulateurs ne s'arrêtent pas systématiquement à cet instant. Nous en reparlerons. Quoi qu'il en soit, voici l'aspect de la courbe physiologique.

Soulignons que le moment où cesse la consommation a peu de rapport avec le volume qu'occupera l'aliment dans l'estomac. Le rassasiement, chez un mangeur régulé, est bien davantage fonction des calories ingérées et non des centimètres cubes. Cent grammes de foie gras (deux fois la portion d'un restaurant) qui apportent 600 calories et occupent un petit volume suffiront à vous nourrir et à vous rassasier pour un long moment. La faim ne réapparaîtra pas avant plusieurs heures. Tandis que 100 g de cabillaud, qui n'apportent que 100 calories mais pèsent le même poids et occupent le même volume, ne vous nourriront pas pour bien longtemps. Et la faim réapparaîtra après une heure ou deux quand le contenu de l'estomac aura été évacué et se trouvera, après la digestion, de nouveau en mesure de recevoir de la nourriture.

Cette courbe physiologique n'est pas celle des mangeurs restreints, qui décrivent des courbes fort différentes. Chez eux l'envie de manger se prolonge au-delà de la disparition de la faim ! Ce qui les conduit à des consommations excessives par rapport à leurs besoins caloriques.

L'ENVIE DE MANGER NE DÉCROÎT PAS

Certaines personnes décrivent une courbe qui prend l'allure d'une droite (2). Ce qu'elles perçoivent ne décroît pas. Leur envie de manger reste constante. Les plaisirs de la table sont nombreux et s'étendent à d'autres plaisirs que celui procuré par le goût de l'aliment ou le soulagement de la faim. Imaginons que vous vous rendiez en compagnie d'amis dans un très bon restaurant. Vous vous trouveriez soumis à bien des plaisirs différents : celui de manger avec des personnes que vous appréciez, celui de manger dans un cadre raffiné, celui de manger dans une belle vaisselle, celui d'être servi par un personnel empressé à satisfaire tous vos désirs, celui de manger des plats magnifiquement présentés, celui de manger des plats délicieux dont vous n'avez pas l'habitude. On peut également supposer qu'un mangeur restreint éprouvera une envie de manger au-delà de sa faim les aliments qu'il s'interdit habituellement de consommer. Bref, par tous ces aspects, l'envie de manger peut se « déconnecter » de la satisfaction des seuls besoins énergétiques.

LE PLAISIR GUSTATIF AUGMENTE

Parfois, certains décrivent même une courbe ascendante (3) : « Plus je mange plus j'ai envie de manger. » On constate des courbes comme celle-ci lors de la consommation de certains aliments « interdits » mangés sous une forme compulsive.

> Michel : « Pour moi, c'est la dernière bouchée qui est la meilleure. Simplement parce que c'est la dernière. Je sais qu'ensuite il n'y en aura plus. »

Les mangeurs éprouvant l'une ou l'autre de ces perceptions de l'envie de manger témoignent d'une véritable difficulté avec la nourriture. On voit mal, en effet, ce qui pourra les arrêter de manger. Ils n'ont, en réalité, aucune raison de le faire. Ils s'arrêteront malgré tout, mais pour d'autres raisons.

- Il n'y a plus de nourriture disponible. Le mangeur a consommé toute la nourriture à sa disposition en parvenant à la fin de son assiette, de son sandwich ou de son paquet. Dans ce cas, le combat cesse faute de combattant.
- Le mangeur se sent incapable de manger davantage. Il se trouve limité par sa propre contenance, le volume de son estomac ou d'autres sensations de déplaisir.
- Le mangeur se raisonne et décide de s'arrêter à un point quelconque de la courbe, qui interviendra avant ou après le rassasiement. En supposant même, que, par coïncidence, il s'arrête de manger au point de rassasiement, sa situation n'en resterait pas moins anormale. Car l'absence de décroissance de l'envie de manger l'obligerait à s'interrompre sur une frustration ou une sensation de manque. Alors que le mangeur régulé s'interrompt sans difficulté et se sent généralement rassasié quand ses besoins énergétiques sont satisfaits.

Aucun de ces mangeurs ne perçoit le rassasiement et, par conséquent, ne possède de limite lui indiquant de s'arrêter de manger naturellement. Il n'existe plus pour eux de frontières entre l'*assez* et le *trop* mangé.

LE PLAISIR GUSTATIF SE PROLONGE

Il existe enfin une dernière courbe (4), plus fréquente que les deux précédentes, qui ressemble à la courbe physiologique, mais se trouve simplement décalée par rapport à celle-ci. Dans ce cas, le mangeur s'arrête spontanément, sans faire appel à sa volonté ou à un raisonnement, mais trop tard. Il dépasse sa satiété sans avoir obligatoirement conscience de ce dépassement. Pour lui, le moment où il s'arrête de manger est le moment où il a assez mangé et se sent rassasié. Cependant, il lui aurait sans doute été possible, s'il avait été attentif, de percevoir le moment du rassasiement physiologique. Concrètement, il prétendra être rassasié à la douzième bouchée, alors qu'un peu d'attention lui aurait laissé entrevoir que la huitième était suffisante. Bien sûr, cette nourriture consommée au-delà du rassasiement physiologique représente un excès de calories qui, s'il n'est pas régulé, contribuera à sa prise de poids.

En vérité, toutes les consommations intervenant après la satiété auront le potentiel de faire grossir. Si ce *trop* de nourriture est peu conséquent, il pourra passer inaperçu du mangeur, qui à chaque repas mangera un petit peu trop et grossira un petit peu plus sans pouvoir se l'expliquer, n'ayant pas conscience de son excès. Il ne lui restera, après avoir grossi de quelques kilos, qu'à entreprendre un régime amaigrissant pour reperdre les kilos lentement accumulés. Puis à remanger chaque jour un petit peu trop pour regrossir un petit peu plus avant d'entreprendre un nouveau régime amaigrissant. Quand le *trop* de nourriture est plus important, il peut dans ce cas être perçu par le mangeur qui le réalisera du fait des manifestations digestives associées : lourdeurs, ballonnements, nausées… Malheureusement, le plus souvent ces sensations désagréables ne seront perçues qu'après la fin du repas. Donc trop tard.

Attention !

Restez vigilant. Car, en fonction des aliments, la courbe de l'envie de manger peut varier. Elle peut être croissante avec le chocolat, constante avec le fromage et se prolonger avec les carottes râpées. Mieux, l'envie de manger procuré par le même aliment, selon l'état psychologique dans lequel vous vous trouvez, peut évoluer selon les trois courbes.

Ce que je souhaite maintenant, c'est vous aider à retrouver la courbe physiologique du rassasiement. Il nous faut obtenir une courbe qui permettra de vous arrêter spontanément de manger, les deux premières ne le permettant pas. Et, de surcroît, elle permettra de vous arrêter au bon moment, ce que ne permet pas la dernière. L'arrêt physiologique qui correspond à la couverture de vos besoins énergétiques est déterminant pour votre perte de poids.

S'arrêter de manger au point de satiété supprime la consommation des aliments en trop. Cette réduction calorique, qui se fait sans effort de volonté, est la source de votre amaigrissement et vous permettra de vous stabiliser à votre poids d'équilibre.

C'est grâce à elle que vous maigrirez et retrouverez, ou découvrirez, votre poids d'équilibre. Quand l'organisme déploie ses ressources pour revenir à son set-point, la satiété intervient plus précocement, signifiant des besoins alimentaires moindres. Il est donc normal dans cette situation énergétique particulière que constitue la surcharge pondérale de parvenir à manger moins sans pour autant ressentir une faim anormale. Chacun concevra que le mangeur qui mange au-delà de sa satiété accumule des calories qui déplaceront son poids au-dessus de son niveau physiologique.

Pour retrouver la courbe physiologique du rassasiement, nous allons maintenant utiliser l'exercice suivant sur les sensations alimentaires et suivre à chaque repas une procédure très méthodique.

➤ *Agir pour changer*

Il s'agit d'une procédure en trois étapes qui permettra d'engager les premières transformations de votre comportement alimentaire.

Observez vos sensations

La première étape consiste, à chaque repas et à chaque plat, grâce au questionnement sensoriel, à observer les sensations que vous éprouvez. Quand vous ferez vos observations, vous réaliserez que vous pouvez vous trouver dans trois situations.

1. Vous pouvez ne ressentir aucune sensation, ni faim ni satiété. Cette situation est très exceptionnelle. Elle existe néanmoins. Cependant, elle fait plus souvent évoquer un manque d'attention au cours duquel les sensations ne sont pas absentes, mais simplement non perçues.
2. Vous pouvez percevoir des sensations mais ne pas être en mesure de les identifier. Elles restent confuses pour vous. « Ai-je faim ou envie de manger » ou encore, à la fin d'un repas, vous éprouvez un manque, mais est-ce encore de la faim ou encore de l'envie ? Si vous ne savez pas répondre à ces questions indiquez sur votre carnet alimentaire que vous n'êtes pas en mesure de le dire.
3. Enfin, il existe une dernière possibilité. Cette fois les sensations sont présentes, justes ou fausses, mais vous ne les prenez pas en compte : « Je me rends bien compte que je n'ai pas faim mais je mange quand même », ou bien : « Je me rends bien compte que j'ai assez mangé mais je ne m'arrête pas. » Dans cette situation, vous savez que vous n'écoutez pas les indications adressées par votre organisme. Indiquez sur votre cahier d'observation dans laquelle de ces trois situations vous vous trouvez.

Essayez d'en tenir compte

Dans la deuxième étape, vous n'allez plus, comme nous le faisions lors de la première période, vous contenter de faire des observations. Cette fois, vous ferez même tout votre possible pour essayer de les prendre en compte. J'entends déjà vos objections : « Ce serait fait depuis longtemps si nous pouvions le faire. Et nous ne serions pas là à nous tenir la tête et à lire ce livre. » Ne vous désolez pas, il existe certaines situations sur lesquelles vous pouvez d'ores et déjà agir. Ainsi, quand vous n'avez ni faim ni envie de manger, je vous suggère simplement de ne pas vous forcer à manger. Faire l'effort de ne pas faire d'efforts est possible pour tout le monde. Il s'agit là d'une simple mesure de bon sens.

Prenons un exemple : supposons que vous soyez invité un soir chez des amis. Vous mangerez probablement plus copieusement que d'habitude et vous finirez sans doute votre repas également plus tard que d'habitude. Très logiquement, votre faim s'en trouvera décalée d'autant. Vous pouvez très bien vous réveiller le matin suivant en n'ayant ni faim ni envie de manger. Eh bien, dans ce cas, ne mangez pas. Ne vous obligez pas à prendre un petit déjeuner. À ce moment, vous recevez une information de votre corps. Celui-ci vous informe du fait qu'il n'a pas fini de brûler votre dîner de la veille et qu'il lui faut encore un peu de temps avant que vous ne refassiez le plein de carburant. Votre estomac n'a pas encore totalement évacué son contenu. Si vous décidiez de manger malgré l'absence de faim, cette nouvelle nourriture ne pourrait être utilisée et serait mise en réserve.

De la même façon, vous pouvez recevoir ces informations au cours d'un repas. Vous pouvez, par exemple, réaliser que vous n'avez plus faim alors que vous n'avez pas encore terminé votre plat. Dans ce cas aussi, ne vous forcez pas à le finir. Essayez de vous arrêter. Dans ces deux situations, votre corps s'adresse à vous et vous donne des informations sur l'état de vos besoins. Il vous faut apprendre à l'écouter et à le respecter. Le corps parle au travers des sensations alimentaires. Il ne dispose pas d'autres moyens de s'exprimer. Ne vous attendez donc pas à recevoir un e-mail vous prévenant que le repas est fini. Les signaux que vous recevrez sont discrets mais néanmoins très clairs pour qui sait les entendre. Vous constaterez, en vous comportant ainsi, que vous ne pouvez, ni ne devez, plus tenir compte des croyances alimentaires qui vous imposent la fréquence ou la répartition des repas.

Vous n'aurez pas non plus à suivre des indications sur la quantité des aliments. Certains régimes imposent des quantités déterminées d'aliments. Par exemple 100 g de féculents au déjeuner. Chacun peut concevoir que les besoins, d'une personne à l'autre, sont différents et, même d'un jour à l'autre, sont différents pour une même personne. Vous n'aurez pas les mêmes besoins après trois heures de marche en forêt ou après une longue grasse matinée. Vous devez donc adapter votre consommation à vos besoins. En suivant cette démarche vous ne pourrez donc plus vous obliger à prendre trois repas par jour, à prendre un copieux petit déjeuner, à alléger le dîner. Bref, à manger quand vous n'avez pas faim ou à ne pas manger quand vous avez faim. Cette nouvelle attitude pourra vous conduire à sauter des repas, à décaler leurs horaires ou à manger entre les repas habituels. Vous mangerez dorénavant en fonction de vos propres besoins et rythmes biologiques qui auront la priorité sur les rythmes sociaux que, rassurez-vous, vous retrouverez par la suite.

Vous avez dit bizarre

— Souvent le matin, quand je prends mon petit déjeuner, je n'ai pas faim.

— Dans ce cas, pourquoi vous obligez-vous à manger ?

— *Silence.* Je ne sais pas. Je trouverais bizarre de ne pas manger.

— Vous trouvez donc bizarre de ne pas manger quand vous n'avez pas faim mais normal de manger sans avoir faim ? *Silence.* Vous ne trouvez pas ça bizarre ?

— *Rires.* Si, mais on m'a toujours dit qu'il fallait manger le matin. Comme c'est bizarre.

Si vous n'y parvenez pas, précisez dans quelles circonstances

Enfin dans la troisième étape, au cas où vous ne parviendriez pas à tenir compte de ces signaux, vous essayerez de préciser les circonstances dans lesquelles cela se produit. Faites une description la plus concrète possible de la situation : avec qui vous trouviez-vous, quels aliments mangiez-vous, dans quel état émotionnel vous trouviez-vous, quelles pensées vous ont traversé l'esprit ? Là encore, il s'agit de repérer les situations-problèmes au cours desquelles les sensations alimentaires sont clairement perçues mais non prises en compte. Ces situations figurent peut-être déjà sur votre liste, mais d'autres peuvent continuer à vous apparaître et venir la compléter. Chaque personne connaît des difficultés qui lui sont propres et il sera difficile de toutes les envisager tant elles sont parfois personnelles. Néanmoins, certaines sont presque toujours évoquées par les patients et nous les aborderons donc dans les parties suivantes. Il en est ainsi des émotions qui incitent à manger ou de l'exposition aux aliments interdits.

➤ *Pour nous résumer*

Je vous invite maintenant à vous concentrer sur ce nouvel exercice durant une quinzaine de jours. Il se résume donc en trois points :

1. Enregistrez le maximum d'observations sur vos sensations alimentaires.
2. Faites tout votre possible pour essayer d'en tenir compte.
3. Chaque fois que vous n'y parvenez pas, essayez d'en préciser les circonstances.

Pendant cette période, je vous incite vivement à poursuivre vos prises de notes sur votre manière de manger. Voici un modèle de carnet plus centré sur vos sensations alimentaires et les événements qui vous font trop manger que je vous conseille d'adopter dès maintenant.

Heure Lieu Avec qui ?	Sensations alimentaires	Mes situations-problèmes	Quoi et combien ?
	– Ai-je faim et/ ou envie de manger ? – Est-ce que ce goût me plaît ? – Est-ce que ça me procure du plaisir ? – Ai-je encore faim ?	– Je ne ressens rien. – Je ne sais pas ce que je ressens. – Je n'écoute pas mes sensations. Ce qui m'empêche de respecter mes sensations alimentaires : – – –	

Si vous constatez que les émotions vous font souvent manger, essayez, dans ce cas, d'indiquer précisément celles qui vous troublent. Est-ce de la peine, de la déception, de la colère… Évitez de vous arrêter à des formules très courtes du genre « ça ne va pas, je ne me sens pas bien ». De la même manière, essayez d'être précis et de rapporter le plus concrètement possible la situation qui a généré l'émotion. Plutôt que de dire : « Ça ne s'est pas très bien passé au travail », dites : « Un client s'est montré grossier avec moi. J'étais furieux mais je n'ai pas osé lui répondre. » Plutôt que de dire : « Ça ne se passe pas très bien avec Jean-Pierre en ce moment », dites : « Je suis déçue car Jean-Pierre ne pourra pas se libérer ce week-end, il est retenu par son travail. »

Quelques situations fréquemment évoquées

➤ *Je ne reconnais pas ma sensation de faim, j'ai peur d'avoir faim*

La peur d'avoir faim vous fait manger avant d'avoir faim et au-delà de votre rassasiement pour retarder la réapparition de la faim. Vous anticipez donc la faim qui est pour vous une sensation inquiétante. Elle évoque le risque de manger entre les repas et de consommer des aliments interdits sans toujours pouvoir vous arrêter à temps. Dans le contexte d'abondance alimentaire que nous connaissons, la faim est pourtant une sensation amicale qui conditionne le plaisir alimentaire. Vous devez donc vous en faire une alliée. Pour cela, je vous recommande l'exercice suivant qui fait appel à des techniques d'exposition.

Exercice :
pour ne plus avoir peur de la faim

1. Supprimez votre petit déjeuner pendant quatre jours. (Vous survivrez.)
2. Munissez-vous d'une collation de votre choix, à consommer dans la matinée.
3. Ne consommez votre collation qu'en cas d'apparition des signaux de faim.
4. Plus cette collation sera proche du repas suivant, plus vous la choisirez légère. Tout simplement pour vous garder une faim quand l'heure du déjeuner se présentera.

Il est possible que la faim ne se manifeste pas. Dans ce cas, attendez paisiblement l'heure du repas suivant. Si, au contraire, vous percevez sa présence, mangez tranquillement ce que vous avez emporté. Quoi que vous ayez pris, vous constaterez qu'il n'a jamais été aussi bon. Pour ceux qui n'en seraient pas certains, il ne s'agit pas d'un exercice contre le petit déjeuner, mais contre la peur de la faim qui n'a rien à faire dans un comportement régulé.

➤ *Si je n'ai pas faim, puis-je sauter un repas ?*

Voilà que revient notre première règle de bon sens qui nous rappelle que « sauter un repas est nocif ». Je sais que beaucoup d'entre vous gardent à l'esprit cette idée terrifiante selon laquelle le corps se venge quand on le prive. Le corps est très soupe au lait, il ne faudrait donc pas le contrarier. Je vous propose donc de faire avec vous le point des connaissances sur le fractionnement des repas.

Marie-Pierre, 28 ans, a grossi, il y a quatre ans, sous l'effet d'un traitement antidépresseur. À l'arrêt du traitement, elle souhaite retrouver son ancien poids. Depuis bien longtemps, elle consomme habituellement un petit déjeuner très copieux composé de thé, céréales et lait, jus de fruits, fruits, fromage blanc, pain, Nutella et fromage. Elle n'éprouve aucune sensation de faim jusqu'au dîner et donc ne ressent pas le besoin de déjeuner. Pour maigrir, on lui suggère de respecter les trois repas quotidiens. Elle s'astreint donc à prendre un déjeuner. Dans les années qui suivent, elle ne cesse de maigrir et regrossir. Elle consulte pour une instabilité pondérale.

Question : est-il nécessaire de faire trois repas par jour pour perdre du poids ? Autrement dit, à ration calorique égale, le fait de ne prendre qu'un ou deux repas par jour ou, au contraire, de répartir sa ration sur plus de trois ou quatre repas empêche-t-il de maigrir ? Ou encore, si je mange 2 000 calories par jour, réparties sur deux repas parce que je ne prends pas de petit déjeuner, vais-je maigrir en redistribuant mes 2 000 calories sur trois repas parce que j'ajouterai un petit déjeuner ?

Cette idée a conduit un grand nombre de nutritionnistes à imposer un nombre déterminé de repas, généralement trois par jour. Bien souvent, le conseil étant accompagné de redoutables mises en garde. Sauter un repas serait terriblement nocif et le corps, furieux de pas avoir son dû, ne manquera pas de se venger aussitôt en constituant des stocks que plus rien ensuite ne viendra lui faire rendre. Le corps est très susceptible, il ne faut pas l'agacer. Ainsi, si parfois on tolère, voire depuis peu recommande, un quatrième repas, on ne saurait se contenter de deux. Au point qu'il est instamment préconisé de consommer son troisième repas même en l'absence de faim, y compris si vous avez ripaillé la veille.

En vérité, aucune des études récentes sur le sujet n'a jamais pu démontrer la moindre relation entre le poids et le nombre de repas. Et l'on est aujourd'hui convaincu qu'il est tout à fait inutile d'imposer un nombre déterminé de repas pour agir sur le poids. Il est donc possible de maigrir en prenant deux, trois, quatre repas par jour ou même le nombre qui nous chante et de même changer tous les jours.

Si ce débat vous intéresse, vous trouverez dans les annexes toutes les informations sur ce sujet avec le point de vue des historiens, des sociologues et des physiologistes.

➤ *Je n'ai pas faim le matin et je mange beaucoup le soir*

« Un vrai petit déjeuner est primordial » et : « Le déjeuner sera d'autant plus copieux qu'il permettra ainsi de réduire le repas du soir. » Voilà maintenant la seconde règle de « bon sens » qui mérite d'être étudiée de plus prêt.

> Antoine, 54 ans, parle de son petit déjeuner. « Il m'arrive quelquefois de ne pas prendre de petit déjeuner. Je sais que ce n'est pas bien mais j'ai parfois du mal à manger le matin. En tout cas, depuis que j'ai fait le régime Weight Watchers je me force à prendre le petit déjeuner. J'ai au moins gardé cette bonne habitude. Avant, je partais travailler avec un café et une biscotte dans le ventre mais maintenant je me force à prendre des céréales avec du lait et un jus de fruits. »

Question : si je mange 2 000 calories par jour se répartissant autour de trois repas – un petit déjeuner très léger, un déjeuner léger et un dîner copieux –, pourrais-je maigrir en continuant à manger 2 000 calories mais en prenant cette fois un petit déjeuner copieux et en allégeant mon dîner ?

À l'heure actuelle, les conférences de consensus autour du petit déjeuner préconisent toutes la prise d'un repas le matin apportant environ 25 % des calories et des nutriments de la journée. Ainsi, non seulement pour la plupart des nutritionnistes, il est souvent impératif de ne pas sauter ce repas capital, mais aussi faudra-t-il qu'il soit tout à fait conséquent. On ne saurait naturellement se contenter d'une collation symbolique.

Il n'est donc pas inutile, à ce propos, de souligner deux faits. Le premier est que personne, à ce jour, ne saurait justifier ce seuil de 25 % qui ne s'appuie, lui, sur aucun consensus scientifique. Encore une allégation qui est vraie « parce que tout le monde le dit ». Le second est que les plus ardents promoteurs de cette recommandation sont, encore une fois, les industriels de l'industrie agroalimentaire. Tout particulièrement la société Kellog's qui organise chaque année les Journées nationales du petit déjeuner et la plupart des conférences sur ce thème. On retrouvera ensuite, tout naturellement, les conclusions de ces réunions imprimées sur les boîtes de céréales du petit déjeuner.

Or, dans la pratique, 70 % des Français consomment un petit déjeuner leur apportant entre 10 et 20 % de leurs calories quotidiennes. Doivent-ils modifier leurs habitudes pour maigrir ou éviter de grossir ? Pour le coup, ne risquent-ils pas de grossir en augmentant la taille de leur petit déjeuner ?

L'argument le plus souvent mentionné par les partisans du petit déjeuner provient d'études épidémiologiques qui démontrent, chez les enfants, l'existence d'une relation entre la présence d'un surpoids et l'absence de petit déjeuner. Pourtant, certaines recherches rapportent des résultats exactement opposés, mais, curieusement, celles-ci sont rarement citées et généralement passées sous silence. De plus, cette relation n'a pas été établie chez les adultes. Il s'agit, là encore, d'une simple corrélation sans qu'aucun lien de causalité n'ait jamais été démontré. Et absolument rien dans ces études ne permet d'affirmer que l'absence de petit déjeuner soit responsable de l'obésité des jeunes. Une autre hypothèse tout aussi recevable serait simplement que ces personnes n'ont pas d'appétit le matin parce qu'elles mangent trop le soir. Dans le cas où cette hypothèse serait confirmée, inciter les enfants à manger davantage le matin les conduirait tout bonnement à augmenter leurs apports caloriques de la journée et à aggraver leur problème de poids. C'est d'ailleurs ce que soulignent certains patients qui remarquent que leur poids a augmenté depuis qu'ils ont décidé de se forcer à manger le matin, sans éprouver de faim et pour suivre les conseils des nutritionnistes.

Certains faits apportent même des arguments qui contredisent la responsabilité du petit déjeuner dans le problème du poids. L'Angleterre dont le petit déjeuner est souvent donné comme exemple de repas copieux est le pays d'Europe où la fréquence de l'obésité a le plus augmenté ces dernières années. Elle a doublé en vingt ans, passant de 8 à 16 %. Les Anglais ne semblent donc pas avoir été mieux protégés que les Espagnols qui, eux, grossissent moins et sont connus, tout au contraire, pour prendre leur plus gros repas très tard dans la soirée.

Autre fait troublant, les populations musulmanes qui observent le jeûne du ramadan ont été examinées avec beaucoup d'attention par les nutritionnistes. Du point de vue de ces derniers, le ramadan peut être considéré comme un mode d'alimentation particulièrement hérétique puisqu'il consiste à remplacer les trois repas de la journée par un seul repas, et en plus nocturne. De quoi empêcher de dormir tous les apôtres de la bonne manière de manger. Or deux études récentes[2] ont montré que ces personnes, tout en maintenant une ration calorique identique, ne prenaient pas de poids au cours de ce jeûne d'un mois. Dans l'une des deux études, le groupe observé avait même un peu maigri. Ainsi, dans cette expérimentation grandeur nature, le déplacement de toutes les calories de la journée vers le repas du soir n'a entraîné aucune conséquence sur le poids.

Un autre argument, très souvent cité pour souligner l'importance du petit déjeuner, est son implication dans les performances cognitives des enfants ou même des adultes. Un grand nombre de travaux évoquent, en effet, le fléchissement de l'efficacité intellectuelle en fin de matinée chez les personnes à jeun depuis leur repas de la veille. Cette diminution

---

2. Communication de R. Saile (Casablanca) et M. Maislos (Beer-Sheva), *International Symposium of Atherosclerosis*, Paris, 1997.

des capacités mentales se traduit, par exemple, chez l'adulte par une augmentation des accidents du travail ou de la circulation. Quant à l'enfant, ce phénomène se révèle davantage par une baisse d'attention et des difficultés de concentration à l'école. Néanmoins, pour rassurer les parents inquiets, il n'a jamais été démontré que les premiers de la classe étaient ceux qui prenaient le petit déjeuner le plus équilibré.

En définitive, si une conclusion est possible c'est seulement que ventre affamé n'a pas d'oreilles. Et que mieux vaut ne pas avoir faim si l'on souhaite rester attentif à ce qui se passe sur la route ou dans la salle de classe. Pour ces enfants qui manquent d'appétit au lever, une collation en milieu de matinée pourrait s'avérer bien utile. Mais pour ce qui concerne l'intérêt du petit déjeuner dans la prévention ou le traitement de l'obésité, il faut bien admettre que les arguments sont inexistants. Et que là encore, cette allégation, inutile dans la problématique pondérale, aura pour seul effet de venir troubler la régulation des apports caloriques.

➤ *Si j'ai faim entre les repas*

• *Que dois-je faire ?*

Si, un matin, vous n'avez pas faim et décidez donc de ne pas prendre votre petit déjeuner, vous pouvez effectivement vous exposer à avoir faim dans la matinée. Le corollaire de ne pas manger quand on n'a pas faim est de manger quand on a faim. Vous pourrez donc consommer une collation dans la matinée.

• *Que puis-je manger ?*

En théorie, ce que vous voulez. En pratique, ce qu'il est possible de trouver dans ces circonstances. Cependant, je vous conseille, pour l'instant, de ne consommer que des aliments sur lesquels vous pouvez garder le contrôle. Rien ne vous empêche de manger deux ou trois gâteaux secs qui représentent le tiers ou le quart du petit déjeuner que vous auriez pris normalement. Néanmoins, si vous ne vous sentez pas capable de vous arrêter quand vous commencez à manger ce type d'aliment, mieux vaudrait vous contenter d'un yaourt ou d'un fruit que vous emporterez. En cas de faim, vous pourrez le consommer. Et, qui sait, si la faim n'apparaît pas, vous attendrez comme d'habitude l'heure du déjeuner.

• *Quelle quantité dois-je manger ?*

La taille de votre collation devra tenir compte de la distance qui vous sépare du repas suivant. Si la faim réapparaît à 10 heures, vous pourrez prendre une collation plus importante que si elle survenait à 11 heures. Dans ce cas, une collation trop importante vous priverait d'avoir faim à l'heure du déjeuner. Ce qui serait fort dommage.

➤ *Je risque de ne plus manger en même temps que les autres*

Vous ne vous créerez aucun problème de poids supplémentaire en ne mangeant que si vous avez faim. Vous obtiendrez simplement un fractionnement de vos prises alimentaires. Néanmoins, si votre poids n'en souffre pas, votre vie sociale en pâtira peut-être. Les mangeurs régulés savent très bien jongler avec leurs contraintes sociales. Ils mangent quand ils ont faim, mais savent anticiper leurs besoins. Ils savent inconsciemment manger la quantité de nourriture qui leur permettra d'avoir faim en temps voulu. On appelle cette compétence l'appétit prévisionnel. Elle n'est pas spécifique des êtres humains mais concerne même les souris. Les horaires des repas étant généralement imposés, le mangeur se trouve donc contraint d'exercer sa régulation plutôt sur la taille des repas. Toutefois, dans les périodes de vacances, quand la contrainte horaire ne s'impose plus si forte, on retrouve une plus grande flexibilité horaire. Cette compétence anticipatrice a généralement disparu chez les mangeurs restreints, les empêchant ainsi de se réguler correctement. Les facteurs cognitifs contribuent largement à ce handicap : la peur d'avoir faim, la peur de manquer… les conduisent à manger au-delà de leur faim pour anticiper ces manques plutôt que leurs besoins. Ils parviennent difficilement à gérer comme il se doit leur quantité de nourriture pour avoir faim avant chaque repas. Ni même, à l'intérieur du repas, pour avoir faim avant chaque plat. Le mangeur régulé sait se limiter sur les entrées ou sur le plat principal pour avoir encore faim quand il mangera son dessert. « Je me réserve pour le dessert. » Il sait également régler la taille de son goûter pour avoir faim au moment du dîner.

Pour retrouver cette capacité, il vous faudra retrouver vos appétits prévisionnels et la perception de vos besoins réels. Les très jeunes enfants mangent tout d'abord en fonction de leurs besoins immédiats. Puis, en se socialisant, ils apprennent à manger les quantités nécessaires afin d'avoir faim à la même heure que les autres membres de leur famille. Nous ne sommes pas programmés génétiquement pour avoir tous faim avant le journal télévisé. Nous apprenons à avoir faim ensemble afin de partager nos repas qui représentent des lieux de cohésion sociale auxquels nous sommes attachés. Ce n'est pas par hasard si les Américains ont faim à 18 heures, les Français à 20 heures et les Espagnols plutôt à 22 heures. Ce n'est que pour le plaisir de partager leur faim et leur dîner avec leur famille, leurs amis ou leurs collègues. Avant d'en arriver là, vous devrez, comme les enfants, repasser par ces apprentissages essentiels. Et, pour cela, manger quand vous aurez faim afin de réapprendre à maîtriser vos appétits prévisionnels et parvenir ensuite à maîtriser l'apparition de votre faim.

➤ *Si j'ai seulement envie de manger sans avoir faim*

Même si le plus souvent, le mangeur « s'arrange » pour avoir faim avant de manger, il lui arrive de n'avoir qu'« envie de manger » sans ressentir la faim. Cette situation est plus occasionnelle chez le mangeur régulé qui n'apprécierait guère d'être trop souvent privé du plaisir d'avoir faim. Toutefois, les occasions de manger sans faim ne sont pas rares et elles n'entraînent pas de prises de poids quand elles sont régulées. Dans une expérience sur des rats, on les conditionne à manger dès l'apparition d'un signal lumineux qui se déclenche toutes les trois heures. Il suffit ensuite de déclencher le stimulus pour que l'animal consomme un repas supplémentaire, alors qu'il n'a pas faim. Cela étant attesté par l'absence d'hypoglycémie. On constate, toutefois, que ces repas supplémentaires sont compensés et que l'animal diminue d'autant sa prise alimentaire des vingt-quatre heures[3]. Cette expérience démontre clairement que l'organisme est tout à fait capable de comptabiliser une prise alimentaire consommée sans faim. En pratique, si vous prenez le goûter chez des amis dans l'après-midi, vous devez constater que votre faim sera moindre pour le dîner ou même totalement inexistante. Inutile donc de se stresser si vous mangez sans faim ou que vous dépassez votre satiété. Même si vous faites une compulsion dans l'après-midi ne dramatisez pas et n'hésitez pas à sauter sans complexe votre dîner pour que tout rentre tranquillement dans l'ordre.

---

3. Weigarten H. P., « Meal initiation controlled by learned cues : basic behavioral properties », *Appetite*, 5, 1984, p. 147-158.

➤ *Et la gourmandise, alors ?*

« Quand c'est bon, je ne peux pas m'arrêter. Je suis très gourmand. » Le mangeur régulé mange généralement au-delà de sa faim dans les occasions inhabituelles ou festives. Et comme tout le monde, il n'hésite pas à se resservir quand un plat est exceptionnellement appétissant. La diminution de sa faim lors des repas suivants lui permettra de compenser ses excès. Le mangeur restreint se comporte, lui aussi de cette façon mais dans des situations beaucoup plus ordinaires. Ce qu'il décrit là n'est pas de la gourmandise, mais simplement son incapacité à s'arrêter de manger. La gourmandise est une qualité précieuse qu'il vous faudra d'ailleurs conquérir. Elle impose des limites à la consommation et empêche le mangeur de continuer trop au-delà de sa faim. Le gourmand est un mangeur redoutablement exigeant qui est tyrannisé par sa recherche d'un plaisir plus intense. Il sait, aussi exceptionnel soit-il, qu'aucun aliment ne sera aussi bon que s'il le mange en ayant faim. Imaginons un déjeuner auquel participerait notre gourmand. À la fin du plat principal, il n'a plus faim quand il voit arriver son dessert préféré. Quelle sera selon vous sa réaction ? Il demandera qu'on lui réserve sa part qu'il préférera déguster plus tard, au goûter, quand sa faim sera revenue et qu'il pourra de nouveau éprouver plus de plaisir. Il aime trop son gâteau pour accepter de ne pas en retirer le maximum de plaisir. Quant aux autres convives, qui mangeront peut-être leur part sans être attentifs à rien, ce n'est pas la gourmandise qui les fera manger, mais bien davantage la gloutonnerie.

➤ *Si j'écoutais mes sensations, je ne mangerais plus*

Après quelques jours de cet exercice, vous avez constaté que vous pouviez vous rassasier étonnamment vite, quelques bouchées peuvent parfois vous suffire. Vous avez du mal à y croire et préférez continuer à manger pour prévenir d'éventuelles carences ou coups de fatigue. Détrompez-vous, si vous n'avez pas faim et si le rassasiement se manifeste si rapidement, c'est que votre corps n'a pas de plus grands besoins. Il cherche à vous empêcher de le nourrir et ne dispose d'aucun autre moyen de vous le faire savoir. Il est tout à fait possible que vous puissiez vous contenter de très faibles quantités de nourriture. Respectez ces informations que vous recevez, elles vous permettront justement d'aller puiser dans vos réserves sans souffrir de la faim. N'était-ce pas le but recherché ?

Il est aussi possible que vos appétits spécifiques n'aient pas encore retrouvé leur place. Vous ne savez pas encore estimer les quantités nécessaires pour faire revenir votre faim en temps voulu, ni trop tôt ni trop tard. Patience, toutes vos sensations reviendront en leur temps.

➤ *J'ai beaucoup de difficultés à percevoir la satiété*

Si vous éprouvez des difficultés à distinguer vos sensations alimentaires, vous constaterez que la faim sera la première à se préciser. La perception exacte de la satiété sera généralement plus tardive et facilitée par la disparition progressive de la restriction cognitive. La satiété est très tributaire de la faim. Un mangeur qui n'a pas faim ne peut pas se rassasier. Un mangeur commence habituellement à manger parce qu'il a faim et cesse sa consommation quand sa faim disparaît. Toutefois, si la faim est absente du début du repas, il ne dispose plus du signal qui lui indique de s'arrêter. Ainsi l'existence du signal de satiété est conditionnée par l'existence du signal de faim. Assurez-vous que la faim est véritablement présente au début de vos repas.

➤ *Je mange très peu, ce n'est donc pas trop*

Le fait de manger *peu* ne signifie pas que ce n'est pas *trop*. Beaucoup de mangeurs ont aujourd'hui des besoins très réduits. Les enquêtes de consommation montrent que certaines personnes se contentent sans difficulté de 1 500 calories. C'est *peu* par rapport à la moyenne des autres personnes. Et une très légère augmentation de leurs apports caloriques leur fera prendre du poids tout en continuant à manger moins que la plupart des autres mangeurs. Ce sera néanmoins *trop* par rapport à leurs besoins. Il semble également que la répétition des nombreux régimes ait pour effet d'entraîner une diminution des dépenses au cours de la vie.

Je mange...	Assez	Trop
Un peu mais...	1 500 calories	1 700 calories
Beaucoup mais...	2 700 calories	2 900 calories

➤ *Je ne perçois pas la diminution du plaisir*

Ce n'est pas parce que vous avez des difficultés à percevoir la diminution du plaisir que vous n'en avez pas. Elle est plus facile à percevoir avec les aliments les plus riches. Imaginez-vous manger du foie gras. Les premières bouchées ne sont-elles pas plus plaisantes que les dernières ? Même les plus gros mangeurs s'arrêteront avant d'avoir le ventre plein. Ils ne peuvent donc manger autant de foie gras qu'ils mangeraient de jambon dégraissé. « Quelque chose » les a empêchés de continuer. S'ils poursuivaient leur consommation, la diminution du plaisir se transformerait même en déplaisir, jusqu'à parfois entraîner douleurs, nausées et vomissements.

➤ *Et si j'ai envie de me taper la cloche ?*

Eh bien, dans ce cas, ne vous privez pas. Tous les mangeurs régulés ont expérimenté cette situation. Ils ne s'en sont pas portés plus mal. Vous aurez beaucoup moins faim aux repas suivants et vous réduirez spontanément vos consommations. Vous découvrirez de surcroît qu'il n'est pas si drôle de répéter trop souvent cette expérience.

➤ *Et si je suis obligé de manger alors que je n'ai pas faim ?*

Il existe, en effet, des situations où l'on ne peut éviter de manger. Si vous invitez un ami ou un de vos clients à déjeuner, vous pourrez difficilement vous abstenir de commander un repas. Cependant, rien ne vous oblige à consommer des plats riches. Vous pouvez également vous contenter d'un seul plat, ou même laisser de la nourriture dans votre assiette. Bref, nécessité fait loi, mais vous n'êtes pas non plus sans aucune ressource. Votre régulation rétablira ultérieurement votre équilibre. Il suffit de lui laisser faire son travail.

CHAPITRE V

Pour en savoir plus : Mes sensations me parlent

Les sensations alimentaires sont donc les seules informations dont dispose le mangeur pour ajuster sa consommation à ses besoins. Elles se résument à un petit nombre de sensations simples qui contrastent avec la multiplicité et la complexité des systèmes biologiques dont elles sont l'expression. La satisfaction quantitative et qualitative des besoins est conditionnée par trois mécanismes s'appuyant sur les sensations alimentaires : la fréquence des repas, la taille des repas et le choix des aliments.

Quand commence-t-on à manger ?

La faim apparaît quand le contenu du repas précédent a été évacué de l'estomac. Elle ne nous dit pas combien nous devons manger, mais nous renseigne sur le délai que nous pouvons supporter avant de manger.

La fréquence des repas est déterminée par l'alternance de la faim et de la satiété. On commence généralement à manger, mais pas toujours, quand la faim parfois l'envie se font sentir. La faim est une sensation se manifestant par une gêne, un

« creux » au niveau de l'estomac, voire une sensation douloureuse et pouvant s'accompagner d'une impression de faiblesse, de nervosité, parfois de malaise général. Ce cortège de manifestations incite le mangeur à se mettre en quête de nourriture d'autant plus rapidement qu'elles sont intenses. En l'absence de celle-ci l'organisme puise le glucose dans ses réserves et restaure rapidement, mais provisoirement la glycémie[1]. Ce qui explique la disparition momentanée de la sensation de faim. « Avoir l'estomac dans les talons » illustre d'ailleurs la fébrilité de cette recherche.

Cependant, contrairement à ce que pensent souvent les mangeurs restreints, la faim ne donne pas d'informations sur la quantité de nourriture que nous allons devoir ingérer mais seulement sur le délai qu'il nous est possible de tolérer avant de manger. Un individu qui a très faim se doit donc de manger dans un bref délai. Alors que celui qui a peu faim est capable d'attendre plus longtemps. Avoir très faim ne signifie donc pas que nous devons manger beaucoup. D'autre part, dans les études de consommation, on n'observe pas de corrélation entre la taille du repas et le temps d'abstinence qui précède ce repas[2]. Autrement dit, ce n'est pas parce qu'on n'a pas mangé depuis longtemps que l'on va manger beaucoup.

La faim apparaît quand les cellules du cerveau commencent à manquer de glucose. Un très faible fléchissement de la glycémie, de l'ordre de seulement 6 à 7 %, suffit à déclencher ce signal. Cette variation de la glycémie est sans rapport avec les fameuses « hypoglycémies » fonctionnelles, responsables de malaises et qui sont, elles, de l'ordre de 40 à 50 %. Ces der-

---

1. Orsini J. C., « Neurobiologie du comportement alimentaire », *GB Science Publisher*, 2003.
2. Le Magnen J., « Advance in studies on the physiological control and regulation of food intake », *in* Stellar E., Sprague J. M. (éds), *Progress in Physiological Psychology*, vol. 4, New York, Academic Press, 1971, p. 204-261.

nières sont très peu fréquentes et rarement retrouvées dans les analyses de sang. La faim, donc, se manifeste quand les aliments du repas précédent finissent d'être digérés et signale la nécessité de satisfaire un besoin global de nutriments énergétiques. Ainsi plus le repas sera riche et important, plus il restera longtemps dans l'estomac et retardera la réapparition de la faim. L'homme affamé ne fait pas le difficile. Il a faim et pourrait manger « n'importe quoi ». Voilà d'ailleurs ce qui distingue la faim de l'appétit. L'appétit, lui, est sélectif. Il ne se satisfait que de ce qui calme une envie spécifique. Celui qui a envie d'une glace au citron n'acceptera pas qu'on lui propose à la place une bavette aux échalotes. Cette dernière aurait sans nul doute pu calmer sa faim mais assurément pas son appétit. Une fois le repas terminé, la faim disparaît et se trouve remplacée par un sentiment de confort et de plénitude, c'est la satiété que l'on définit comme l'état de non-faim. Cet état se maintient jusqu'à la réapparition d'une nouvelle diminution de la glycémie qui déclenchera de nouveau un signal de faim et la prise du repas suivant.

La fréquence des repas, quant à elle, est avant tout déterminée par des contraintes sociales. Grâce à ses appétits prévisionnels, le mangeur apprend à régler la taille de ses repas pour avoir faim en temps voulu, à des heures socialement acceptables. Il « sait », avec une assez bonne précision et par un apprentissage inconscient, quelle quantité de nourriture il lui faut prendre au petit déjeuner pour ne pas avoir faim avant le déjeuner. Et quelle quantité de nourriture il lui faut prendre au déjeuner pour ne pas avoir faim avant le dîner. C'est donc seulement par apprentissage puis un conditionnement que les mangeurs d'un même groupe social apprennent à avoir faim à la même heure. Nous ne sommes pas génétiquement programmés pour tous avoir systématiquement faim à la même heure.

Pourquoi s'arrête-t-on de manger ?

Nous savons de quelle quantité d'aliments notre organisme a besoin grâce à la satiété. Deux systèmes participent à ce processus. L'un est mécanique, c'est la distension de l'estomac. L'autre est sensoriel, c'est la disparition du plaisir gustatif.

La faim nous dit que nous devons commencer à manger, mais il nous faut également posséder un moyen de savoir quand nous arrêter. Alors équipés de ces deux informations, un signal de début et un signal de fin, nous devenons capables de régler les quantités d'aliments que nous ingérons. Nous disposons pour y parvenir de plusieurs systèmes qui nous incitent à interrompre nos repas. Le processus qui met un terme au repas est désigné sous le terme de rassasiement. Il faut le distinguer de la satiété qui est l'état de non-faim séparant deux repas, eux-mêmes déclenchés par la faim. Le rassasiement se traduit physiologiquement par la diminution du plaisir gustatif constitué par la somme de plusieurs mécanismes agissant conjointement. L'un d'eux est mécanique, les autres sont sensoriels.

➤ *Parce qu'on a l'estomac plein : la distension gastrique*

L'efficacité du système mécanique repose sur la distension de l'estomac. C'est un processus tardif et approximatif basé sur le volume des aliments.

Le système mécanique est représenté par la distension gastrique. Le volume des aliments distend les parois de l'estomac et entraîne une sensation confortable de plénitude et l'arrêt de la prise alimentaire. Au-delà, la poursuite du repas deviendrait pénible. Une sensation désagréable de lourdeur s'emparerait de nous et pourrait même se transformer en douleur. Beaucoup de sujets en restriction cognitive rapportent d'ailleurs qu'ils ne parviennent à s'arrêter de manger qu'au moment où ils atteignent ce seuil. On voit que ce mécanisme est très rudimentaire et peu précis. Il intervient souvent trop tard alors que les besoins sont déjà comblés. De plus, s'il s'avère utile pour des aliments de faible densité calorique, tels que les légumes, il ne présente plus aucun intérêt pour des aliments de forte densité calorique, tels que le foie gras ou le chocolat. La distension gastrique constitue donc l'un des signaux inhibiteurs de la taille du repas. Cependant, la plupart des études ont montré que les sujets obèses y semblaient moins sensibles et pouvaient tolérer une plus forte distension que les sujets maigres[3]. Dans le but de proposer un traitement efficace de l'obésité, certains auteurs ont émis l'idée que l'on pourrait accroître la sensation de distension en introduisant un ballonnet dans l'estomac des sujets obèses. Mais les résultats se sont révélés décevants. Ainsi, quand on compare les sujets disposant d'un ballon intragastrique avec des sujets traités par une thérapie comportementale modifiant les comportements alimentaires, la perte de poids s'est révélée plus importante avec la thérapie comportementale. Les sujets porteurs de ballonnets ont réussi à prendre des repas plus fréquents, rendant ainsi, à long terme, le traitement inefficace.

3. Geliebter A., « Gastric distension and gastric capacity in relation to food intake », *Humans Physiology Behav.*, 44, 1988, p. 665-668.

➤ *Parce qu'on n'éprouve plus de plaisir : le système sensoriel*

> Quand le mangeur n'éprouve plus de plaisir gustatif pour ses aliments, c'est qu'il a suffisamment mangé et que ses besoins énergétiques ont été satisfaits.

Le système comprend surtout deux mécanismes, complémentaires l'un de l'autre : l'alliesthésie alimentaire négative et le rassasiement conditionné. Ces mécanismes d'une extrême précision s'appuient principalement sur la modulation du plaisir sensoriel procuré par la consommation des aliments. Leur fonction est de nous permettre de déterminer les quantités de nourriture qui sont nécessaires à la satisfaction de nos besoins, alors même que nous sommes en train de manger. Car, bien souvent, quand le repas est terminé, seuls 10 % des aliments ingérés auront été absorbés et seront parvenus à nos cellules ! Sans ces dispositifs, nous devrions attendre que tous les aliments ingérés au cours du repas soient absorbés, digérés, métabolisés puis transportés jusqu'aux cellules qui les utiliseront sous forme de nutriments pour savoir si ce que nous avons mangé est adapté à nos besoins. Autant dire qu'en commençant à manger le matin nous ne saurions que le soir si nous avons mangé ce qu'il fallait. Ce sont donc ces mécanismes qui nous permettent d'anticiper nos besoins.

L'alliesthésie alimentaire négative

Le phénomène alliesthésique a été décrit pour la première fois en 1968 et correspond à la modification de la perception affective de l'aliment en fonction de l'état énergétique interne de l'individu. Étymologiquement, il signifie « modification de sensation ». Il s'agit d'un phénomène universel dont chaque mangeur peut faire l'expérience chaque fois qu'il mange. Plus le mangeur a faim, plus le plaisir qu'il éprouve à manger est important. Puis, au décours de sa consommation, ce plaisir décroît au fur et à mesure qu'il se rassasie. C'est pour cette raison que l'on parle d'alliesthésie alimentaire négative. En cas d'ingestion forcée, le plaisir peut même se transformer en déplaisir. Le phénomène a été mis en évidence par Michel Cabanac grâce à l'expérience suivante.

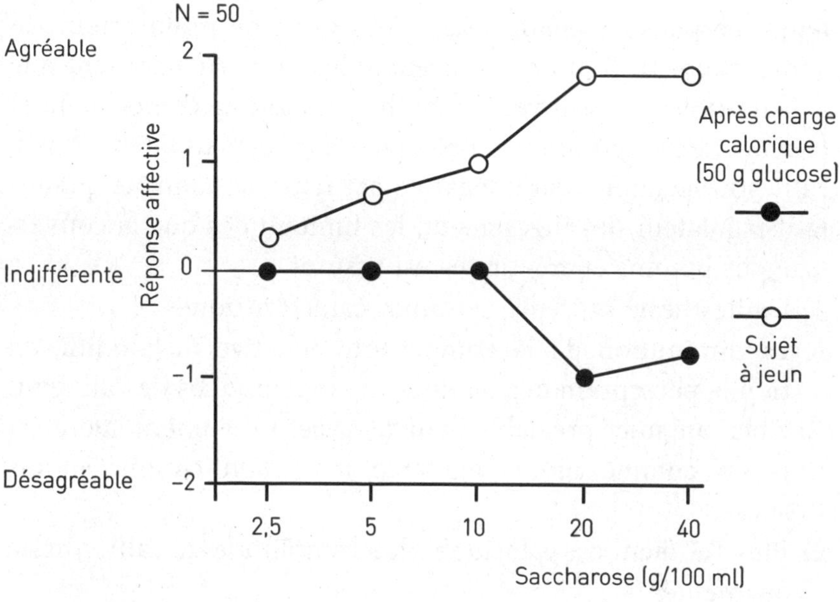

LE PHÉNOMÈNE D'ALLIESTHÉSIE ALIMENTAIRE NÉGATIVE DÉCRIT PAR CABANAC (1979).

Une réponse affective au stimulus sucré agréable à jeun devient indifférente voire désagréable après une charge calorique (50 g de glucose) administrée par voie intragastrique.

On demande à un groupe de personnes de noter le plaisir qu'elles éprouvent à goûter une solution plus ou moins sucrée. Dans une première expérience, les sujets sont à jeun et éprouvent d'autant plus de plaisir que la solution est sucrée. Dans une seconde expérience, les mêmes sujets viennent d'être nourris et éprouvent de l'indifférence pour les solutions les moins sucrées et une sensation franchement désagréable pour les solutions les plus sucrées. Le plaisir qu'ils éprouvent est donc différent selon que les sujets ont ou non besoin de manger. C'est par la modulation de cette composante affective que l'alliesthésie participe au contrôle des comportements régulateurs. Le plaisir gustatif jouant ici le rôle de renforçateur du comportement. Il initie et entretient le comportement tant que la sensation est positive. Il l'inhibe, dès que le comportement procure des sensations négatives ou déplaisantes. Ainsi, l'alliesthésie alimentaire négative participe au contrôle quantitatif régulateur des ingestats en les limitant dès que la couverture des besoins énergétiques est assurée.

L'alliesthésie présente certaines caractéristiques :

1. La diminution de la composante affective ne modifie en rien la perception des qualités organoleptiques de l'aliment. Chez un sujet préalablement rassasié, un aliment sucré est perçu comme moins agréable mais non comme moins sucré.
2. Plus l'aliment est calorique plus l'amplitude de l'alliesthésie augmente.
3. Le phénomène n'est pas immédiat et n'apparaît que quinze à vingt minutes après le début de la consommation de l'aliment. Il nécessite en effet un certain délai avant que les aliments n'atteignent les récepteurs chimiques situés dans le tube digestif et transmettent l'information au cerveau par voie nerveuse.
4. L'alliesthésie alimentaire ne fonctionne qu'avec des aliments apportant des calories. Elle est inopérante avec les édulcorants intenses. Ainsi, les faux sucres sont totalement dépourvus d'efficacité.

5. Le signal ne dépend pas de la distension gastrique. Le fait de remplir l'estomac d'eau ou d'autres substances inertes ne permet pas d'induire une alliesthésie alimentaire négative.
6. Enfin, l'alliesthésie alimentaire dépend du poids et de l'état nutritionnel du sujet. Elle disparaît chez les sujets amaigris. Ces derniers, n'éprouvant plus une diminution du plaisir gustatif, augmentent la quantité de leurs apports caloriques et retrouvent ainsi leur poids initial. Tandis qu'elle est renforcée chez les sujets en surcharge volontairement gavés. Le plaisir gustatif diminue plus vite les incitant à réduire leurs apports caloriques et ainsi à retrouver plus vite leur poids initial.

Le rassasiement conditionné

Cette sensation permet au mangeur, grâce à des mécanismes conditionnés, de maintenir l'équilibre de sa balance énergétique en consommant une quantité de nourriture correspondant strictement à sa dépense énergétique et cela quelles que soient les variations de cette dernière.

Cette compétence physiologique a été démontrée aussi bien chez l'animal que chez l'humain. Quand on diminue par 2 la densité des boulettes de nourriture habituellement distribuées au rat de laboratoire, ce dernier, après quelques apprentissages, réagit en multipliant par 2 sa quantité de nourriture, de façon à maintenir une quantité de calories appropriée à la couverture de ses besoins énergétiques[4].

Chez l'homme, le *rassasiement conditionné* a été démontré par David Booth[5] en 1982 grâce à une expérience devenue

---

4. Adolph E. F., « Urges to eat and drink in rats », *Am. J. Physiol.*, 151, 1947, p. 110-125.
5. Booth D. A., « How nutritional effects of food can influence people's dietary choices », *The Psychobiology of Human Food Sélection,* 1982, 4, p. 67-84.

célèbre. On offre un bon repas à deux groupes de volontaires[6]. Au premier groupe, on propose une soupe à la tomate riche en calories puis des sandwichs au jambon. Au second groupe, on propose une soupe à la tomate apparemment identique, mais pauvre en calories et sans que cette différence puisse être sensoriellement discernée. La soupe est cette fois suivie de sandwichs au fromage dont la composition en calories et en nutriments est rigoureusement identique à celle des sandwichs au jambon. On constate que dans les deux groupes, les volontaires consomment la même quantité de sandwichs. Puis, on fait revenir les volontaires la semaine suivante et on reproduit la même expérience. On constate cette fois que ceux qui ont consommé la soupe à la tomate pauvre en calories augmentent leur consommation de sandwichs au fromage.

On peut conclure qu'il n'a pas fallu bien longtemps pour que les volontaires lésés se rendent compte qu'ils s'étaient fait avoir et qu'ils adaptent les quantités de nourriture à leurs besoins.

Si l'on poursuit l'expérience en intervertissant les soupes à la tomate, dans un premier temps ce sont encore les sandwiches au fromage qui seront les plus consommés. Mais après quelques essais, les volontaires s'adapteront de nouveau en augmentant leur consommation de sandwichs au jambon.

En 1985, Birch et Deysher ont poursuivi la démonstration en l'expérimentant sur des enfants de 3 à 5 ans. Avant le repas, on donnait aux enfants soit une crème dessert très calorique aromatisée à l'abricot, soit une crème dessert peu calorique aromatisée à la fraise. On voyait que les enfants réduisaient leur repas après la crème à l'abricot et mangeaient plus après la crème à la fraise. Dans les deux groupes, la somme calorique

---

6. La notion de « bon repas » est très personnelle, notamment chez les physiologistes.

de la crème dessert et du repas restant à peu près identique. Puis, après six jours, on inversait les saveurs : la crème à l'abricot devenait peu calorique et la crème à la fraise très calorique. Après quelques essais, qui leur permettaient d'analyser inconsciemment la nouvelle valeur énergétique des crèmes dessert, les enfants modifiaient la taille de leur repas et se mettaient à manger moins après la crème à la fraise et plus après la crème à l'abricot. Ils avaient adapté leur consommation afin de maintenir un apport calorique correspondant à leurs besoins.

Quelques années plus tard David Booth a encore confirmé ses travaux par des expériences sur les adultes. Deux fois par semaine, des volontaires venaient prendre leur repas de midi dans son laboratoire. Le premier repas était conduit selon le protocole A et le second repas selon le protocole B. La précharge avait exactement le même goût, mais différait par sa teneur en calories.

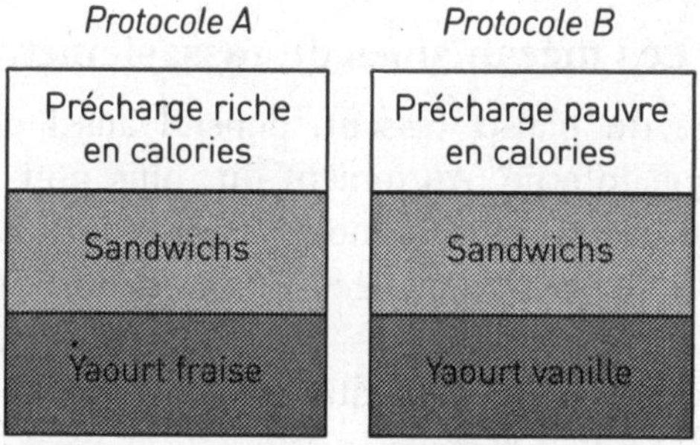

Protocole A : les sujets consomment d'abord une précharge riche en calories. Ils peuvent ensuite consommer autant de sandwichs qu'ils le souhaitent puis terminent leur repas par un yaourt à la fraise.
Protocole B : les sujets consomment d'abord une précharge pauvre en calories. Ils peuvent ensuite consommer autant de sandwichs qu'ils le souhaitent puis terminent leur repas par un yaourt à la vanille.

La première semaine, les sujets consommaient autant de sandwichs et de yaourts dans les deux expériences. Ils ne faisaient donc pas la différence entre la teneur calorique des précharges qui présentaient le même goût. Mais après quatre semaines, bien que la consommation des sandwichs restait identique, celle des yaourts à la vanille augmentait. Les sujets compensaient le déficit lié à la précharge pauvre en calories pour maintenir une quantité de calories suffisante à maintenir leur balance énergétique. Ils avaient *appris* par le mécanisme du rassasiement conditionné à ajuster leur prise alimentaire en fonction du contenu énergétique des aliments.

Toutes ces expériences montrent comment le rassasiement conditionné est donc fondé sur les caractéristiques sensorielles de l'aliment et non sur ses caractéristiques nutritionnelles ou caloriques. Il s'agit donc d'un contrôle à court terme du comportement alimentaire qui nécessite quelques apprentissages pour devenir efficace sur le long terme.

Les mécanismes du rassasiement

- L'intensité du plaisir ressenti dépend aussi de notre état énergétique interne. Autrement dit, plus nous sommes en déficit énergétique, plus nous avons faim et plus nous éprouvons de plaisir à manger. Et dit encore autrement, une bonne tranche de foie gras sera plus appréciée en entrée après une matinée d'effort qu'en pousse-café après un repas de noces[7].
- Le plaisir diminue d'autant plus vite que l'aliment est riche en énergie. Le chocolat et les gâteaux rassasient plus vite que les tomates ou les yaourts à 0 % de matière grasse. Ce qui est une bonne nouvelle.

7. Normalement, la simple évocation d'une tranche de foie gras après un repas déjà très copieux pourrait suffire à provoquer des nausées chez un grand nombre de mangeurs.

- Les mécanismes du rassasiement interviennent très tôt dans la séquence du repas. Le plus précoce se met en route dès les premières secondes. Tandis que le plus tardif n'est complètement opérationnel qu'au bout de vingt minutes. Il est donc faux de prétendre qu'il faut attendre vingt minutes pour être rassasié. Bien heureusement, les premières informations parviennent à notre cerveau dès les premiers instants du repas. Il n'est donc pas nécessaire de passer vingt minutes à table pour manger deux gâteaux secs. Ce qui est aussi une bonne nouvelle.
- Dès les premières minutes, les mécanismes du rassasiement et le contrôle du comportement alimentaire reposent principalement sur les composantes sensorielles de l'aliment (rassasiement conditionné).
- Au-delà de vingt minutes, les mécanismes du rassasiement sont principalement dominés par les aspects nutritionnels de l'aliment (alliesthésie alimentaire négative).

➤ *Comment les besoins nutritionnels sont-ils satisfaits ?*

> Nous sommes les jouets d'une illusion et choisissons inconsciemment nos aliments en fonction de nos besoins. Nous croyons, en effet, prendre plaisir à manger des aliments qui ont bon goût, alors qu'en réalité nous trouvons bon goût à des aliments qui nous procurent du plaisir parce que nous en avons besoin.

Les appétits spécifiques

Les chercheurs ont démontré que certains micronutriments faisaient aussi l'objet d'une régulation. Ce qui suppose encore une fois l'existence d'une valeur de consigne et la présence de systèmes de détection et de correction des besoins qui en résultent.

Or, il faut bien le dire, absolument personne n'a conscience de manquer de sélénium, de sodium, de fer, de lysine, de vitamine B1 ou de quoi que ce soit d'autre. Il faut donc, comme dans le cas de la régulation énergétique, que ces informations biologiques soient transmises au cerceau puis converties en informations suffisamment compréhensibles pour pouvoir être utilisées. Voilà le rôle des appétits spécifiques !

La manière dont nos besoins spécifiques sont ensuite codés en appétit spécifique reste encore assez obscure. Il ne semble pas que le besoin nutritionnel, à l'instar du besoin énergétique, soit traduit par des signaux corporels équivalant à ceux de la faim dont le mangeur prendra conscience et pourra interpréter comme un besoin spécifique. Il semble plutôt que l'essentiel du processus s'effectue de façon inconsciente et que le besoin qui active la motivation spécifique ne soit pas perceptible.

Quand nous avons faim, nous n'éprouvons pas le besoin de manger un aliment quelconque ou un plat quelconque. En y réfléchissant, nous serions même plutôt attirés par des aliments assez précis. Ceux dont nous ressentons qu'ils nous procureront à cet instant donné la plus grande satisfaction. Sans en comprendre la raison, à cet instant donné, nous « choisissons » de manger une entrecôte plutôt que des spaghettis à la *carbonara*. Comme le rappelle André Holley, nous commettrions une lourde erreur en considérant la décision de consommer tel aliment comme le résultat d'une délibération cognitive, consciente, dans laquelle seraient pesés rationnellement des arguments en faveur ou en défaveur de cette décision[8]. Au contraire, la plupart des processus d'élaboration de la décision sont largement inconscients. Ces processus sont sous-tendus par la présence d'un état de motivation qui résulterait de la détection d'un besoin. Ce besoin provoquerait un état émotionnel inconscient coïncidant

8. Holley A., *Le Cerveau gourmand*, Paris, Odile Jacob, 2006.

avec une activation des aires émotionnelles du cerveau[9]. C'est la correspondance dans le temps entre cet état de motivation exprimant le besoin spécifique d'un nutriment et la stimulation visuelle produite par l'aliment ou même sa simple évocation mentale qui pourrait ensuite aboutir à sa consommation.

Ainsi, les appétits spécifiques nous permettraient de choisir de manger des aliments contenant des substances dont nous n'avons aucunement conscience dans le but de combler des besoins dont nous n'avons pas davantage conscience. Il serait donc judicieux de ne pas systématiquement considérer les envies alimentaires comme de vulgaires caprices quand il pourrait s'agir de l'expression des besoins nutritionnels. Les scientifiques ont pu démontrer que nous étions même incroyablement doués pour trouver ce qui nous manquait.

Historiquement, la vitamine B1 a été la première substance pour laquelle a été mis en évidence un appétit spécifique[10]. C'est Harris en 1933 qui a découvert le premier que les rats déficients en thiamine pouvaient développer une préférence pour la nourriture enrichie avec le nutriment manquant. C'est surtout Curt Richter, pionnier de la psychobiologie, qui a montré comment, chez l'animal, les états de besoin pouvaient être à l'origine de certains appétits ou de comportement d'ingestion particulièrement appropriés. Dans certains cas, les rats déficients pouvaient aller jusqu'à ingérer leurs propres fèces afin de recycler le nutriment qui leur faisait défaut. Comme d'ailleurs, on a aussi vu des humains se réhydrater avec leurs urines pour faire face à des situations extrêmes de survie.

---

9. Louis-Sylvestre J., « Besoins spécifiques et émotions inconscientes », communication IIes Rencontres du GROS, 25-27 novembre 2004.
10. Harris L. J., Hargreaves F., Ward A., « Appetite and choice of diet. The ability of the vitamin B deficient rat to discriminate between diets containing and lacking the vitamin », *Proc. Roy. Soc.*, série B, vol. 113, 1933, p. 161-190.

Depuis, des appétits spécifiques ont été démontrés pour de nombreux nutriments. Compte tenu de leur importance, il est regrettable que les travaux sur ce sujet demeurent encore aussi peu fréquents et portent davantage sur les animaux que sur l'homme. Et même si les connaissances dans ce domaine ont progressé, il faut malheureusement admettre que l'inventaire de tous les nutriments faisant l'objet d'une régulation reste encore à établir. Pour l'heure, les études confirment des processus de ce type pour la vitamine B1 et d'autres vitamines du groupe B, pour certains minéraux comme le sodium, le potassium, le calcium, le zinc ou le fer, pour quelques acides aminés essentiels comme la lysine, le tryptophane et la méthionine. Et certains chercheurs suspectent que des mécanismes analogues pourraient aussi concerner la consommation de certains acides gras essentiels comme les oméga-3 ou les oméga-6.

Toutefois, lorsqu'ils existent, ces mécanismes dévoilent une puissance surprenante. Les animaux carencés font parfois la preuve d'une exceptionnelle motivation pour réparer leur carence. Dans son livre sur les émotions primordiales[11], Derek Denton raconte comment des herbivores, sous l'effet de la nécessité, se transforment en mangeur de pierre. Il rapporte ainsi le périple ahurissant des éléphants du Kenya qui cheminent au péril de leur vie sur des sentiers abrupts pour se procurer le sel nécessaire à leur survie. Ils atteignent ainsi des grottes à peine accessibles se situant au sommet d'un volcan culminant à plus de 4 200 mètres.

Sans doute, moins spectaculaire mais tout aussi révélateur, des rats déficients en lysine, un acide aminé essentiel, seront capables de découvrir la solution nutritive enrichie en lysine

---

11. Denton D., *Les Émotions primordiales ou l'éveil de la conscience*, Paris, Flammarion, « Nouvelle Bibliothèque scientifique », 2005.

lorsqu'elle est proposée au milieu de quinze autres solutions et ils peuvent encore la consommer même lorsqu'elle est proposée dans une solution amère qu'ils auraient été incapables de consommer en temps normal[12].

Chez l'être humain, il faut sûrement comprendre les changements d'attirance pour nos aliments en fonction de l'âge comme la manifestation de l'évolution de nos besoins. Certains auteurs expliquent ainsi la répugnance des enfants pour les légumes par le fait qu'ils n'apportent pas suffisamment d'énergie. Les enfants, ayant des dépenses énergétiques importantes, seraient davantage attirés par des nourritures plus riches correspondant mieux à leurs besoins élevés.

À quoi sert le goût ?

Que des éléphants soient capables de comprendre qu'ils ont besoin de sodium semble déjà une prouesse. Qu'ils sachent ensuite le trouver au fin fond d'une caverne située au bout d'un cratère totalement inaccessible tient aussi du prodige. En revanche, nous sommes moins étonnés de la facilité avec laquelle ils localisent le sodium dans une roche compte tenu que celui-ci est rendu particulièrement identifiable grâce au goût salé qui le caractérise. Comment le rat déficient en thiamine réussit-il à identifier parmi toutes les solutions qu'on lui propose la seule qui soit enrichie avec cette vitamine ? Ce n'est pas si simple, dans la mesure où la thiamine est indétectable au goût. De la même façon, on a pu montrer que les végétariens qui ne consomment pas de produits laitiers développaient un appétit spécifique pour le calcium qui les conduisait à augmenter significativement leur consommation en végétaux

12. Breslin P. A. Davidson T. L., Grill H. J., « Conditionned reversal of réactions to normally avoided tastes », *Physiology & Behavior*, 47, 1990, p. 535-538.

riches en calcium alors même que probablement ils en ignoraient la composition[13].

Une fois que le besoin spécifique d'un nutriment est détecté par le cerveau, puis que l'appétit spécifique pour ce nutriment apparaît, comment dès lors savoir quel aliment consommer pour satisfaire ce besoin, surtout si le nutriment en question ne présente aucune caractéristique gustative reconnaissable ?

C'est là précisément la fonction du goût.

Nous avons vu comment, grâce à ses capacités d'apprentissage et après quelques consommations répétées, le cerveau appariait inconsciemment l'image métabolique des aliments à leur image sensorielle. Nous allons voir maintenant comment il est aussi possible de transformer une aversion ou une préférence.

LES PRÉFÉRENCES ALIMENTAIRES

Le besoin crée le plaisir qui détermine ensuite les préférences. Si l'on soumet des rats à un régime carencé en protéines, spontanément, par la suite, quand ils auront le choix, ils se dirigeront vers des aliments leur apportant des protéines. La même expérience peut être répétée en infligeant des carences beaucoup plus spécifiques en un acide aminé, une vitamine ou un sel minéral. L'animal prend du plaisir et trouve bon les aliments qui lui apportent le nutriment qui lui fait défaut. Chose importante, son goût pour cet aliment persistera bien au-delà de la réparation de cette carence. On a ainsi créé durablement une préférence alimentaire. Il a même été possible, grâce à des protocoles de conditionnement, de transformer des aversions en préférences. Par exemple, les animaux détestent tous l'eau acide et préfèrent naturellement l'eau pure.

13. Leblanc J.-C., thèse sous la direction de Jeanine Louis-Sylvestre, « Influence de l'environnement sur le comportement alimentaire de groupes particuliers de consommateurs : études de l'équilibre nutritionnel et sanitaire des ingesta », 2001.

Après consommation d'un régime carencé en zinc, ils finissent tous par préférer l'eau acide si celle-ci leur apporte le zinc qui leur manque. De la même manière, chez l'homme qui présente une insuffisance surrénale, on constate une attirance étonnante pour la réglisse. Ce produit contient des substances qui corrigent les troubles dont souffrent ces personnes. Celles-ci ressentent alors un grand plaisir à consommer des aliments pour lesquels elles pouvaient n'avoir jusqu'alors qu'indifférence. Soudainement, la réglisse deviendra pour eux un aliment recherché et qui aura « bon goût ». De même, au cours d'un régime hypoglucidique, pouvons-nous décider de nous priver pendant plusieurs semaines de manger des féculents. Si soudainement on nous présente un délicieux plat de pâtes, à sa simple vue nous éprouverons un plaisir intense. Et nous en consommerons aussi longtemps que ce plaisir sera ressenti. Par ce message, le cerveau nous fait savoir que notre organisme est en état de manque et que nous devons reconstituer les stocks de glucides épuisés.

LES AVERSIONS ALIMENTAIRES

À l'opposé, il est aussi possible d'inverser une préférence si la consommation de l'aliment n'apporte plus ce que l'on en attend. Ainsi, chez les animaux, le goût inné pour le sucré ne se maintient que s'il correspond à un apport d'énergie. En remplaçant le sucre par de la saccharine, on assiste progressivement à une extinction du goût pour le sucré. L'animal finit par se désintéresser de ce type d'aliments qui lui devient dorénavant indifférent s'il « apprend » qu'il ne lui permet plus de satisfaire ses besoins. Ce processus est désigné sous le terme d'« aversion gustative conditionnée ». Il s'agit d'un mécanisme biologique extrêmement puissant et profondément utile. Il peut si nécessaire se mettre en place après une seule ingestion si cette dernière est suivie d'effets néfastes. On peut, par exemple, chez un animal, volontairement provoquer un malaise digestif après ingestion d'un aliment inconnu de lui. Après une seule expérience, l'animal évitera la consommation de cet aliment jugé dangereux. On a expérimentalement rendu cet aliment aversif. Chez l'homme, le malaise digestif accompagné de nausée, qui suit parfois fortuitement l'ingestion d'un aliment nouveau, suffit à produire une aversion pour cet aliment. À tel point que la seule évocation du nom de cet aliment suffira parfois à produire des nausées. Ainsi l'homme ou l'animal qui consomme un aliment toxique éprouvera pour celui-ci une aversion telle qu'il en évitera ensuite la consommation.

Le rassasiement sensoriel spécifique

Une fois le besoin détecté, puis l'appétit spécifique activé et enfin la source de nutriment identifiée, il reste encore à savoir quelle quantité en manger pour satisfaire le besoin sans excès ni insuffisance. C'est le rôle du rassasiement sensoriel spécifique de mettre un terme à la consommation de l'aliment.

Ainsi, si l'on propose à des moutons qui ont perdu 600 millimoles de sodium des solutions de concentration différente, on constate qu'ils adaptent le volume de liquide ingéré de manière à compenser au mieux leur déficit. Lorsque la solution proposée contient 1 200 millimoles de sodium par litre, ils n'en boivent qu'un demi-litre. Tandis qu'ils en boivent près de 3 litres lorsque la solution ne contient que 200 millimoles de sodium par litre.

Si l'on écarte l'idée que les moutons sont des virtuoses de la règle de trois, il faut bien admettre qu'ils parviennent à utiliser la sensation gustative comme indicateur de la concentration de la solution.

Il y a toutefois des situations ou cette adaptation au besoin n'est pas possible, par exemple lorsqu'on donne à l'animal une solution très diluée de sodium (100 millimoles par litre) car il lui faudrait alors boire environ 6 litres pour compenser le déficit ! La distension gastrique de l'estomac pourrait dans ce cas s'opposer à une réparation intégrale du déficit. Nous observons un phénomène analogue chez les patients soumis à des régimes très pauvres en graisse. Il leur faut dès lors se nourrir d'aliments de très faible densité énergétique qui occupent un grand volume et les empêchent de satisfaire l'intégralité de leurs besoins. Une patiente utilisait une expression très juste pour décrire cette situation. Elle disait qu'elle était pleine de vide !

Il faut aussi souligner que le rassasiement sensoriel spécifique permet d'arrêter la consommation avant même que le déficit n'ait été comblé. C'est ce que fait observer Derek Denton lorsqu'il décrit les mécanismes de la soif chez l'animal.

Alors que l'état de déshydratation à l'origine de la soif ne peut s'installer que progressivement, l'animal est capable d'étancher celle-ci en l'espace de trois à cinq minutes seulement. Puis son envie de boire disparaît subitement et complètement. Or, et c'est là selon lui le point délicat, la perte de l'envie survient bien avant que l'eau ingérée ne soit absorbée par l'intestin et ne permette un rééquilibrage chimique de la composition du sang et des liquides cérébraux qui ont engendré la soif. Ce rééquilibrage survient après quinze minutes et se poursuit pendant les deux heures qui suivent. Et pourtant l'animal a avalé en seulement trois à cinq minutes la quantité d'eau qui lui a permis de se réhydrater comme il faut.

Il est donc certain que l'interruption du comportement ingestif ne dépend pas de la disparition du besoin qui a engendré la soif et doit probablement intégrer des mécanismes conditionnés d'apprentissage de la réhydratation.

À partir de l'évaluation de nos besoins et de sa mémoire de l'aliment, le cerveau a la possibilité de déterminer les quantités qui nous sont nécessaires et de nous les faire connaître. Au début de la consommation de l'aliment, le plaisir ressenti est à son plus haut niveau. Il correspond à l'anticipation du plaisir que nous allons éprouver à nous soulager de notre faim. Ce plaisir renforce notre motivation à manger. Puis il s'atténue progressivement sans toutefois toujours totalement disparaître. Le renforcement positif du comportement alimentaire n'ayant plus lieu ou n'y trouvant plus grande satisfaction, le mangeur interrompt sa consommation.

Si l'aliment convoité est disponible, ce qui n'est pas toujours le cas, nous le consommons. Et étonnamment nous nous arrêtons alors que nous avons toujours faim. Nous sommes rassasiés de ce plat, mais la persistance de notre faim fait que nous avons encore envie de manger. Mais, cette fois, d'un autre aliment que nous choisissons parmi ceux qui sont disponibles, encore une fois parce que nous pensons que c'est celui qui nous procurera la plus grande satisfaction. Nous passons au plat suivant et le phénomène se reproduit ainsi jusqu'à ce que nous éprouvions un rassasiement global. À ce moment-là nous n'avons plus ni faim ni envie de manger, du moins en théorie.

Il est probable que le séquençage du repas n'obéisse pas qu'aux seules motivations nutritionnelles et que des facteurs cognitifs interviennent également. Nous décidons d'interrompre la consommation d'un plat aussi parce que nous savons que d'autres plats nous attendent et que nous avons appris qu'il ne sera pas possible de parvenir jusqu'à eux si nous n'avons pris soin de préserver un peu de notre faim. C'est sûrement par apprentissage, grâce au fameux : « garde une place pour le dessert » de nos mamans, que nous apprenons à freiner nos appétits pour parvenir jusqu'au dernier plat.

Quoi qu'il en soit, comme la nature est bien faite, il se trouve que les aliments que nous choisissons nous procurent du plaisir justement parce qu'ils sont peut-être ceux qui couvrent le mieux nos besoins à l'instant où nous les consommons. Le plaisir sensoriel ressenti au moment de l'ingestion est en fait la réalisation d'un plaisir anticipé qui résulte de la réparation du besoin qui a déclenché le choix de l'aliment. Au fil des consommations antérieures, le mangeur a appris les effets que produisait cet aliment sur son organisme. Il les a associés à son goût (aspect, odeur, saveur...). Inconsciemment, le mangeur fait appel à sa mémoire et choisit, en fonction de son état présent, l'aliment nutritionnellement le mieux adapté aux besoins à satisfaire[14]. En fait, quand les prises alimentaires sont sous le contrôle de la régulation, nous ne mangeons pas les aliments parce qu'ils sont bons. Nous les trouvons bons parce que nous en avons besoin et qu'ils nous font du bien[15].

À quoi servent les aliments allégés ?

> Les aliments allégés sont des petits malins
> qui auront bien du mal à déjouer la perspicacité
> d'un organisme qui en a vu bien d'autres.

Ces travaux conduisent à se poser la question de l'intérêt des aliments allégés. Les systèmes de la régulation laissent penser qu'il sera difficile de tromper l'organisme par la consommation de tels aliments sans que les mécanismes de compensation ne se mettent en place. Il est nécessaire pour répondre à cette question de distinguer les différents types d'allégement en sucre et en graisse.

L'ALLÉGEMENT EN SUCRE

Des études de comportement ont été conduites aux États-Unis, grand consommateur d'édulcorant. En particulier, une enquête réalisée auprès de 78 694 femmes de toute corpulence a

---

14. Chapelot D., Louis-Sylvestre J., « Faim, appétit, rassasiement, satiété », *Revue de nutrition pratique,* 16, 1997.
15. Cette notion n'est pas récente. Elle figure déjà dans l'*Éthique* de Spinoza en 1677 : « Il est donc établi pour tout ce qui précède que nous ne faisons effort vers aucune chose, que nous ne la voulons pas et ne tendons pas vers elle par appétit ou désir parce que nous la jugeons bonne : nous jugeons qu'une chose est bonne parce que nous faisons effort vers elle, que nous la voulons et tendons vers elle par appétit ou désir. »

montré que les utilisatrices de produits édulcorés avaient pris plus de poids au cours de l'étude que les non-utilisatrices. Les études des physiologistes ont permis de comprendre que si les consommations d'édulcorant répondaient à des situations de faim, donc de besoins métaboliques, elles étaient, dans ce cas, intégralement compensées lors des repas suivants. En revanche, quand ces consommations répondaient à des prises alimentaires sans faim, la compensation devenait très aléatoire. Ces études ont permis de conclure que, dans le cadre d'une alimentation libre, l'utilisation d'édulcorant s'avère inefficace sur la perte de poids.

L'ALLÉGEMENT EN GRAISSE

La plupart des études montrent qu'un allégement lipidique provoque une diminution non compensée de la consommation de lipides. En revanche, la diminution calorique qu'elle entraîne semble assez bien compensée par une surconsommation de glucides et parfois même de protéines. Si bien que si la composition de l'alimentation se trouve modifiée, le niveau calorique global reste souvent inchangé et ne permet pas d'obtenir une perte de poids significative. Ainsi, des femmes ayant consommé une alimentation allégée en lipides pendant deux ans ont perdu 3,2 kg pendant les six premiers mois de l'expérimentation. Au bout de deux ans, cette perte de poids n'était plus que de 1,9 kg. Ce faible amaigrissement avait pourtant été obtenu avec une alimentation ne comportant plus que 22,8 % de lipides[16]. En France, la consommation quotidienne de lipides est d'environ 40 % des apports caloriques globaux. Ces résultats confirment les observations réalisées aux États-Unis où l'on voit le poids moyen de la population augmenter simultanément avec une baisse générale de la consommation

16. Sheppard L., Kristal A. R., Kushi L. H., « Weight loss in women participating in a randomized trial of low-fat diets », *Am. J. Clin. Nutr.*, 54, 1991, p. 821-828.

de graisse. Toujours chez des volontaires américains, une tendance à s'accorder une petite récompense en contrepartie de la consommation d'aliments de régime, mais « bons pour la santé », a été mise en évidence et semble pouvoir expliquer l'échec de l'allégement lipidique[17]. De la même manière, dans une étude épidémiologique française réalisée sur des hommes, l'utilisation de produits allégés en graisse ne s'accompagnait pas d'une réduction de la ration énergétique, mais, au contraire, d'une consommation significativement plus élevée de sucre, biscuits, chocolat, miel et autres produits sucrés.

L'ensemble de ces processus, mécanique et sensoriel, contribue à moduler le plaisir gustatif et permet au mangeur d'ajuster précisément sa consommation d'aliments à ses besoins énergétiques. Le processus dynamique de diminution du plaisir gustatif se superpose au phénomène de rassasiement. Tandis que l'extinction du plaisir gustatif correspond à l'état de satiété. Ces systèmes, loin d'être redondants, agissent tous ensemble de façon synergique. Ils se mettent en place successivement dans le temps. Les premiers à apparaître, dès les premières minutes du repas, sont le rassasiement sensoriel spécifique et le rassasiement conditionné. Ils sont suivis par deux systèmes plus tardifs, l'alliesthésie alimentaire négative, qui contrôle également le contenu calorique du repas, et la distension gastrique qui réagit davantage au volume des aliments. Le système sensoriel est très dépendant des facteurs cognitifs et de l'idée que se fait le mangeur de ses aliments. Par exemple, quand un aliment liquide est introduit directement dans l'estomac par l'intermédiaire d'une sonde gastrique, donc en court-circuitant les étapes cognitives, les sujets ressentent un rassasiement moins satisfaisant pour une même quantité d'aliments normalement consommée. De même,

---

17. Mattes R. D., « Effects of aspartame and sucrose on hunger and energy intake in humans », *Physiol. Behav.*, 47, 1990, p. 1037-1044.

nous avons vu que les mangeurs restreints pouvaient se désinhiber et manger davantage après la consommation d'un aliment « interdit ». La même réaction peut être obtenue avec des aliments allégés dont on leur fait croire qu'ils sont riches en calories. Ce sont donc seulement les facteurs cognitifs qui semblent avoir entraîné la réaction de désinhibition.

Dans le cadre de la restriction cognitive, les mangeurs restreints semblent perdre la capacité de se réguler avec leurs mécanismes sensoriels et ne conserver que, ou essentiellement, la distension gastrique comme signal de fin de repas. Or les obèses, souvent des mangeurs restreints qui ne sont pas parvenus à obtenir une restriction calorique, possèdent une plus grande capacité à manger en distendant leur estomac et donc à reculer les limites de leur repas et augmenter leurs apports caloriques. Si les animaux, les enfants et beaucoup d'adultes paraissent être de très bons régulateurs, les psychologues Herman et Polivy ont bien montré que, à l'opposé, les personnes qui restreignaient leur alimentation pour s'empêcher de grossir devenaient, elles, de très mauvais régulateurs ne sachant plus adapter la taille de leurs repas à l'état de leurs besoins. L'estimation des justes quantités devenant pour elles de plus en plus imprécise et s'opposant à une bonne régulation pondérale.

Et le plaisir, à quoi ça sert ?

L'alimentation et la sexualité sont des fonctions essentielles assurant la survie et la reproduction des espèces. Elles sont toujours associées à la production de plaisir qui devient ainsi l'élément régulateur de ces fonctions vitales. Le créateur, dans son infinie sagesse, a dû penser que les êtres vivants négligeraient moins leurs devoirs essentiels s'ils y trouvaient aussi du plaisir.

➤ *Le plaisir d'avoir faim*

À bien y réfléchir, il n'est pas très logique d'attendre la faim pour commencer à manger. On décrit généralement la faim comme une sensation plutôt négative. On la qualifie au mieux de gênante ou d'inconfortable. Au pire on la trouve désagréable ou même douloureuse. Alors pourquoi se donner la peine d'attendre ces désagréments pour commencer son repas ? Pourquoi ne pas commencer avant qu'ils n'apparaissent comme le font certains patients qui redoutent leur faim ? Des milliards d'êtres humains, et même tous les autres êtres vivants, attendent l'apparition de ce creux à l'estomac, cette sensation de vide, cette hypoglycémie cérébrale, sont-ils tous masochistes ? Bien sûr que non. Ils ont une bonne raison d'attendre : le plaisir ! Ils savent que leur attente sera récompensée par plus de plaisir. La faim augmentera le plaisir du repas. Sans lui personne ne se donnerait la peine d'attendre sa faim. Grâce à lui, les bons comportements, ceux nécessaires à la survie et à la santé, sont renforcés. Croyant agir pour son bon plaisir, le mangeur adopte des comportements qui sont destinés à maintenir son poids et son équilibre énergétique. Même s'il ne le sait pas, il est régulé par son plaisir ! Et, finalement, le mieux est sûrement qu'il continue à l'ignorer.

Certaines personnes présentent une anomalie particulière. Elles ne perçoivent pas cet avantage d'avoir faim. Pour elle, le plaisir de manger ne dépend que de la qualité du produit. Elles n'ont pas besoin d'avoir faim pour augmenter l'intensité de leur plaisir de manger. Si l'aliment est bon, le plaisir est là. Elles peuvent manger avec le même plaisir à tout instant de la journée et même de la nuit. La faim étant seulement perçue comme un désagrément sans aucune utilité, elles ne conçoivent aucune raison de s'infliger cette peine. Sans la perception de ce plaisir supplémentaire, les comportements de non-faim seront prioritairement renforcés et favoriseront la prise de poids. Elles ne sont plus régulées par le plaisir et devront lutter contre leur tendance à grossir par des efforts supplémentaires de contrôle mental.

➤ *Le plaisir rassasie*

Le plaisir ne se contente pas d'intervenir dans le déclenchement du repas. Il participe aussi à son arrêt.

On sait aujourd'hui que l'arrêt du repas s'effectue sous l'influence d'une double commande : la disparition de la faim, la satiété, et la disparition du plaisir de manger. Comme si pour s'arrêter de manger il fallait avoir consommé une certaine quantité de nourriture et de calories mais aussi avoir éprouvé une certaine quantité de plaisir.

On pourrait ainsi définir le rassasiement comme la diminution de la faim et du plaisir. Sans la perception du plaisir et de sa diminution, il devient impossible de se rassasier. Grâce aux neurophysiologistes, nous savons que les personnes en surpoids possèdent moins de récepteurs à la dopamine, que l'on considère comme l'hormone de la récompense. Ce qui fait dire à certains que les obèses pouvaient manger plus car ils étaient moins récompensés. Ce phénomène explique pourquoi de nombreuses personnes peuvent continuer à manger, même une fois que la satiété est atteinte. Ils n'ont pas obtenu leur content de plaisir. Ils ne sont donc pas rassasiés. La nature est formidablement bien faite, elle permet à tous les êtres vivants de ressentir avec leur corps, sans intervention de la pensée, que c'est le plaisir qui rassasie.

Toutefois, rien ne permet de savoir si on doit considérer ces anomalies biologiques comme des causes ou des conséquences de l'obésité et des désordres du comportement alimentaire.

Les deux hypothèses semblent aussi pertinentes l'une que l'autre. Il est possible que les déficits en récepteurs soient par exemple génétiquement déterminés. Pour le généticien Philippe Froguel, 95 % des gènes de l'obésité s'expriment dans le cerveau et jouent un rôle dans le contrôle du comportement alimentaire et dans les processus de régulation. Mais les observations cliniques laissent fortement penser que certains comportements pourraient aussi influencer le nombre des récepteurs à la dopamine et entraîner des pathologies du plaisir alimentaire.

C'est le plaisir qui rassasie, avons-nous dit. Mais le rassasiement ne se manifeste pas comme la faim par une sensation physique très caractérisée. Il s'agit plutôt d'une émotion de l'ordre de la satisfaction ou du contentement qui dépend notamment de la perception agréable et consciente des sensations alimentaires, gustatives et digestives. C'est donc un phénomène très complexe facilement sujet à toutes formes de dérèglements.

La rapidité d'ingestion des aliments réduit la perception des sensations alimentaires. Ce qui incite le mangeur à compenser la moindre intensité de ses sensations par une augmentation des quantités de nourriture afin d'atteindre la quantité de plaisir nécessaire à son rassasiement. Comme si la quantité venait pallier la qualité.

Pourtant manger lentement n'est pas encore la garantie d'une perception des sensations gustatives et digestives. On peut manger lentement en faisant des mots croisés, en s'hypnotisant devant son écran de télévision ou d'ordinateur ou tout simplement en refaisant le monde dans sa tête. Bref, on peut être absent à soi-même et à ses propres sensations. Ici, c'est le déficit de conscience qui aboutit à une diminution de la sensation de rassasiement. Il suffit de manger en regardant la télévision pour augmenter de 15 % sa consommation d'aliments. À l'inverse, manger en utilisant les techniques de pleine conscience permet de réduire de 25 % les quantités consommées.

On peut aussi manger lentement et consciemment des aliments qui ne nous satisfont pas. Simplement parce qu'ils ne sont pas à notre goût. La perception des sensations est bien présente, mais elle n'est pas agréable et n'aboutit pas au sentiment de satisfaction nécessaire au rassasiement. Le mangeur reste sur ce sentiment d'insatisfaction, de manque. Il n'a pas eu son content de plaisir et accepterait facilement de manger sans faim un aliment qui viendrait combler ce manque.

Et puis, surtout, on peut manger lentement, consciemment, des aliments à notre goût tout en s'accablant de reproches. Le mangeur peut se sentir coupable de manger, s'inquiéter de grossir. Le sociologue Claude Fischler a constaté dans une étude portant sur la manière de manger dans les pays occidentaux l'émergence d'un nouvel état d'esprit. Il semble imprégner la plupart de nos contemporains, surtout les plus influencés de culture anglo-saxonne, et se manifeste par une forte anxiété alimentaire, notamment chez les plus préoccupés de leur poids. Dans ce cas, l'anxiété, la culpabilité mais aussi la honte, la colère, le désespoir, la déception, toute émotion négative qui pourra accompagner l'acte alimentaire et qui viendra prendre la place de la satisfaction nécessaire au rassasiement. Une émotion en chasse une autre. Les mangeurs en restriction cognitive connaissent cela sur le bout de la langue.

Le retour à une alimentation intuitive et sereine leur permet presque toujours de retrouver le rassasiement et les rend capable de s'arrêter de manger quand la satiété survient. Comme si, d'un coup, ils augmentaient leurs récepteurs à la dopamine et pouvaient enfin être récompensés d'avoir mangé ce qui est bon pour eux. Leur corps enfin les récompense de l'attention qu'ils lui accordent

Ainsi le plaisir n'est pas un luxe. Sans lui rien n'est possible. Sans lui, nous mangerions sans faim et nous ne saurions pas nous arrêter. Si la nature a inventé le plaisir, c'est pour favoriser les bons comportements de santé. Mangez pour le plaisir la santé suivra. Mangez pour la santé, vous avez toutes les chances de perdre le plaisir et la santé avec.

C'est simple, mais c'est complexe…

En résumé, nous aurions, en apparence, affaire à un système d'une extrême simplicité. Pour maintenir son poids, il suffirait de manger quand on a faim, de s'arrêter quand on atteint la satiété et de tout bonnement se laisser guider par cette sorte de pilotage automatique. Cependant, derrière cette immense simplicité se dissimule une machinerie d'une complexité tout aussi extrême constituée de facteurs biologiques, psychologiques et sensoriels et dont les seules parties visibles sont la faim et la modulation du plaisir gustatif. Ce dernier est déterminant par sa fonction régulatrice qui nous renseigne sur nos besoins et renforce nos comportements positifs. Cependant, cette machinerie est d'autant plus fragile qu'elle est complexe. Les mangeurs restreints, ayant décidé de remplacer leurs sensations par des croyances alimentaires, ne disposent plus de ce pilotage automatique. À un stade plus avancé, ils finissent par ne plus les percevoir et se trouvent contraints de substituer cette régulation spontanée et inconsciente, qui ne nécessite aucun effort, par un contrôle volontaire épuisant. On pourrait imaginer la régulation comme un gigantesque ordinateur qui travaillerait sans répit et dont tous les résultats s'afficheraient sur un petit cadran avec seulement un voyant vert qui dirait de commencer à manger et un voyant rouge qui dirait de s'arrêter de manger. Au lieu de cela, le mangeur restreint se doit de prendre lui-même les commandes et de réfléchir à chaque aliment qu'il consomme. Est-ce le bon moment, est-ce le bon aliment, est-ce la bonne quantité ? Et pour tout mode d'emploi ce malheureux mangeur ne dispose que d'un discours diététique, stéréotypé, établi statistiquement, sans rapport avec ses besoins propres qui peuvent varier d'un instant à l'autre, et qui pour tout arranger dit et contredit sans cesse des allégations qu'il assène constamment avec la même assurance.

Entre un signal de début de repas, la faim, et un signal de fin de repas, la satiété, encore faut-il maintenant savoir ce que l'on peut manger. Nous aborderons donc, dans le prochain chapitre, la croyance « aliments autorisés-aliments interdits ». Existe-t-il réellement des aliments défendus quand on veut perdre du poids ? Mais surtout nous verrons comment il est possible d'apprendre à s'arrêter d'en manger quand on est rassasié.

CHAPITRE VI

Manger des aliments « interdits »

Voilà quinze jours que vous examinez vos sensations alimentaires à la loupe. Voyons ce qu'il en est maintenant et essayons d'en dresser un second bilan.

Faites le bilan de cette deuxième période

Êtes-vous plus attentif à votre manière de manger ?

- Êtes-vous parvenu à manger sans rien faire d'autre ?
  ☐ Jamais ☐ Parfois ☐ Souvent ☐ Toujours.
  Sinon que faisiez-vous ?
  En cas de difficulté, qu'avez-vous ressenti ?
- Êtes-vous parvenu à manger plus lentement ?
  ☐ Jamais ☐ Parfois ☐ Souvent ☐ Toujours.
  ☐ Seulement au début du repas ☐ Tout au long du repas ?

Comment percevez-vous vos sensations alimentaires ?

- La faim et l'envie de manger sont-elles pour vous des sensations plus précises ?
- Percevez-vous la diminution du plaisir gustatif et le rassasiement ?
  – Pour tous les aliments ?
  – Sinon, pour quels aliments ?

Tenez-vous compte de ce que vous percevez ?

- Avez-vous réussi à ne pas manger quand vous n'aviez ni faim, ni envie de manger ?
  – Sinon dans quelles circonstances ?
- Avez-vous réussi à vous arrêter de manger quand vous preniez conscience que vous n'aviez plus faim et plus envie de manger ?
  – Sinon dans quelles circonstances ?
- Au cours de cette période, vous êtes-vous empêché de manger certains aliments dont vous avez eu envie ?
  ☐ Rarement ☐ Parfois ☐ Souvent ☐ Très souvent
  Lesquels ?

➤ *Quelques remarques sur ce deuxième exercice*

• *Je ne parviens toujours pas à manger sans rien faire*

Si manger est trop culpabilisant pour vous, ce chapitre vous aidera certainement à retrouver une plus grande sérénité. Il est aussi possible que vous soyez bien trop préoccupé du confort ou de l'opinion de votre entourage pour pouvoir vous intéresser à vous-même. Certaines personnes sont si attentives à leur environnement qu'elles en deviennent oublieuses d'elles-mêmes au point de ne pas pouvoir se prêter la même attention.

• *La faim et l'envie ne sont toujours pas distinctes*

Vous avez fait l'expérience de la faim, mais cette sensation n'est toujours pas évidente pour vous. La faim peut parfois tarder à réapparaître si vous vous trouvez dans une situation de surcharge pondérale importante par rapport à votre poids d'équilibre. Il n'y a rien d'autre à faire que d'attendre d'être revenu à un poids inférieur pour retrouver une vraie sensation de faim. Il peut s'avérer judicieux de retenter l'expérience de la faim d'ici quelque temps en utilisant le support informatique à votre disposition.

• *Je ne perçois toujours pas la satiété*

La faim est la première sensation à réapparaître de manière très précise. La satiété, quant à elle, prend plus de temps à se manifester avec la même précision. L'état de restriction cognitive empêche de la percevoir distinctement. Il faudra attendre d'avoir un peu évolué dans le traitement de la restriction cognitive pour retrouver la satiété. Les exercices qui vont suivre seront essentiels pour vous.

• *Je mange sans faim et même sans envie*

Que vous commenciez à manger sans faim et sans envie ou que vous poursuiviez votre repas sans faim et sans envie impose dans une certaine mesure de se forcer à manger. C'est généralement le cas quand on s'efforce de respecter des recommandations nutritionnelles : ne pas sauter les repas, prendre un petit déjeuner, équilibrer ses menus en incluant certains aliments de manière obligatoire. Il peut également s'agir de la peur d'avoir faim entre les repas ou trop faim au repas suivant et de s'exposer ainsi à consommer des aliments interdits ou manger de trop grandes quantités de nourriture. Ce sont encore des manifestations de la restriction cognitive. L'étape que vous allez maintenant franchir améliorera sûrement la situation.

Au stade où nous en sommes, vous savez que vous pouvez manger quand vous voulez et prendre le nombre de repas qui vous convient. Vous pouvez sauter votre petit déjeuner, prendre un goûter dans l'après-midi et même deux si cela vous chante. Si chaque fois que vous mangez vous avez faim, vous obtiendrez un fractionnement de votre alimentation qui ne vous fera pas grossir. Peut-être même, avez-vous déjà engagé votre perte de poids ? Vous savez sans doute mieux reconnaître votre faim et la distinguer de l'envie de manger. En revanche, il est bien possible que le rassasiement vous cause encore des soucis. Peut-être avez-vous encore des difficultés à le percevoir ou même le percevez-vous, mais ne pouvez vous empêcher de continuer à manger ? Mais surtout, il est probable que vous vous attendiez à recevoir quelques conseils sur les choix des aliments les plus propices à votre perte de poids.

Tous les mangeurs restreints sont convaincus, s'ils veulent maigrir, qu'il serait préférable de favoriser la consommation de certains aliments et d'éviter celle de certains autres. Ils sont souvent victimes de l'inévitable discours antigras, antisucre. Mais, plus souvent, ils constatent eux-mêmes les difficultés qu'ils ont à se comporter normalement avec ce type d'aliments. Face à ceux-ci, il leur est très difficile d'arrêter d'en consommer quand ils sont rassasiés. Ils en mangent toujours au-delà. Parfois, simplement un peu trop, parfois jusqu'à ce qu'il n'en reste plus. Pour y remédier, ils préfèrent souvent ne pas les introduire chez eux. Ils évitent donc d'en acheter, mais deviennent incapables de les consommer avec modération. « Je ne sais pas en manger un peu. Soit je n'en mange pas, soit je finis le paquet. » L'exposition à ce type d'aliments constitue pour eux un épineux problème. Ils se trouvent nécessairement exposés à leur présence dans de nombreuses situations, et tout particulièrement lors d'événements conviviaux. Leur système de protection s'avérant, dans ces circonstances, assez peu efficace.

> « S'il n'y en a pas, je n'y pense même pas. Mais si je sais qu'il y en a à la maison, je ne pense plus qu'à ça et je les mange jusqu'à ce qu'il n'y en ait plus. C'est même le meilleur moyen de ne plus y penser. Je crois même que je finis le paquet en me disant que, de cette façon, je me débarrasse du problème. »

Dans certains cas, l'exposition peut se faire simplement par la pensée. Il suffit d'évoquer ce type d'aliments pour avoir envie d'en manger et devoir produire de grands efforts pour y résister, avec ou sans succès. Nous allons donc essayer de résoudre cette difficulté et soumettre la croyance « aliments autorisés-aliments interdits » à un petit test.

➤ *Aliments autorisés, aliments interdits ?*

• *Question 1* : Selon vous, lequel de ces deux menus fait le plus grossir ?

Menu 1	Menu 2
Salade de crudités Poisson à la vapeur Ratatouille Yaourt à 0 %	Salade de lentilles Poisson frit Mousse au chocolat

• *Question 2* : Faisons maintenant en sorte que ces menus apportent chacun 750 calories tout en précisant qu'ils ne présentent pas la même composition. Il n'y a ni gras ni sucre dans le menu 1 alors que le menu 2 en apporte dans la friture et la mousse au chocolat. Lequel de ces deux menus fait le plus grossir ?

Menu 1	Menu 2
Salade de crudités Poisson à la vapeur Ratatouille Yaourt à 0 %	Salade de lentilles Poisson frit Mousse au chocolat
750 calories	**750 calories**

À la première question, la presque totalité des personnes répond que le menu 2 fait plus grossir que le menu 1. À la deuxième question, 90 % des personnes continuent à opter pour le menu 2. Seules 10 % répondent que les deux menus se valent puisqu'ils apportent la même quantité de calories. Cependant, si on demande à ces 10 % quel menu, en pratique, elles mangeraient dans la perspective d'une perte de poids, toutes préfèrent manger le menu 1. Si bien, qu'en fin de compte, la quasi-totalité des personnes a choisi le menu 1 pour perdre du poids.

En réalité, les bonnes réponses étaient les suivantes. À la première question, comme les quantités n'étaient pas indiquées, il n'était pas possible de répondre. Ou bien, il fallait répondre « cela dépend des quantités ». À la seconde question, comme les quantités étaient mentionnées et étaient identiques, 750 calories, il fallait répondre que les deux menus se valaient. En théorie, mais en pratique aussi.

Ces réponses, sans surprise, sont néanmoins tout à fait cohérentes avec l'idée que se font la plupart des mangeurs de l'influence des aliments sur leur poids. Elles sont également cohérentes avec l'attitude qu'ils adoptent à leur égard. Pour la plupart des personnes, il existe, en effet, des aliments qui font grossir et d'autres qui ne feraient pas grossir, ou même qui feraient maigrir. En revanche, il est bien plus intéressant de s'interroger sur les conséquences comportementales d'un tel raisonnement. Comment les personnes qui appréhendent les aliments en fonction de leur influence sur le poids vont-elles se comporter avec la nourriture ?

Reprenons nos deux menus et voyons où nous conduit ce raisonnement. Démonstration.

Comme notre menu 1 est composé d'aliments qui ne font pas grossir, je peux donc tranquillement en manger et même, en théorie, en remanger. Après tout, ils ne présentent aucun danger et ne peuvent me faire grossir. Toutefois, si je me ressers, je n'ai plus 750 calories dans mon assiette, mais peut-être 1 000. Et, de cette façon, je me comporte exactement comme si je pensais que 750 ou 1 000 calories allaient produire sur mon corps le même résultat. Est-ce réellement concevable ?

Mais poursuivons. Notre menu 2 est, quant à lui, composé d'aliments qui font grossir car ils apportent du gras et du sucre. Il est, en quelque sorte contaminé. Je pense donc, si j'en mange 500 calories, que je grossirai moins que si j'en avais mangé 750. Mais je grossirai quand même.

Menu 1	**Menu 2**
Salade de crudités Poisson à la vapeur Ratatouille Yaourt à 0 %	Salade de lentilles Poisson frit Mousse au chocolat
750 calories ? 1 000 calories	750 calories ? 500 calories

Tiens donc ! Ne suis-je pas là en train d'affirmer que 500 calories du menu 2 me font plus grossir que 1 000 calories du menu 1 ? Ainsi 500 calories de chocolat feraient donc plus grossir que 1 000 calories de ratatouille ? Est-ce concevable ? Certains seront sans doute tentés de l'affirmer. Après tout, « le gras et le sucre ne s'éliminent pas de la même façon », « ils se stockent sous forme de graisses corporelles ». Et puis, « il y a si peu de calories dans la ratatouille »... Tout bien considéré 500 calories de chocolat *doivent* faire plus grossir que 1 000 calories de ratatouille. Très bien, jusqu'où pourrez-vous donc soutenir ce raisonnement ? Pensez-vous que 250 calories de chocolat continuent à faire plus grossir que 1 000 calories de ratatouille ? Oui ? Bien. Et 100 calories de chocolat, et 1 carré de chocolat ? Il arrive un moment où l'irrationalité de ce raisonnement finit tout de même par apparaître. D'après vous, quelle est la quantité de chocolat qui finira par faire moins grossir que 750 calories de ratatouille ? 500 calories ? 200 calories ? 50 ? Où situez-vous la limite ? Comment justifiez-vous cette limite ? Si vous ne le pouvez pas et si vous ne savez pas où se trouve cette limite c'est tout simplement qu'elle n'existe pas. Car ces deux menus produiront sur votre poids le même résultat.

Le postulat « aliments interdits-aliments autorisés » conduit donc selon « sa logique » à affirmer que :

– *Un saladier de ratatouille ne fait pas plus grossir qu'une seule cuiller à soupe de cette même ratatouille.*
– *Un carré de chocolat fait plus grossir qu'un saladier de ratatouille.*

Il n'est pas raisonnable de penser de telles choses. Nous nous trouvons là face à une pensée irrationnelle, au bord d'une croyance magique. Qui aura pour effet d'entraîner de notre part un comportement tout aussi irrationnel.

Examinons donc ce comportement irrationnel. Si je pense que le menu 1 ne fait pas grossir, je peux alors le déguster sans retenue ni arrière-pensée. Et pourquoi donc me priver, là où il y a de la gêne il n'y a pas de plaisir. Je peux donc en manger beaucoup. Quant aux aliments du menu 2, ils font grossir. J'essayerai donc de ne pas en manger. Mais, en réalité, il m'arrive bien souvent d'en manger quand même. Et dans ce cas, il m'arrive parfois de ne pas parvenir à me limiter et d'en consommer de grandes quantités. Au bout du compte, il m'arrivera parfois de manger en grandes quantités aussi bien les aliments que je m'autorise que ceux que je m'interdis. Ainsi, ce schéma, « aliments autorisés-aliments interdits », me conduit à consommer de grandes quantités... de tous les aliments. Pour perdre du poids, reconnaissons que ce ne sont pas les meilleures conditions dont on puisse rêver. Il est donc plus raisonnable d'admettre que tout aliment apporte des calories qui, consommées en excès, exposent à la prise de poids.

Rappelez-vous aussi l'histoire de notre mangeuse qui commence par avoir envie de manger un carré de chocolat et finit par manger deux yaourts à 0 % et une demi-tablette de chocolat (voir Camille page 45). À son insu, ses consommations d'aliments ne sont plus guidées par des sensations alimentaires mais par des raisonnements qui se sont inscrits malgré elle dans sa manière de manger. Les idées qui la conduisent sont les suivantes :

Les processus cognitifs du mangeur restreint

– Je dois manger beaucoup d'aliments autorisés pour ne pas avoir envie de manger des aliments interdits.
– Si je consomme un aliment interdit, je dois en manger beaucoup car je n'y aurai plus droit par la suite.

Ces idées la poussent à manger au-delà de ses besoins mais vont également produire des émotions qui viendront brouiller la perception de ses sensations alimentaires.

➤ *Ces émotions qui font manger*

Progressivement, le comportement alimentaire du mangeur se modifie et s'organise autour de la présence d'émotions induites par sa nouvelle manière de penser sa nourriture : la peur de manquer, la peur d'avoir faim, le sentiment d'insécurité, le couple frustration-culpabilité et le trouble du réconfort.

La peur de manquer

La peur de manquer peut prendre plusieurs visages qui inciteront le mangeur à consommer au-delà de ses besoins.

LA PEUR DE MANQUER DES ALIMENTS INTERDITS OU DE SUCCOMBER À SES ENVIES

Les processus cognitifs que nous avons décrits généreront rapidement des peurs qui prendront le pas sur les sensations de rassasiement et de satiété. Le sujet ne mange plus en fonction de ces dernières, mais pour se rassurer de ses peurs. Il se protégera de ses envies de manger des aliments interdits en surconsommant des aliments autorisés. Comme nous l'avions vu, les repas seront constitués de grandes quantités de légumes verts, viandes maigres ou laitages écrémés dans l'espoir de ne pas succomber à ses envies de plats plus alléchants ou de desserts. Tandis que la peur de manquer des aliments interdits le conduira à en constituer des provisions afin d'anticiper une pénurie annonciatrice de longues frustrations. Dans ce contexte de peur, le sujet devient rapidement incapable de percevoir correctement ses seuils de rassasiement et mange en fonction de motivations sans rapport avec ses besoins réels.

LA PEUR DE LA DISPARITION DES ALIMENTS

Même une fois débarrassées de leur croyance « aliments autorisés-aliments interdits », certaines personnes parviennent difficilement à s'arrêter de manger alors même qu'elles ont conscience de ne plus avoir faim. Concrètement, elles se sentent incapables de renoncer à une partie de leur nourriture et ne peuvent s'empêcher de finir leur assiette. Il est naturellement possible d'avancer plusieurs explications à cette attitude. Marque de politesse : « Cela ne se fait pas », difficultés à s'affirmer : « Je risque de vexer mon hôte, lui faire de la peine », compassion pour ceux qui n'ont pas la chance de pouvoir manger à leur faim, etc. En réalité, il s'agit là de tout autre chose. Ces mangeurs restreints se comportent avec la nourriture comme s'ils la mangeaient pour la dernière fois, comme si elle allait disparaître : « Je mange vite. J'ai peur qu'il ne me reste plus rien », ou : « Je mange comme si la fin du monde était pour demain. »

Il est parfois légitime dans des circonstances un peu inaccoutumées d'adopter ce type de comportement : dans un grand restaurant, lors de la consommation d'aliments festifs, lors de la découverte de plats nouveaux ou de cuisines nouvelles, etc. Le caractère exceptionnel de l'événement justifie dans ce cas la présence d'un comportement moins habituel entraînant des consommations plus excessives, au-delà de la faim que nous ressentons. Un peu comme si la rareté de l'événement nous incitait à faire des provisions de plaisir. Car une fois l'occasion passée, elle pourrait bien, de longtemps, ne plus se reproduire. Mais la plupart du temps, lors de repas plus ordinaires, le mangeur régulé se contente de manger à sa faim. Il réalise sans difficulté que l'aliment qu'il consomme est parfaitement reproductible et qu'il pourra en remanger aussi souvent qu'il le souhaitera. Certaines personnes sont parfois amenées du fait de leur profession à manger très souvent, dans d'excellents restaurants, des plats toujours exceptionnels dont on peut penser qu'ils ne sont pas aisément reproductibles. Dans ce cas, le mangeur régulé parvient à réaliser que ces plats non reproductibles sont toutefois remplaçables. Et que d'autres plats tout aussi succulents lui apporteront autant de plaisir dans d'autres occasions. Il n'éprouve pas la nécessité d'en manger comme si c'était la dernière fois qu'il faisait un bon repas. Le mangeur restreint ne se comporte pas ainsi. Il ne parvient pas à réaliser que ce qu'il mange est reproductible ou remplaçable. Il mange les aliments ordinaires comme s'ils étaient toujours exceptionnels et devait en faire des provisions. Cette attitude, une fois encore, l'incitera à en manger de bien plus grandes quantités. « Je mange trop, sans faire attention et comme si on allait me piquer ma part », ou : « Je me rends bien compte que je cherche à en manger le maximum. » Estelle vient de prendre conscience de ce comportement, voici ce qu'elle en dit :

> « Je suis choquée de mon attitude. Je n'ai jamais manqué de rien. Le matin, je compte les biscottes qui restent à manger comme l'avare qui compte ses sous. Quand on partage un gâteau, je lorgne toujours sur la plus grosse part. J'ai toujours peur qu'on ne prenne ma part. Hier soir, mon frère est passé à la maison et nous avons improvisé un petit repas. Je crois que j'ai mangé uniquement par peur d'en avoir moins que lui. En le réalisant, cela m'a plongée dans un abîme de honte. »

Voilà donc une nouvelle conséquence de la restriction cognitive qui entraînera le mangeur restreint à manger au-delà de ses besoins et donc, encore une fois, l'exposera à prendre du poids ou ne pas parvenir à en perdre.

La peur d'avoir faim

Les mangeurs régulés sont habituellement heureux de ressentir des sensations de faim. Ils savent que plus leur faim sera importante plus leur plaisir de manger s'en trouvera grandi et ils s'en réjouissent d'avance. Bien mieux, l'absence de la sensation de faim avant un succulent repas aurait plutôt pour effet de les désoler. Et ils exerceront généralement leur art de manger de manière à avoir suffisamment faim avant de se mettre à table. Rien n'est plus agréable pour eux, dans un contexte d'abondance alimentaire, que de ressentir ce petit creux au ventre avant de déguster un aliment apprécié. Il en est tout autrement du mangeur restreint. L'ensemble des règles diététiques auquel il s'astreint provoquerait plutôt chez lui une appréhension face à cette sensation, certes, parfois désagréable mais pourtant en aucun cas redoutable. Rappelez-vous, le régime de « bon sens » lui recommandait vivement de *manger préventivement* afin d'*éviter la faim qui risquerait de favoriser les grignotages ou les compulsions*. Car, en effet, la faim est présentée dans la plupart des régimes comme une dangereuse ennemie. Elle est généralement considérée comme une menace qui exposera le mangeur à transgresser ses règles de bonne conduite. Ne lui a-t-on pas formellement affirmé qu'il se devait de ne pas manger entre les repas ? Ne lui a-t-on pas fortement déconseillé de ne pas manger d'aliments contenant du sucre ou du gras ? Or si, par malchance, il advenait qu'il ait faim entre deux repas quelle alternative s'offrirait donc à lui ? La première, la plus évidente pour la plupart des gens mais pas pour le mangeur restreint, consisterait à manger. Évidemment, à moins d'avoir pris des précautions, ce qu'il pourra consommer au beau milieu de l'après-midi risque fort d'être un aliment « interdit ». Il n'est pas très simple à cette heure de la journée de se procurer un fruit, un yaourt ou tout autre aliment sanctifié. Cette première solution présente donc l'inconvénient de le pousser à la transgression d'au moins deux règles fondamentales de son régime. Et nous avons vu ce qu'il lui en coûterait : culpabilité, reproches, sentiment d'échec, etc. La seconde solution, plus économique d'un point de vue psychique, serait de résister à sa faim et d'attendre l'heure du repas le plus proche ou au moins la possibilité de se procurer un aliment « autorisé ». Cette solution, diététiquement correcte, peut s'avérer assez pénible et n'est pas non plus dénuée de risque. Car rien ne garantit, si la faim devient trop forte, qu'il pourra finalement lui résister. Au bout du compte, soit il mange et s'accable de reproches, soit il ne mange pas et la faim lui tenaille le ventre jusqu'au repas suivant. Pas simple. Si l'on ajoute qu'à chaque fois qu'il mange un aliment « interdit », il s'expose à une perte de contrôle et à des consommations qui s'effectueront sur un mode compulsif, on comprend que le malheureux mangeur redoutera de se trouver aux prises avec ce terrible dilemme et fera son possible pour ne pas s'y trouver confronté. Derrière la peur de la faim, se profile, en fait, la peur de « craquer ». Manifestement, la faim qui serait plutôt une sensation heureuse dans un pays où la nourriture est présente partout en surabondance, est devenue pour le mangeur restreint, du fait de règles de régime sans fondement, un véritable problème. Le régime lui a rendu la faim dangereuse et effrayante. Il est consternant d'avoir à le dire, mais des personnes qui vivent au milieu de placards et de réfrigérateurs regorgeant de nourriture, qui sont entourées de centaines de magasins d'alimentation et distributeurs de nourriture ont peur d'avoir faim et surtout peur de « craquer ». Voici des extraits du carnet alimentaire de Caroline :

> J'avais faim. Je ne pouvais pas résister à la faim car j'avais peur de faire un malaise pendant ma séance de natation.
> J'avais un peu faim. Vu le trajet à faire en voiture, vu les grèves, j'ai préféré ne pas résister, pour ne pas avoir faim durant mon trajet.
> J'avais faim. Je n'aime pas résister à la faim par crainte d'une migraine.
> J'avais un peu faim. Si j'avais résisté, j'aurais eu peur de ne pas pouvoir dormir.

L'intensité de cette peur est variable, allant de la simple inquiétude au réel état de panique pouvant s'inscrire dans un authentique tableau de phobie. Certaines personnes affirment parfois être sujettes, avant les repas, à des malaises qu'elles qualifient d'hypoglycémies : sueurs, tremblements, sensations d'étouffement, bourdonnements d'oreilles, etc. Une investigation soigneuse, éventuellement complétée par des examens biologiques, éliminera rapidement ce diagnostic et révélera qu'il s'agit, en fait, de manifestations d'anxiété pouvant prendre la forme de véritables états de panique. « J'ai beaucoup de difficultés à supporter la faim. Je me sens tout de suite très mal. Je n'arrive plus à respirer, comme si j'étais claustrophobe et je risque de me jeter littéralement sur la bouffe. »

Dans un contexte de régime amaigrissant, la conséquence la plus inattendue de cette peur est qu'elle incite le mangeur restreint à manger au-delà de ses besoins. Pour le comprendre, voyons comment se comportera un mangeur qui a peur d'avoir faim. Une personne qui a peur cherche naturellement à éviter l'objet de sa peur. Dans le cas qui nous occupe, le mangeur cherchera donc à ne pas se trouver confronté à sa faim. Sachant que celle-ci l'expose à un risque de craquage, il mangera sans faim avant l'apparition des premiers signes de faim. Et au terme du repas, pour éviter un retour trop précoce de la faim il mangera au-delà de son rassasiement. « Je préfère manger même si je n'ai pas faim. Mieux vaut prévenir. Je me dis : tu auras faim et tu ne pourras plus manger. » À l'inverse, la certitude de pouvoir manger calme son inquiétude et lui permet de moins manger : « Quand je sais que je peux manger ce que je veux, je mange moins. Je me sens plus calme et je peux laisser de la nourriture de côté. Je sais que je pourrai la manger plus tard si j'ai faim. » Certaines personnes ont si peur d'être prises au dépourvu par une sensation de faim qu'elles ne peuvent sortir de chez elles qu'en se munissant de petites quantités de nourriture dont le but n'est pas nécessairement d'être consommées mais de calmer leur anxiété. C'est ainsi qu'Isabelle ne quitte jamais son sac à main qui lui permet de dissimuler des barres de céréales ou des pommes sans lesquelles elle ne pourrait sortir de chez elle.

Les spécialistes des comportements phobiques reconnaîtront ici tous les signes caractéristiques de ces troubles. Manifestations d'anxiété, voire états de panique, stratégies d'évitement : manger avant l'apparition de la faim, manger au-delà de la faim pour en retarder la réapparition et enfin conduites contraphobiques : présence de nourritures destinées à réduire l'anxiété.

Au bout du compte, le régime amaigrissant entraîne le mangeur dans une situation surréaliste qui consiste à manger sans faim pour éviter de manger quand il aura faim. Exactement l'inverse de ce que ferait un mangeur régulé.

Si vous vous trouvez dans cette situation, la reconnaissance des autres sensations alimentaires peut devenir problématique. Avant de poursuivre votre travail sur d'autres sensations, je vous engage à résoudre préalablement cette difficulté en effectuant l'expérience de la faim.

Le sentiment d'insécurité

Le *sentiment d'insécurité* que nous éprouvons à l'égard de nos aliments envahit progressivement l'esprit d'un grand nombre de mangeurs[1]. Nous entretenons vis-à-vis des aliments inconnus une méfiance naturelle qui a probablement été très utile à notre survie tout au long de l'évolution. Ce sont nos traditions et nos cultures alimentaires qui au cours de l'histoire

1. Selon un sondage Ipsos réalisé en 2007 pour l'association Agriconfiance, les risques liés à l'alimentation arrivent en troisième position des préoccupations des Français, derrière les risques liés à la pollution de l'air et de l'eau et ceux liés à l'insécurité et à la délinquance ; 52 % des Français se déclarent, aujourd'hui, inquiets quant aux effets possibles des aliments sur leur santé.

ont assuré notre sécurité en mettant à notre disposition des aliments qui avaient fait la preuve de leur innocuité.

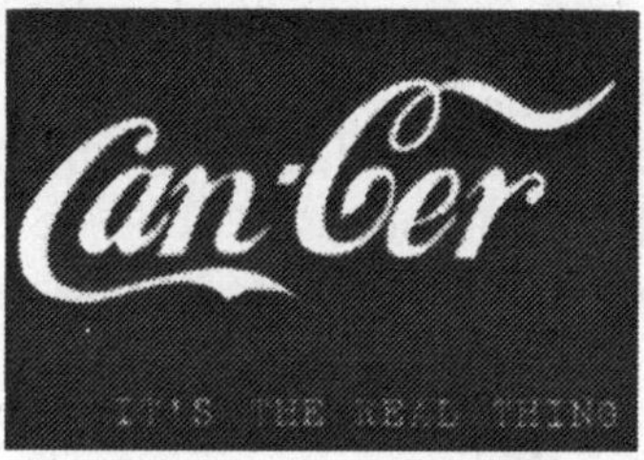

Pour nous, mangeurs, les choses doivent être simples. Soit l'aliment est sûr, et il est comestible. Soit il n'est pas sûr, et il n'est pas comestible. Il n'existe en cette matière aucune demi-mesure. Nous ne saurions consommer des aliments « un peu comestibles ». Ce qui entre dans notre bouche ne peut faire l'objet d'aucun soupçon. Nous le constatons chaque fois qu'une affaire de sécurité alimentaire refait surface. La moindre suspicion entraîne une chute des ventes ou même un retrait total du produit incriminé. C'est ainsi qu'en 1988 la firme Perrier, pour avoir laissé échapper treize bouteilles contaminées par du benzène, a préféré retirer de la vente 280 millions de bouteilles afin de conserver la confiance de ses clients.

Il est probable que ce réflexe sécuritaire contribue aussi au succès des régimes interdictifs, qui partagent les aliments en deux catégories : les bons, comestibles parce qu'ils ne font pas grossir et les mauvais, non comestibles parce qu'ils font grossir. C'est simple, c'est sans appel. Et il n'y a pas à se poser plus de questions !

Que se passe-t-il quand nous consommons des aliments suspects ? Car voilà bien la situation dans laquelle se trouve le mangeur moderne et, plus encore, le mangeur restreint. Ses aliments lui inspirent inquiétude, anxiété et culpabilité. Il mange des aliments qu'ils soupçonnent d'être nocifs à son

À la cueillette aux champignons

Nous avons tous été un jour cueillir des champignons au cours d'un dimanche en forêt. Nous les ramassons puis à la fin de la balade nous les trions. Nous faisons un premier tas de champignons comestibles que nous mettons de côté en vue de la bonne omelette que nous nous préparons à manger. Un second tas de champignons non comestibles que nous écartons soigneusement pour ne pas prendre le risque de nous intoxiquer. Et il y a toujours un troisième petit tas composé de champignons que nous connaissons mal. Ceux dont nous ne sommes pas très sûrs et que nous sommes censées apportés chez le pharmacien. Mais comme il n'y a jamais de pharmacie ouverte le dimanche, que faisons-nous de ces champignons douteux ? Nous les jetons. Car personne ne pourrait tranquillement déguster une fricassée de champignons tout en pensant manger peut-être son dernier repas !
Avec les champignons, les choses sont simples. Soit ils sont sûrs soit ils ne le sont pas. On ne fait pas de demi-mesure.

poids et à sa santé. Pour reprendre encore la formule de Claude Lévi-Strauss, ses aliments ne sont plus bons à manger car ils ne sont plus bons à penser. Selon la loi de contagion, ils sont contaminés par des traces de pensées négatives. Le slogan *Pour votre santé (votre poids), mangez moins gras, moins sucré, moins salé* suggère que nous mangeons tous trop gras, trop sucré. Sans aucune précision sur la dose qu'il conviendrait d'absorber, tout aliment gras ou sucré porte désormais en lui la possibilité d'un danger. Quels que soient notre consommation préalable et notre état de santé. Comme si le mieux était systématiquement d'en manger le moins.

Les conséquences de cet état d'insécurité alimentaire s'observent sur les processus de rassasiement. L'ambivalence qui caractérise certains de nos aliments, ils sont à la fois désirés mais suspectés, nous rend incapables d'en consommer les quantités appropriées à nos besoins. Si j'aime les frites mais que je pense qu'elles font grossir : combien en manger ? Une seule, deux car la première avait un goût de revenez-y, toute une assiette, deux assiettes, le plat entier en me jurant que je n'y toucherai plus pendant six mois ? Pour le mangeur régulé les choses sont plus faciles, la quantité qu'il faut manger est simplement celle qui le rassasie.

Mais, à supposer que le mangeur restreint décide lui aussi de respecter son rassasiement, il aurait la grande surprise de constater sa disparition. Et qu'il ne saurait pas quand s'arrêter de manger. La disparition de la sérénité, remplacée par des sentiments de culpabilité et d'anxiété, empêcherait le processus du rassasiement.

Le couple frustration-culpabilité

La frustration et la culpabilité sont des émotions puissantes que nous avons déjà évoquées et qui viendront troubler les mécanismes de la régulation. La lutte permanente du sujet contre ses envies de manger provoque une frustration gonflant comme une vague qui viendra ensuite éclater dans une compulsion d'autant plus bruyante qu'elle aura été longue et péniblement vécue. Le rattrapage calorique se fait sans rapport avec le manque réel. Le sujet se comporte là comme s'il lui fallait consommer en une fois tout ce qu'il n'a pas mangé depuis le début de ses privations. À l'opposé, la culpabilité conduit le mangeur restreint à compenser ses écarts alimentaires sans rapport avec l'excès calorique commis. Ce ne sont pas les calories qui sont compensées, mais l'idée que le mangeur se fait de sa faute. Plus la culpabilité sera grande, plus la compensation sera sévère et sans rapport avec la régulation physiologique exigée par l'organisme. La frustration et la culpabilité, comme par un effet de levier, agissent sur les sensations alimentaires en majorant les processus naturels de compensation. La frustration faisant manger plus qu'il ne le faudrait, la culpabilité produisant l'effet inverse. Ainsi, encore une fois, ce sont les émotions qui prendront le pas sur les processus de rassasiement et la satisfaction des besoins.

Le trouble du réconfort ou la quête de l'introuvable

On parle bien souvent des obèses comme de personnes incapables de gérer leurs émotions de façon adaptée et systématiquement tentées de recourir à la nourriture pour apaiser leurs tensions. Ils seraient, en quelque sorte, victimes d'une oralité effrénée. Or, jusqu'ici, aucune étude n'a jamais permis de retrouver chez les obèses les moindres traits de personnalité communs. Ils ne semblent pouvoir se caractériser par aucune particularité psychologique. En revanche, si au lieu de considérer le poids, on s'intéresse au degré de restriction cognitive, les mangeurs restreints, quel que soit leur poids, présentent un certain nombre de ressemblances. Ils sont plus irritables, plus anxieux, plus sujets aux dépressions, plus vulnérables aux stress, présentant une forte réactivité émotionnelle. L'état d'inhibition les mettant sans cesse sur des positions défensives, occasionnant une forme d'usure mentale sournoise et exténuante. L'état de désinhibition, quant à lui, les renvoyant toujours à des pensées culpabilisantes et à une déplorable estime de soi. On conçoit ainsi comment la restriction cognitive, par les deux aspects qui la caractérisent et par un long travail de sape souterrain, s'emploie efficacement à fragiliser le mangeur sur le plan émotionnel et, paradoxalement… peut-être, l'incite à rechercher un réconfort dans la prise de nourriture. Or, là encore, les études démontrent que les obèses, bien souvent après avoir mangé, loin de se sentir soulagés de leur tension, ne s'en trouvent au contraire que plus anxieux, plus coupables, plus honteux… et même plus obèses. Et pourtant, malgré cela, rien ne pourra les empêcher de récidiver comme s'ils recherchaient désespérément dans cet acte un bien-être auquel ils ne pouvaient avoir accès. Comme s'ils semblaient définitivement condamnés à mener une quête éternelle et inaccessible, à chercher sans fin un réconfort impossible.

Dans bien des prises en charge, on a vu les thérapeutes s'ingénier à convaincre leurs patients de l'attrait d'autres manières de s'apaiser : prendre une douche froide, manger des bâtonnets de carottes, aller promener son chien... Mais d'une certaine manière, l'infortuné mangeur se sent toujours grugé. Car, au fond de lui, il sait. Ce qu'il cherche se trouve dans la nourriture. Et il ne l'a toujours pas découvert. On lui suggère de regarder ailleurs, il ne dit pas non. On lui suggère d'oublier les aliments, il ne demande pas mieux. Mais il n'y parvient pas. Il y a quelque chose dans la nourriture dont il ressent un immense besoin et qu'il ne trouve pas. Il ne peut s'empêcher de le chercher et il ne s'arrêtera que lorsqu'il l'aura trouvé. Devant tant d'obstination, mieux vaut se demander ce qu'il cherche et l'aider à l'obtenir. Voilà un remède qui lui permettra peut-être de cesser son errance.

Or ce que le mangeur attend, c'est précisément que ses aliments le soulagent d'une tension et lui apportent le réconfort attendu. Malheureusement cette attente ne se réalise pas. Non seulement le réconfort ne vient pas mais, bien souvent, l'acte alimentaire se transforme en une compulsion qui à elle seule vient gâcher toute trace de plaisir qui aurait pu survenir. Plus le réconfort tarde à venir, plus le sujet mange. Comme s'il vivait dans l'espoir vain de le trouver dans la bouchée suivante. Mais son attente sera toujours déçue et se soldera encore une fois par le cortège habituel des reproches, de la culpabilité et de la honte. Alors que le mangeur régulé s'arrête de manger dès le réconfort atteint, le mangeur restreint paraît incapable de réconfort et ne peut s'arrêter de manger. Il semble atteint d'un trouble du réconfort.

Sophie et le gâteau de semoule

Sophie, 28 ans, présente un surpoids modéré (IMC = 27) mais ne parvient plus à contrôler sa manière de manger. Elle mange, dit-elle, « pour compenser », en réaction à toutes sortes de stress. Dans ces moments-là, il lui arrive de se gaver de gâteaux de semoule. Pourquoi le gâteau de semoule ?

À l'âge de 8 ans, avant l'école, sa maman lui préparait chaque matin un gâteau de semoule dont elle faisait une galette au fond de son assiette et qu'elle mangeait malicieusement en grignotant les bords et en se rapprochant progressivement du centre. Adolescente, alors qu'elle vivait chez ses grands-parents, elle adorait s'amuser à faire la course avec son grand-père. Le premier qui finissait sa part de gâteau de semoule avait le droit de venir manger dans l'assiette de l'autre.

Beaucoup plus tard, elle avait conservé l'habitude, « pour se faire du bien », de continuer à manger cet aliment de l'enfance. Malheureusement, quand, jeune adulte, elle décida de perdre du poids, elle réalisa que son gâteau de semoule, riche en sucre, ne correspondait pas à l'idée qu'elle se faisait d'une alimentation minceur. Elle décida donc, à l'avenir, de se passer de cette stratégie réconfortante. Elle résista longtemps puis, un jour, céda. Sans pouvoir s'en empêcher, elle se mit à en manger de plus en plus grandes quantités. Elle découvrait les compulsions et terminait ses crises assise au pied de son lit, prostrée, le ventre rempli à se rompre et enroulée autour d'elle-même.

Elle grossissait et le gâteau de semoule ne lui faisait plus aucun bien !

Les travaux portant sur le stress et la prise alimentaire montrent que les personnes qui mangent sous le coup d'une anxiété se sentent généralement moins anxieuses après cette consommation. Mais le mangeur restreint, au contraire, n'éprouve, lui, aucunement moins d'anxiété. Manger ne le soulage de rien. Manger ne fait qu'alourdir le fardeau qu'il porte ! D'où lui vient donc cette incapacité ? Pourquoi sombre-t-il dans cet engrenage alimentaire sans rapport avec ses besoins physiques et psychologiques ? Plusieurs explications sont sans doute possibles mais l'une d'entre elles mérite toute notre attention, car elle nous est maintenant familière et offre des possibilités d'interventions thérapeutiques immédiates. Il s'agit de l'état de restriction cognitive. Comment, en effet, le mangeur aux prises avec une croyance aliments interdits-aliments autorisés pourrait-il parvenir au moindre réconfort lorsqu'il mange des aliments dont il est convaincu qu'ils le rendent obèse ? Que peut-il bien penser en mangeant un gâteau au chocolat ? « Non seulement, j'ai des tas d'emmerdements mais en plus je suis en train de grossir comme une baleine », ou : « Ce que je mange est délicieux mais m'empoisonne. » Le mangeur restreint pense bien trop de mal de lui et de ses aliments pour qu'ils puissent lui procurer le moindre réconfort ou soulagement. Les processus cognitifs qui régissent sa manière de manger ont bien trop dégradé sa relation avec la nourriture pour qu'elle puisse produire les émotions positives qu'il s'attend à éprouver. Quand il mangera des aliments défendus, ceux-ci ne lui procureront plus, au contraire, que des émotions négatives.

Malheureusement ses ennuis ne s'arrêteront pas là. Convaincu qu'il transgresse sa ligne de conduite, qu'il commet une faute, il se promet bien qu'on ne l'y reprendra plus. Nous reconnaissons bien cet aspect de la restriction cognitive qui conduit notre mangeur à se jurer qu'il ne succombera plus à ses écarts et à manger tout son chocolat comme si c'était le dernier. Enfin, toujours du fait de la restriction cognitive notre mangeur, qui vient de manger en excès, ne saura ou ne pourra pas correctement se réguler et s'exposera à la prise de poids. La culpabilité qu'il éprouve pourra l'inciter à se priver de manger au repas suivant, la perte de contact avec ses sensations alimentaires à ne pas compenser son excès de manière adéquate, ses croyances diététiques à l'obliger à manger au repas suivant alors qu'il n'a plus faim. Voilà comment le mangeur restreint, après avoir perdu le contact avec ses sensations alimentaires, non seulement ne parviendra plus à se réconforter, absorbera de trop grandes quantités de nourriture et deviendra incapable de les réguler.

Les conséquences de la croyance « aliments interdits-aliments autorisés »

– Le mangeur est exposé au risque de dépasser sa faim et de grossir quel que soit le type d'aliments qu'il consomme.
– Le comportement alimentaire n'est plus contrôlé par les sensations alimentaires mais par tout ce que l'on croit devoir manger ou ne pas manger pour maigrir ou éviter de grossir.
– Les sensations alimentaires finissent par s'estomper puis disparaître.

➤ *Vérifions que tout le monde a bien retenu*

Peut-être commencez-vous maintenant à trouver ces allégations sur les aliments « interdits » un peu moins convaincantes qu'auparavant. Pour poursuivre, je vous propose de résoudre un petit exercice pratique. Voici deux menus bien différents. Le premier apporte 750 calories et se veut « diététiquement correct ». Le second apporte 200 calories et ne se compose que d'un pain au chocolat.

Selon vous, quel sera le menu le plus avantageux pour votre poids ? Attention, la question n'est pas de savoir si vous aimez le pain au chocolat ni ce que vous pourrez manger au repas suivant ni même si un seul pain au chocolat suffira à calmer votre faim. Simplement, quel est le menu qui aura, sur le moment, l'effet le plus favorable sur votre poids ?

Menu « diététique » à 750 calories	Menu à 200 calories
Crudités Viande ou poisson Légumes + pain Yaourt +/– fruit	Pain au chocolat

Dans l'absolu, ce sont, bien sûr, les 200 calories, donc le pain au chocolat, qui seront les plus avantageuses. Nous pouvons maintenant resituer cette comparaison dans un contexte plus approprié. Imaginons qu'un jour, vous n'ayez pas très faim, il sera plus judicieux, ce jour-là, de vous contenter de 200 calories plutôt que d'en manger 750, même si ces 200 calories sont apportées par un pain au chocolat. On comprendrait, en effet, assez mal pourquoi une personne qui n'a pas très faim devrait se forcer à manger, en quelque sorte, trois fois plus que sa faim ne l'exige. Surtout si elle espère maigrir ! En revanche, si vous souhaitez grossir, sachez que vous suivez à la lettre les conseils que l'on adresse aux personnes maigres pour les encourager à prendre du poids. On leur recommande de se forcer à manger, même si elles n'ont pas faim. Mais peut-être avez-vous d'autres projets ?

Poursuivons notre démonstration et imaginons maintenant que vous soyez contraint, pour des raisons qui nous échappent, de ne plus vous nourrir que de deux pains au chocolat par jour, 400 calories, pendant plusieurs mois. Selon vous, quelles en seraient les conséquences pour votre poids ? Il est tout d'abord probable que vous ayez immédiatement très faim. Ensuite, après trois semaines de ce régime, vous aurez sans doute beaucoup maigri. Et enfin, après trois ou six mois vous serez mort… de faim, avec dix ou vingt kilos de moins et cela en n'ayant mangé que du chocolat. Ce petit exercice d'imagination était simplement destiné à vous faire réaliser qu'il n'est pas possible de grossir en mangeant de si petites quantités de nourriture, fussent-elles même du chocolat. Ce qui est d'ailleurs bien regrettable. Nous serions tous très heureux d'apprendre que l'on peut grossir en se nourrissant exclusivement de 400 calories de chocolat. Nous pourrions alors proposer une solution rapide aux famines qui sévissent dans certaines régions du monde. Nous distribuerions à chacun une tablette de chocolat et n'aurions plus qu'à attendre que les malheureux affamés grossissent. Je conseille aux optimistes, qui ne sont toujours pas convaincus, de tenter l'expérience... et de s'armer de patience.

➤ *Exercices de substitution*

Toutes ces démonstrations m'ont semblé nécessaires pour vous montrer à quel point les mangeurs que nous sommes devenus sont victimes d'un conditionnement diététique et normatif qui les empêchera de maigrir durablement et les poussera inexorablement à reprendre les kilos perdus. Ces démonstrations peuvent certes vous paraître séduisantes, mais s'avéreront pourtant insuffisantes à vous convaincre totalement. Il s'agit maintenant de passer d'une compréhension intellectuelle à un véritable déconditionnement vous permettant de manger selon vos propres besoins et non selon une manière « diététiquement correcte » de penser la nourriture. Il est indispensable pour cela que vous expérimentiez vous-même cette nouvelle conception de la nourriture. Nous allons donc recourir à des exercices de substitution des aliments « autorisés » par des aliments « interdits ».

Premier exercice de substitution

Ce premier exercice s'adresse aux mangeurs qui ont l'habitude de faire des repas relativement structurés se terminant généralement par un fruit ou un laitage. Je conseille à ceux qui ont des habitudes différentes de passer directement à l'exercice suivant. Voici une liste d'aliments couramment consommés en fin de repas.

Yaourt nature à 0 %	50 calories
Yaourt nature entier	70 calories
Yaourt aux fruits à 0 %	90 calories
Yaourt aux fruits et au lait entier	110 calories
Un fruit moyen de 150 g	70 calories
Deux carrés de chocolat	40 calories

Il apparaît assez clairement que les 40 calories apportées par les deux carrés de chocolat seront plus avantageuses pour votre poids que celles apportées par tous ces autres aliments. Si vous souhaitez donc manger du chocolat mieux vaudra prendre deux carrés à 40 calories plutôt qu'un yaourt à 0 % qui, lui, apporterait 50 calories. Vous pourrez même consommer le chocolat de votre choix, ils se valent tous en valeur calorique. Bien sûr, il s'agit de deux carrés qui seront pris dans une tablette de 100 g comprenant 6 rangées et 4 carrés par rangée. L'exercice de substitution consiste à remplacer un aliment « autorisé » par un aliment « interdit ». Si, par exemple, vous avez l'habitude de consommer un fruit ou un yaourt aux fruits à 0 % de matières grasses qui représente donc 70 à 90 calories, remplacez-le par une quantité légèrement inférieure de chocolat, ici 2 à 4 carrés de chocolat, 40 à 80 calories. En pratique, voici comment se déroulera l'exercice :

Premier exercice de substitution

1. Supprimez les fruits et les laitages à tous les repas (sauf au petit déjeuner) *pendant une durée de six jours.*
2. Remplacez-les *systématiquement* par 2 à 4 carrés de chocolat, soit 40 à 80 calories.
3. *Pesez-vous* le premier et le dernier jour de l'exercice.

Si vous mangiez un yaourt aux fruits à chaque repas, vous le remplacerez donc deux fois par jour par les deux ou quatre carrés de chocolat. Systématiquement. C'est-à-dire que vous en ayez envie ou non. En opérant cette substitution vous supprimez 90 calories et en ajoutez 40 à 80, soit en moyenne 60 calories. Cela s'appelle une soustraction ! Elle ne peut d'aucune manière entraîner une prise de poids. Au cours des six jours que durera cet exercice, vous ne pourrez donc pas grossir. Ou du moins, si vous prenez du poids vous ne pourrez l'imputer à cet exercice. Il est probable, dans ce cas, que d'autres changements seront intervenus dans votre alimentation. Dans six jours, vous interromprez l'exercice et pourrez reprendre votre consommation de fruits ou de yaourts ou continuer à manger du chocolat si vous le souhaitez. Quelle sera selon vous, à ce moment, votre attitude à l'égard des yaourts, des fruits et du chocolat ? Sans doute, serez-vous heureux de retrouver vos fruits et vos laitages préférés, mais sans pour autant vous obliger à en manger quand vous n'en avez pas envie. Vous pourrez peut-être même constater qu'ils deviennent meilleurs quand ils ne sont plus obligatoires. Et comment vous comporterez-vous à l'égard du chocolat ? Peut-être le chocolat cessera-t-il enfin d'être pour vous un aliment diabolique, chargé de tous les dangers ? L'objectif de cet exercice n'est évidemment pas de vous apprendre à détester le chocolat, mais que vous cessiez de penser qu'un carré de chocolat vous fera plus grossir qu'un saladier entier de ratatouille et vous permettre ainsi de retrouver de la régulation.

N'oubliez pas de vous peser au début et à la fin de l'exercice. Il est indispensable que vous puissiez vérifier par vous-même qu'on ne grossit pas en mangeant du chocolat de cette façon. Vous devez le croire parce que vous l'aurez vu de vos yeux et non parce qu'un médecin inspiré vous l'aura raconté. L'idée qu'il existe des aliments qui font grossir est une croyance. L'idée qu'il n'en existe pas pourrait en être une autre. Il ne s'agit donc pas de remplacer une croyance par une autre. Mais d'obtenir la preuve irréfutable qui permettra de changer, même dans votre inconscient, l'idée qu'il peut y avoir des aliments interdits. Vous ne réussirez pas à convaincre votre inconscient avec de simples raisonnements, aussi séduisants soient-ils. L'inconscient ne se convainc pas par des démonstrations, il ne réagit qu'à des expériences, des situations vécues. Qui de surcroît seront soumises à une analyse. Dans ce cas, si, durant ces quatre jours, vous ne grossissez pas ou si vous maigrissez vous ne pourrez prétendre que c'est à cause de la pleine lune ou d'une autre raison. Vous serez bien forcé d'admettre ce que vous avez constaté : on peut maigrir en mangeant du chocolat. Et une preuve ne s'efface pas.

Deuxième exercice de substitution

Vous pouvez maintenant passer à ce deuxième exercice. Par ailleurs, tous les mangeurs restreints ne suivent pas les recommandations des nutritionnistes et ne font pas des repas structurés se terminant invariablement par un fruit ou un yaourt. D'autres sont perpétuellement en état de désinhibition, ils mangent beaucoup, de manière souvent compulsive, des aliments riches en calories qu'ils peuvent consommer tout au long de la journée. Pour ceux-là ajouter deux carrés de chocolat à leur alimentation n'aurait guère de sens et ne les convaincrait pas qu'ils peuvent maigrir en mangeant des aliments « interdits ». Sans aucun doute des arguments plus forts et autrement convaincants leur seront nécessaires. Il est également probable qu'ils devront se faire aider par des spécialistes. Néanmoins, voici une expérience qui pourra les inciter à réfléchir.

Deuxième exercice de substitution

Un repas « moyen » apporte en moyenne 750 calories.
Une tablette de chocolat de 100 g apporte 500 calories.

1. Supprimez votre déjeuner habituel *pendant 4 jours*.
2. Remplacez-le *systématiquement* par une demi- à une tablette de chocolat (250 à 500 calories).
3. Déguster votre chocolat tranquillement en essayant de vous arrêter quand vous êtes *rassasié*.
4. En cas de faim dans l'après-midi, mangez une collation de *votre choix*. Ne la consommez *qu'en cas de faim* et essayez de vous arrêter quand la faim aura disparu.
5. N'oubliez pas de vous *peser* le premier et le cinquième jour de l'exercice.

La substitution du déjeuner par le chocolat entraînera une soustraction d'au moins 250 calories. Il n'existe donc aucun risque de prise de poids. Et vous verrez qu'il n'est pas si drôle de manger une tablette de chocolat pendant quatre jours. Il se peut que très rapidement vous parveniez à vous satisfaire d'une simple demi-tablette. Il se peut également, dans ce cas, ne vous étant nourri que de 250 calories, que vous ayez faim dans l'après-midi. Vous pourrez alors soit terminer votre chocolat, soit réaliser que vous souhaitez manger un aliment différent. Attendez simplement que la faim se manifeste et mangez tranquillement ce que vous aurez décidé de manger en restant attentif à votre rassasiement. Au dîner, prenez le repas qui vous convient en pratiquant comme d'habitude vos exercices sur les sensations alimentaires.

Au terme de cette expérience, contrôlez votre poids. Vous pourrez là encore constater de vos yeux qu'on ne grossit pas de cette façon, même en mangeant une tablette entière de chocolat pendant quatre jours. Peut-être même aurez-vous maigri ? Et cela, sans souffrir aucunement de la faim !

LES OBJECTIFS DE CET EXERCICE

1. *Retrouver du contrôle.* Le mangeur régulé peut dire qu'il a envie de manger un carré de chocolat et n'en manger qu'un seul. De la même façon, il saura tout aussi bien n'en manger qu'une demi-tablette, si c'est ce qu'il souhaite consommer. Bref, la quantité de nourriture qu'il mange correspond généralement à celle qu'il avait initialement prévu de manger. Il possède inconsciemment une maîtrise de lui-même qui ne l'expose pas à dépasser inconsidérément ses envies. À l'opposé, le mangeur restreint décide de s'accorder un carré, mais ne sait jamais combien il en mangera. Peut-être n'en prendra-t-il qu'un seul ? Ou peut-être deux, trois, dix, douze… ? Son comportement est imprévisible.
2. *Respecter ses sensations alimentaires.* Le but de l'exercice n'est évidemment pas de se forcer à finir la tablette. Il s'agit, au contraire, de réussir à s'arrêter quand on se sent rassasié. Vous devez vous laisser guider par vos sensations alimentaires et non plus manger en fonction des idées que vous avez sur la bonne manière de manger.
3. *Modifier le schéma « aliments interdits-aliments autorisés ».* Enfin, cerise sur le gâteau (au chocolat), cet exercice pourra, dans les jours qui suivent, vous faire perdre du poids. Non pas du fait de cette petite soustraction calorique que vous avez opérée. Mais en vous faisant échapper à la croyance « aliments interdits-aliments autorisés » qui vous pousse à manger à votre insu, il vous rendra capable de moins manger. Entraînant ainsi une réduction calorique responsable de votre perte de poids.

➤ *Plus et mieux avec les aliments « interdits »*

Peut-être pensez-vous maintenant qu'il vous est possible de manger du chocolat sans prendre de poids. Mais êtes-vous parfaitement convaincu qu'il vous est possible de maigrir de cette façon ? Quelle quantité de chocolat, de frites ou de pâtes pensez-vous pouvoir manger tout en perdant du poids ? Pour répondre à ces questions, nous allons nous livrer au petit test suivant.

Sandwich au saucisson

← Satiété

Pomme

Supposons que vous mangiez un sandwich au saucisson et, qu'une fois terminé, vous vous sentiez tout à fait à satiété. Puis, pour une raison quelconque vous décidez ensuite de manger une pomme. Dans ce menu, quel est l'aliment qui pourra vous faire grossir ?

C'est la pomme qui vous fera grossir !

Car vous l'avez mangée alors que vous étiez déjà rassasié. Le rassasiement est, en effet, un signal qui vous informe que vos besoins sont couverts. Les aliments que vous consommez après ce signal apportent des calories supplémentaires dont vous n'avez pas besoin pour l'instant. Ne pouvant être utilisées, elles seront stockées et pourront vous faire grossir. Il faut cependant apporter deux nuances à cette observation.

La première est que, d'un point de vue strictement biochimique, ce ne sont pas les calories de la pomme qui seront stockées mais celles du saucisson. L'organisme n'a pas la capacité de stocker les glucides apportés par la pomme. En revanche, ces glucides, qui seront brûlés prioritairement, le seront à la place des graisses du saucisson qui seront mises en réserve. Sans les calories glucidiques excédentaires de la pomme, les calories lipidiques du saucisson auraient été brûlées et ne vous auraient pas fait grossir.

La seconde est qu'un repas trop copieux ne fait pas obligatoirement grossir. Les mangeurs régulés savent très bien manger sans faim ou au-delà de leur faim sans pour autant grossir. Ils s'apercevront au repas suivant que leur faim est moindre et effectueront spontanément, parfois sans même le réaliser, une compensation calorique. Selon l'importance de l'excès, la compensation pourra s'effectuer sur un ou plusieurs repas. En revanche, le mangeur restreint qui perçoit mal son rassasiement ou se force à manger, si chaque fois qu'il mange dépasse ses besoins d'une pomme ou d'un yaourt, n'aura plus la possibilité de réaliser cette compensation et prendra du poids repas après repas, pomme après pomme. Il grossira sournoisement en mangeant des pommes et en incriminant ses sandwichs au saucisson.

Les mangeurs régulés savent dépasser leur faim

Lors d'un repas de réveillon, la plupart des convives n'ont déjà plus faim après l'entrée. Ils se sont rassasiés de petits fours et de foie gras et pourraient fort bien s'en tenir là et rentrer chez eux. Ce n'est pourtant pas ce qu'ils font, tous les mangeurs continuent à manger sans faim, mais heureux de partager un bon moment et des aliments de choix. Cependant, vous observerez que les mangeurs régulés ne se comportent pas exactement comme les mangeurs restreints. Les premiers, dès le plat suivant, commencent à chipoter : « Je prendrai juste un petit morceau de dinde, je me réserve pour le dessert, juste un peu, mais vraiment c'est pour faire plaisir, etc. » En réalité, ils commencent à réguler. Ils poursuivront même le lendemain, en se passant de petit déjeuner : « J'ai vraiment trop mangé hier soir. » Le mangeur restreint se sert une part normale de dinde, de fromage et de bûche. Et même, s'il n'était pas si « raisonnable », il en aurait bien repris une deuxième fois. Et le lendemain matin, il prend son petit déjeuner exactement comme s'il s'était couché la veille en ayant mangé une soupe. Il ne régule pas et grossit. À moins qu'il ne décide de se mettre au régime pour rattraper ses « écarts ».

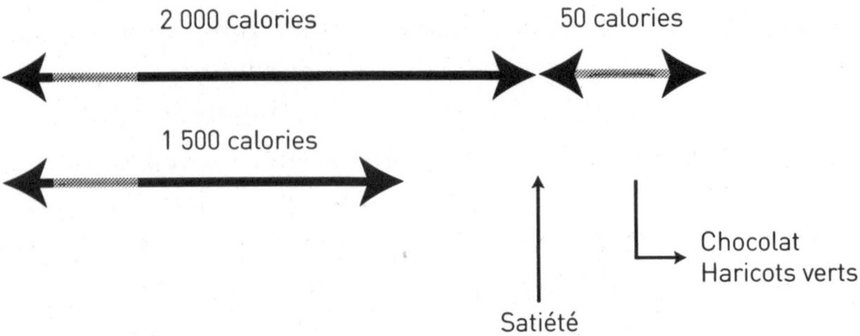

Imaginons maintenant un mangeur dont l'organisme brûlerait 2 000 calories. Si ce mangeur mangeait chaque jour 50 calories supplémentaires de chocolat, son poids, lentement, mais très sûrement augmenterait. S'il remplaçait le chocolat par des haricots verts le résultat serait naturellement identique. Il n'est pas possible de considérer, qu'une fois ingérés, certains aliments auraient la propriété d'être stockés tandis que d'autres auraient celle de s'évaporer. Toutefois, si ces 50 calories de chocolat, plutôt que d'être consommées en surnombre, étaient incluses dans les 2 000 calories qu'il dépense chaque jour, elles ne pourraient dans ce cas lui faire prendre du poids. Si bien que la même quantité de chocolat pourra selon les circonstances le faire grossir ou non. Il devient donc très important pour ce mangeur de savoir dans quelles conditions le chocolat l'expose à prendre du poids. Comment pourra-t-il déterminer s'il en a *assez mangé* ou *trop mangé* ? Tout simplement en décelant son seuil de satiété. C'est en effet le seul et unique moyen dont il disposera pour le savoir.

Il n'en existe pas d'autres et surtout personne d'autre que le mangeur lui-même ne pourra connaître ce moment. Or, tant que le mangeur conservera des *a priori* sur les aliments, considérant que certains font grossir ou que d'autres font maigrir, ce seuil de satiété restera confondu dans une zone de flou rendant très difficile sa détermination. C'est la raison pour laquelle nous nous consacrons avec tant d'insistance à faire disparaître ces idées fausses.

Mais poursuivons plus loin et imaginons qu'au lieu de manger 2 000 calories, notre mangeur se contente de n'en manger que 1 500 qui incluraient ses 50 calories de chocolat. Dans ce cas, sans aucun doute possible, il pourrait perdre du poids. Il pourrait même manger 1 500 calories de chocolat et tout de même maigrir. Au bout du compte, on voit que les mêmes 50 calories de chocolat pourront produire trois effets différents selon l'état énergétique du mangeur. Elles peuvent aussi bien être associées à une augmentation, une stabilisation ou une diminution du poids. Si le même chocolat peut avoir des conséquences si opposées, c'est qu'il n'est pas lui-même responsable du phénomène. La différence ne vient effectivement pas de ce que consomme le mangeur, mais simplement du fait qu'il a mangé avec ou sans faim.

Les conséquences de ces démonstrations sont véritablement immenses sur la manière d'envisager l'amaigrissement. Car dorénavant, en tout état de cause, si vous souhaitez maigrir ce que vous mangez ne présente aucun intérêt. Vous pourriez tremper vos frites dans du Nutella et tout de même maigrir, pour peu que vous les mangiez en ayant faim. Je vous suggère donc dès cet instant de vous désintéresser totalement de la composition biochimique des aliments pour ne vous consacrer qu'aux qualités gastronomiques que vous leur accordez. Cessez de vous poser mille questions sur les effets supposés des lipides et des glucides, des horaires, des combinaisons alimentaires et je ne sais trop quoi encore. Ne vous posez plus que des questions de vrais mangeurs : ai-je faim, est-ce bon, ai-je du plaisir, ai-je assez mangé ? Aucune autre. Les seules questions qui doivent désormais vous préoccuper sont celles de votre faim et de votre seuil de satiété ainsi que votre capacité à vous y arrêter. Ce qui constitue pour le mangeur restreint la principale de ses difficultés. Voici un exercice qui vous aidera à progresser encore dans ce domaine.

➤ *Retrouver la satiété*

Troisième exercice de substitution

1. Supprimer le déjeuner pendant *au moins quatre jours.*
2. Le remplacer tous les jours par un repas de gâteaux *à volonté.*
3. S'arrêter de manger quand on est *rassasié.*
4. Remanger des gâteaux dans l'après-midi, en cas de *faim seulement.*
5. Au dîner, régler la taille du repas en fonction *de la faim et de la satiété.*
6. Se peser le premier et le dernier jour de l'expérience.

Déroulement de l'exercice

1. Pour être efficace, cet exercice doit nécessairement se dérouler sur plusieurs jours consécutifs.
2. Vous pourrez réaliser cet exercice avec les aliments de votre choix. Il suffit pour cela que vous choisissiez des aliments « interdits » d'une même gamme : des pâtisseries, du pain et du fromage, du pain et de la charcuterie, des tartes salées (pizza, quiches, tartes au fromage...) et que vous n'en changiez plus pendant toute la durée de l'exercice. Vous devez prévoir chaque jour la même quantité d'ali-

ments, même si vous ne les mangez pas en totalité, par exemple trois pâtisseries ou trois tartes salées.

3. Dans les exercices précédents, j'avais pris la précaution de vous indiquer des limites à ne pas dépasser. Cette fois, je ne vous donnerai aucune indication et vous exécuterez l'exercice en tentant de déterminer votre propre limite, constituée par votre seuil de satiété, et essayer de vous y arrêter.
4. Pour réussir à vous arrêter, il vous faudra impérativement respecter une condition : vous devez vous autoriser à remanger des gâteaux au cas où vous auriez de nouveau faim dans l'après-midi. Une personne rassasiée n'éprouvera aucune difficulté à s'arrêter de manger au beau milieu d'un gâteau si elle est convaincue qu'elle pourra le terminer aussitôt qu'un nouveau besoin s'en fera sentir. Vous pourrez, en effet, le finir d'ici un quart d'heure, une heure... dès la réapparition de votre faim. En revanche, si vous pensez que vous n'avez pas le droit de manger entre les repas, que vous ne devez pas avoir faim dans l'après-midi ou que vous mangez votre dernier gâteau, il y a fort à parier que vous le finissiez jusqu'à la dernière miette. Il est donc essentiel que vous soyez conscient de la possibilité de remanger dans l'après-midi.

Faire des réserves de nourriture pour éviter la faim reviendrait à s'engager sur une autoroute avec une citerne d'essence alors qu'il existe des stations-service tous les 40 km.

5. Au dîner, vous constaterez que vous n'avez sans doute plus grande attirance pour les gâteaux et choisirez d'autres aliments qui vous feront plaisir. Cette fois, vous mangerez des salades non parce qu'elles font maigrir, mais parce que vous en aurez une furieuse envie. Cependant vous devrez prendre ce repas en étant attentif à votre faim et adapter la

taille de votre repas à l'appétit qui restera à la fin de cette journée. Vous constaterez ainsi que quand on vous oblige à manger du chocolat, vous vous jetez sur les légumes. Comme de la même façon, quand on vous obligeait à manger des légumes vous vous jetiez sur le chocolat. Conclusion, si on ne vous oblige à rien, vous ne vous jetez plus sur rien.

6. Enfin, comme d'habitude, vous vérifierez par vous-même que l'exercice s'est bien déroulé en vous pesant le premier et le dernier jour de l'expérience.

Résultats de l'exercice

1. Le premier jour, vous mangerez vos gâteaux comme vous mangez habituellement vos gâteaux. C'est-à-dire probablement au-delà de votre faim. Ce dépassement est très prévisible et ne doit pas vous alarmer. Il traduit les effets de la restriction cognitive sur votre comportement alimentaire et la présence de mécanismes conscients et inconscients qui vous font dépasser le rassasiement. Toutefois, il n'aura probablement aucune incidence sur votre poids car, dès le soir même, votre régulation prendra le relais. Vous aurez naturellement moins faim et ne prendrez sans doute qu'un repas assez léger. Cette compensation de votre excès annulera spontanément l'effet sur votre poids.
2. Puis au fil des jours, quand vous comprendrez qu'à chaque fois que vous avez faim il vous faut encore manger des gâteaux, toutes ces raisons qui vous faisaient manger ces gâteaux au-delà de votre faim disparaîtront les unes derrière les autres : la peur de manquer, la peur d'avoir faim, la peur de grossir... Il ne vous restera plus, en fin de compte, qu'une seule raison de manger : calmer votre faim. Vous ne trouverez plus une seule raison de manger ne serait-ce qu'une bouchée de trop. Vous deviendrez capable

de déterminer précisément pour les gâteaux votre seuil de satiété et, mieux encore, de vous y arrêter.

3. Votre comportement à l'égard des gâteaux doit profondément changer au cours de cette expérience. Si, au quatrième jour, votre attitude vis-à-vis de ces aliments n'est pas devenue sensiblement différente de ce qu'elle était le premier jour, vous devrez poursuivre l'expérience encore un jour ou deux.
4. Tout ce qui n'aura pas été mangé à la fin de la journée devra être jeté et non pas conservé pour le lendemain. Il ne s'agit pas de gaspiller gratuitement de la nourriture mais d'apprendre à se passer de la part de nourriture dont vous n'avez pas besoin. Je vous rappelle que la plupart des mangeurs restreints ne savent pas laisser de nourriture dans leur assiette. Pour faire face à cette défaillance, ils n'ont d'autre choix que de manger leurs restes alors qu'une attitude appropriée aurait naturellement consisté à les mettre de côté et les conserver dans un réfrigérateur ou un congélateur. Pour devenir capable d'effectuer ce geste simple, il vous faudra passer par la désagréable épreuve du jeter de nourriture.
5. Attention, si vous mangez systématiquement un nombre entier de gâteaux il est fort probable que vous n'ayez pas été capable de vous arrêter à votre seuil de satiété. Il n'y a, en effet, aucune raison pour que les pâtisseries soient précisément calibrées pour correspondre à votre rassasiement. Si l'exercice se passe comme prévu, la satiété pourra aussi bien apparaître trois bouchées avant ou après la fin du deuxième gâteau.

Nous allons à présent utiliser un nouveau modèle de carnet alimentaire. Il ne s'agit plus maintenant de prendre des notes sur toutes les situations alimentaires, mais seulement sur celles qui restent encore problématiques. Celles au cours desquelles vous avez encore la sensation de trop manger. Schématiquement, deux types de situations pourront dorénavant se présenter : soit vous mangez sans avoir faim, soit vous continuez à manger alors que vous n'avez plus faim. Enfin, comme vous pouvez à présent manger tous les aliments que vous aimez, vous cesserez de les consigner sur votre carnet alimentaire pour ne plus vous intéresser qu'à vos sensations alimentaires.

Contexte	Sensations alimentaires	Ce qui m'empêche d'en tenir compte
		1. Je n'ai pas faim, mais je mange quand même. 2. Je n'ai plus faim, mais je continue quand même.

Je vous ai montré au cours de ce chapitre comment faire tourner le monde à l'envers en vous exposant une première situation dans laquelle vous pouviez grossir en mangeant des pommes et une seconde dans laquelle vous pouviez maigrir en mangeant du chocolat. Bien des candidats au régime ont failli y perdre leur bon sens.

Charlotte : « Je fais attention toute l'année à ce que je mange. Je suis toujours très raisonnable. Pourtant, il suffit que je mange un malheureux gâteau pour prendre aussitôt un kilo. En revanche, en vacances, je mange ce que je veux. Je ne fais jamais attention, je refuse de m'embêter avec tout ça. Je ne prends jamais de poids. Il m'arrive de maigrir. Vous ne le croiriez pas si vous saviez ce que je mange. »

Il est exact que Charlotte est toujours très vigilante sur son alimentation, hypervigilante même. Elle ne s'autorise que très peu d'« écarts », pas même au restaurant ou chez ses amis. Elle surveille très attentivement ce qu'elle mange. Mais quand elle mange des aliments « interdits », c'est toujours sous l'effet d'un stress, des quantités conséquentes et généralement sans faim. De cette façon, elle prend du poids qu'elle reperd aussitôt en se remettant au régime. Toutefois, pendant les vacances, elle relâche son attention et consomme plus naturellement des aliments « interdits » qu'elle mange avec faim et sans excès. Durant ses vacances, elle grossit rarement et souvent parvient même à maigrir. Elle croit pouvoir expliquer cet étrange phénomène par un surcroît d'activité physique ou par l'effet du stress qui exercerait sur elle une sorte d'alchimie qui la ferait grossir. Nous verrons donc dans le chapitre suivant ce qu'il en est des émotions et de l'alimentation.

➤ *Questions-Réponses*

Comment utiliser les exercices de substitution ?

Entre chaque exercice, je vous suggère de laisser passer une ou deux semaines. Commencez par les exercices les plus simples avant de tenter les plus difficiles.

- Remplacement du dessert par une quantité légèrement inférieure d'aliments « interdits ».
- Remplacement du repas par une quantité prédéterminée d'aliments « interdits ».
- Remplacement du repas par une quantité indéterminée d'aliments « interdits ».
- Répéter plusieurs fois ce dernier exercice en changeant de gamme d'aliments « interdits ».

J'aurai des carences si je n'équilibre pas mes repas

Le déjeuner doit [...] toujours comporter une entrée, un plat et un dessert.

Reprenons l'exemple de notre menu 1. Il est considéré par beaucoup comme un modèle de repas équilibré qui apporterait en quantité harmonieuse tous les nutriments dont nous avons besoin. Il convient pourtant d'observer qu'un grand nombre de nutriments y sont présents en quantité très insuffisante.

Le yaourt à 0 % est dépourvu de toutes les vitamines liposolubles habituellement présentes dans la matière grasse : la vitamine A, la vitamine D... La ratatouille n'apporte pas les quantités suffisantes de glucides et de ce fait vous prive des vitamines du groupe B, et du magnésium. Le poisson et la crudité sans huile n'apportent pas les quantités nécessaires d'acides gras essentiels, de sélénium, de vitamine E... Bref, beaucoup d'éléments importants font cruellement défaut. Si ce menu correspond peut-être à une certaine vision de la diététique, il n'est en aucun cas équilibré. Et même, il est tout bonnement très carencé. Tout autant d'ailleurs que le menu 2.

Certes, le menu 1 apporte un plus grand nombre de nutriments que le menu 2. Mais pour une raison très simple : il est plus diversifié et comprend plusieurs types d'aliments. Le menu 2 n'apporte qu'un seul aliment ce qui est incompatible avec la notion d'équilibre alimentaire. Un menu ne comprenant que de la viande ou des poireaux ne le serait pas davantage.

Au bout du compte, pour obtenir un repas équilibré, il vous faudrait compléter le menu 1 avec beaucoup d'autres aliments. L'ensemble représenterait de telles quantités de nourriture que le poids que vous souhaitez atteindre ne deviendrait rapidement qu'un lointain souvenir. Vous voyez donc qu'il n'est pas très réaliste d'espérer équilibrer son alimentation sur un repas, ni même sur une journée ou encore même sur une semaine. Il est plus réaliste d'espérer équilibrer son alimentation sur plusieurs semaines ou plusieurs mois en se servant des sensations alimentaires qui incitent naturellement à la diversification.

D'un point de vue physiologique, rien non plus ne vient justifier la nécessité d'apporter à chaque repas un peu de tous les nutriments. Les réserves de vitamines et de minéraux de l'organisme sont généralement suffisantes pour lui assurer une autonomie de plusieurs semaines, voire de plusieurs mois pour certains. Nous pouvons donc facilement nous passer pendant quelques jours de manger des oranges sans être immédiatement exposés au risque de scorbut. Et nous pouvons donc ainsi remercier notre organisme qui, grâce à ses formidables mécanismes d'adaptation, nous évite la pénible tâche de devoir manger à chaque repas une nourriture parfaitement équilibrée. L'idée que nous serions obligés, à chacun de nos repas, de manger un tiers de nos besoins quotidiens est, certes, une idée amusante mais essentiellement fausse. Je vous rappelle tout de même que l'humanité a parfaitement survécu jusqu'à nous en se nourrissant de légumes en été et de féculents en hiver. Nous devrions donc pouvoir nous en sortir en nous abstenant de consommer durant quelques jours des fruits et des laitages.

Au bout du compte, vouloir équilibrer son alimentation en s'imposant à chaque repas la présence de tous les groupes d'aliments finit par imposer au mangeur une contrainte qui l'incitera, là encore, à manger sans tenir compte de ses sensations alimentaires. Et parfois, bien plus qu'il n'en a besoin. Alors que sa faim lui indiquerait de se contenter d'un morceau de fromage et d'une salade, l'acharné d'équilibre s'astreindra à ajouter une viande et un féculent pour compléter son repas.

Je ne maigrirai pas si mes repas sont déséquilibrés

Examinons ensemble cette nouvelle règle de « bon sens » qui nous affirme que « pour maigrir, il faut faire des repas équilibrés ».

L'entrée conseillée est une montagne de légumes, de salade avec un peu d'huile, de crudités ou un potage [...]. Le plat est composé de viande et d'un féculent sans ajout de beurre et sans frites. Le dessert est un yaourt (même aux fruits, même sucré), un fruit ou un sorbet.

Question : si mes repas sont « déséquilibrés », pourrai-je maigrir *seulement* en les équilibrant ?

Pour beaucoup de personnes « faire un repas équilibré » n'a pas une signification bien précise, on les comprend. Pour d'autres, cela consiste à manger un peu de tout. Ce qui d'ailleurs dans l'esprit de la plupart signifie « de tout sauf des graisses et des sucres rapides ». Les nutritionnistes, conscients de cette difficulté, proposent généralement des moyens mnémotechniques simples pour construire des repas équilibrés. Ils suggèrent le plus souvent d'associer dans chaque repas plusieurs groupes d'aliments et, bien souvent, de limiter la consommation de graisses et de sucres rapides.

« Repas équilibré »

1. Légumes verts cuits ou crus
2. Féculents
3. Poissons, viandes ou œufs
4. Laitage
5. Éventuellement un fruit

Nous pouvons donc compléter maintenant notre question : si mes repas ne comprennent pas tous ces groupes d'aliments et aucun autre, suis-je exposé à grossir ? Ou encore, si je décide de respecter cette recommandation, et seulement cette recommandation, pourrai-je maigrir ?

Si nous reprenons notre menu 1, qui respecte cette recommandation, et que nous le comparons à un menu identique dans sa composition mais d'un niveau énergétique supérieur, pensez-vous qu'ils produiront tous les deux le même effet sur votre poids

Menu 1	Menu 1 « bis »
Salade de crudités Poisson à la vapeur Ratatouille Yaourt à 0 %	Salade de crudités Poisson à la vapeur Ratatouille Yaourt à 0 %
750 calories	**1 500 calories**

On conçoit aussitôt que le simple fait d'équilibrer ses repas ne peut en aucun cas constituer une garantie de minceur. Tout aussi « équilibré » le menu 1 « bis » apporte deux fois plus de calories et expose, bien évidemment, à un risque plus important de surpoids. En mangeant « équilibré » mais au-delà de ses besoins énergétiques une personne grossira alors qu'en mangeant « équilibré », mais en deçà de ses besoins, elle maigrira. La meilleure preuve de l'ineptie de cette affirmation se trouve à l'intérieur même des manuels de nutrition. On y préconise exactement le même équilibre alimentaire aux individus maigres qui souhaitent grossir. Comment peut-on concevoir sans sourciller que ce qui fait maigrir les gros pourra tout autant faire grossir les maigres ?

Je n'ai aucun aliment « interdit » car je mange ce que je veux

Le fait que vous mangiez des aliments interdits ne prouve en aucune manière que vous n'avez pas d'interdits. Réalisez plutôt ce petit exercice mental.

Fermez les yeux et imaginez-vous en train de manger une belle assiette de courgettes bouillies. Pouvez-vous concevoir que vous êtes en train de maigrir ?

Faites le même exercice en vous imaginant manger une assiette de frites. Êtes-vous toujours en train de maigrir ?

Si oui, vous n'avez pas d'aliments interdits.

Si non, l'exercice a simplement prouvé que vous pouvez transgresser sans grande culpabilité vos interdits.

> Le but de tous ces exercices n'est pas de vous apprendre à manger des aliments « interdits », mais de faire disparaître l'idée qu'il existe des aliments « interdits ».

Je n'aime pas le chocolat

Peut-être n'êtes-vous pas amateur de chocolat ni de produits sucrés. Vous êtes davantage attiré par les aliments salés. Et ce sont eux qui vous exposent au plus grand risque de perte de contrôle. Dans ce cas, vous pouvez tout aussi bien envisager la substitution avec un repas de chips ou d'oléagineux (noix, cacahuètes, amandes…).

1. Supprimez votre dîner habituel (environ 750 calories) *pendant quatre jours.*
2. Remplacez-le par 60 à 100 g de chips (environ 350 à 600 calories).
3. En cas de faim dans la soirée, mangez une collation de votre choix. Ne la consommez *qu'en cas de faim* et essayez de vous arrêter quand la faim aura disparu.

4. N'oubliez pas de vous peser le premier et le dernier jour de l'exercice.

J'ai peur de ne pouvoir m'arrêter à deux carrés de chocolat

Si vous considérez que cet exercice s'avère trop dangereux pour vous, s'il existe un risque de ne pas vous arrêter aux deux carrés et de manger toute la tablette, vous devrez vous entourer de certaines précautions. Achetez une tablette, mettez de côté les deux carrés nécessaires à l'exercice et jetez l'autre partie de la tablette. Il vous en coûtera une tablette à chaque opération. Mais vous récupérerez largement votre investissement. Au bout de deux, trois ou quatre jours, vous réaliserez que vous devenez capable de manger vos deux ou trois carrés et de cohabiter en toute paix avec le reste de la tablette.

1. Achetez une petite tablette de chocolat.
2. Mettez deux carrés de côté.
3. Jetez le reste de la tablette.

Si, malgré ces précautions, l'exercice continue à vous paraître effrayant, reprenez votre liste des aliments « grossissants », choisissez un aliment moins dangereux pour vous et tentez une nouvelle substitution moins difficile. Le but de cet exercice est de vous aider à retrouver du contrôle et des sensations alimentaires. Il ne doit donc pas dégénérer et augmenter vos craintes. Abandonnez-le si vous n'y parvenez pas. Vous avez besoin d'une aide plus sérieuse.

Mon problème, c'est justement que je ne perçois pas la satiété

La plupart des mangeurs restreints se font une idée fausse de leur satiété ou ne la perçoivent pas du tout. C'est justement leur problème et l'une des raisons qui les a fait grossir. La satiété ne peut être perçue tant que les croyances dominent votre comportement alimentaire. Aussi longtemps que vous penserez qu'il existe des aliments interdits, vos difficultés persisteront. Les exercices sont précisément destinés à vous prouver qu'il n'en est rien et à chasser les idées pour laisser les sensations alimentaires retrouver leur place.

Si je m'arrête quand je suis rassasié, comment pourrai-je maigrir ?

Pour maigrir, il est nécessaire de manger moins de calories. Sur une longue durée, la plupart des mangeurs restreints mangent plus que ceux qui se contentent de respecter leurs sensations alimentaires. Dans le chapitre II, vous avez peut-être constaté que vous mangiez souvent sans faim ou au-delà de votre satiété. En corrigeant ces dérèglements, simplement en respectant vos sensations de faim et de satiété, vous obtiendrez naturellement une réduction calorique. Cette réduction calorique ne peut que jouer en faveur de votre poids. Il vous suffira ensuite de respecter vos sensations alimentaires pour vous maintenir à ce nouveau poids sans besoin d'effort de régime.

Je ne vais pas passer mon temps à compter les calories

Il n'est bien sûr pas question que vous contrôliez vos consommations en apprenant la teneur en calories de tous les aliments. Il existe dans votre cerveau un vrai compteur à calories bien plus performant que toutes les tables de composition des aliments. C'est lui que vous devez apprendre à faire travailler.

Je trouve abominable de devoir jeter de la nourriture

Moi aussi. Je trouve même cela parfaitement stupide. Il serait bien plus intelligent de la conserver. Mais c'est justement ce que vous ne savez pas faire et, par conséquent, plutôt que de ranger vos restes vous les mangez. Quand vous aurez appris à laisser la part en trop dans votre assiette, vous pourrez vous épargner de jeter cette nourriture. Nos aïeux avaient un immense respect pour leurs aliments et ne se seraient jamais autorisés à les jeter dans une poubelle. C'est bien vrai. Mais ils vivaient aussi à une époque où les dépenses d'alimentation pouvaient atteindre 40 à 90 % du budget des ménages. Aujourd'hui elles n'en représentent plus que 17 %. Ils se donnaient beaucoup de mal pour gagner leur pitance et n'avaient surtout aucune possibilité de conserver leurs restes. Ce qui n'était pas mangé était irrémédiablement perdu. Ce n'est plus le cas aujourd'hui où nous pouvons tous conserver nos aliments pendant plusieurs mois. Apprenez donc à laisser la part que vous auriez mangée sans faim, à conserver ce qui peut l'être et à jeter ce qui ne peut pas l'être.

Il est essentiel de réussir à effectuer ce geste, aussi déplaisant soit-il. Le fait d'en être capable permet de bien marquer au plus profond de soi que la nourriture ne manque pas. Si je jette des aliments, c'est que je suis vraiment convaincu que je n'en aurai plus besoin. Que demain, et chaque jour, j'en trouverai une quantité suffisante à mes besoins. C'est à ce prix que je pourrai me défaire de l'état de manque. Me persuader qu'il est inutile de faire des provisions, car demain il n'y aura pas de pénurie.

CHAPITRE VII

Pour en savoir plus : Le gras ou le sucre font-ils grossir ?

De nos jours, l'alimentation des Français, comme celle de toutes les populations des pays développés, est jugée trop riche en graisses ou en sucre par les experts et ce déséquilibre serait, selon eux, essentiellement responsable de l'épidémie mondiale d'obésité. Partant de cette idée simple, il n'y a qu'un pas à franchir pour affirmer qu'il suffirait de *manger moins gras* ou de *manger moins sucré* pour enrayer le fléau mondial.

La théorie moderne de l'obésité s'appuie sur une idée très simple : réduisons notre consommation de gras et de sucre, augmentons notre activité physique et nous réglerons le problème de l'obésité. Tous les efforts des pouvoirs publics et d'un grand nombre de médecins se déploient actuellement dans ce sens. Régulièrement les pouvoirs politiques parfois soutenus par quelques corporations médicales suggèrent de taxer les aliments gras ou sucrés pour en limiter la consommation. Il s'agit d'un credo mondial qui entraîne les médecins, les industriels de la pharmacie ou de l'agroalimentaire et les pouvoirs publics de tous les pays à multiplier des actions visant à limiter la consommation de sucre et de gras des populations et à les inciter à se dépenser davantage.

Voyons sur quels arguments se fondent ces convictions que rien ne semble pouvoir ébranler, pas même les échecs retentissants attestés par toutes les évaluations engagées dans le monde. Pas même non plus les dernières recherches en nutrition diffusées dans les congrès et les revues scientifiques à comité de lecture.

Mais nous allons d'abord voir que, dans le passé, d'autres responsables ont été tour à tour incriminés.

La valse des théories

Toutes les théories ont été tour à tour expérimentées. Le gras, les sucres, les protéines, les combinaisons d'aliments, les horaires de consommation des repas... ont été jugés responsables de l'obésité. En pratique, les succès temporaires de ces théories ne s'expliquent que par un seul point commun : elles permettent toutes d'obtenir une réduction calorique.

Toutes les solutions diététiques préconisées par les générations successives de chercheurs ont chaque fois été justifiées par des principes biochimiques imparables et ont systématiquement donné lieu à des dérives théoriques.

➤ *La théorie protidique*

Les physiologistes ont montré, depuis déjà longtemps, que les protéines n'avaient pas la capacité d'être stockées par l'organisme. Certains en ont aussitôt déduit qu'elles pouvaient donc être consommées en quantité illimitée. Malheureusement, les biochimistes ont récemment découvert des voix métaboliques qui permettaient aux acides aminés, éléments de base des protéines, de se convertir en sucre. Et, comble de malchance, une étude française a aussi établi l'existence d'une corrélation entre la consommation de protéines et la fréquence de l'obésité chez l'enfant. Bien qu'à ce jour, aucun lien de causalité n'ait pu encore être démontré, il n'en a pas fallu davantage pour que certains préconisent immédiatement de réduire la consommation de protéines des chérubins.

➤ *La théorie glucidique*

Les glucides ont été considérés pendant très longtemps comme les grands responsables de l'obésité. La théorie biochimique de l'époque voulait que les lipides étaient incapables de se stocker en l'absence de glucides. Les médecins sérieux ont donc prescrit des régimes sans sucre, limitant sévèrement pain, féculents et pâtisseries. Mais, très vite, cette théorie a donné lieu à toutes sortes de régimes farfelus qui en interdisaient strictement la consommation et préconisaient celle des lipides en quantité illimitée[1]. Par conséquent, rien n'interdisait de se gaver de foie gras et de saucisson à condition, naturellement, de bien vouloir les manger sans pain. Là encore, les biochimistes sont intervenus en démontrant que l'organisme était, en réalité, bien incapable de stocker les glucides. Même en grandes quantités, ils étaient obligatoirement brûlés. C'en était terminé de la théorie glucidique.

➤ *La théorie lipidique*

Comme les protéines en excès sont capables d'être converties en sucres et que les sucres ne peuvent être stockés en graisses, il ne reste plus aujourd'hui qu'à limiter les graisses comme le suggèrent les théories les plus récentes de l'obésité. Comme d'habitude, certains n'ont pas hésité à préconiser des régimes limitant sévèrement les lipides mais autorisant une libre

---

1. Le régime Atkins préconisait de telles quantités de gras qu'il fut nommé *Passeport pour l'infarctus*.

consommation des deux autres nutriments. En 1998, lors d'un congrès de nutrition sur l'obésité de l'enfant, un orateur n'a d'ailleurs pas le moins du monde trouvé dérangeant d'affirmer qu'il n'était pas possible de grossir en buvant un litre et demi de Coca-cola mais qu'il fallait à tout prix éviter le moindre excès de graisses. D'autres, à côté du corps médical, n'ont pas attendu longtemps pour nous inviter à nous gaver de toutes sortes de féculents à condition de traquer toutes traces de gras.

➤ *La théorie des combinaisons*

Pour d'autres, ce sont seulement certaines combinaisons qui s'avéreraient néfastes. Et, par conséquent, une gestion appropriée des aliments permettrait d'en manger autant qu'on en souhaiterait. Toutes sortes de combinaisons ont été envisagées. La plus célèbre est celle qui interdit l'association des lipides et des glucides. Celle-ci, il faut le reconnaître, est de loin la plus avantageuse puisqu'elle suggère qu'il est possible de consommer les deux groupes d'aliments en quantité illimitée à condition de bien vouloir les manger séparément. Cette fois, toujours au nom d'une présumée science, il sera possible de se gaver alternativement de saucisson puis de pain.

Tous les médecins nutritionnistes ont rencontré des patients qui avaient grossi en consommant des quantités excessives de protéines ou de glucides ou de lipides.

Akim est un sportif très enveloppé depuis qu'il a suivi un traitement antidépresseur. Depuis plusieurs années, il pratique assidûment la musculation en se rendant plusieurs fois par semaine dans une salle de sport pour perdre ses kilos surnuméraires. Il lit également très attentivement les revues spécialisées qui lui suggèrent de surveiller minutieusement son alimentation. Malgré tous ses efforts, son poids ne semble pas décidé à fléchir le moins du monde. En réalité, rien d'étonnant à cela. Le soir, après ses séances, Akim rentre affamé et mange des quantités impressionnantes de viandes maigres (jambon à 1 % de matières grasses, blanc de poulet) et de fromage blanc à 0 %. Tout le monde lui a affirmé qu'il n'était pas possible de grossir en mangeant des protéines. Akim est donc très perplexe : il pratique une activité physique intense et ne mange que des aliments qui ne font pas grossir… et pourtant il ne maigrit pas.

Il est pourtant manifeste qu'imputer la responsabilité de la prise de poids à un nutriment en particulier ne peut dispenser du contrôle sur les deux autres. Quelle que soit la théorie sur laquelle on s'appuie, il n'est donc pas possible ni concevable de faire l'économie des aspects quantitatifs de l'alimentation. Entre 1970 et 2000, le poids moyen des enfants et des adultes américains a respectivement augmenté de 4 kg et 8,6 kg du fait d'une augmentation des apports caloriques de 350 et 500 calories.

Petite illustration de l'inconstance scientifique

En 1979, voilà ce que l'on pouvait lire dans un traité de nutrition :
« La réduction calorique globale doit comporter une réduction préférentielle des *glucides* et apporter le *maximum de protéines. Les lipides*, malgré leur haut potentiel énergétique, sont *plus aptes à entraîner la satiété* et leur part relative peut être *augmentée*[2]. »
Et voici ce que diraient les nutritionnistes en 2002 :
« La réduction calorique globale doit comporter une réduction préférentielle des *lipides* et *la part des protéines ne doit pas excéder 15 %*. Les lipides, *en plus* de leur haut potentiel énergétique, sont *moins aptes à entraîner la satiété* et leur part relative peut être *réduite*. »

2. « L'obésité en pratique quotidienne », *Médicorama*, 233, 1979.

Qu'en disent les statistiques ?

À ce jour, aucune statistique n'a jamais permis d'établir une relation de cause à effet entre l'obésité et la consommation de graisses ou de sucre.

Les études épidémiologiques permettent de comparer les différentes populations du monde et d'établir des corrélations entre leur état de santé et leur mode de vie. Or, en matière de poids et de consommation alimentaire, le moins que l'on puisse dire est que ces études sont loin de produire des conclusions convergentes. Les plus significatives montrent effectivement que l'association entre l'obésité et la consommation de lipides est nette quand on compare les pays industrialisés avec les pays en voie de développement mais devient très faible quand on compare entre eux les différents pays industrialisés[3]. L'enquête MONICA, réalisée en 1988 par l'OMS[4] dans dix-huit pays d'Europe, non seulement n'a pu établir aucune relation entre le poids (IMC) et la consommation de graisses et a même révélé que l'IMC des femmes européennes était plus élevé en cas d'alimentation pauvre en graisses[5]. Aux États-Unis, la fameuse étude des infirmières n'a pas pu identifier de relation entre les apports lipidiques et l'IMC.

Une autre étude qui cette fois suivait l'évolution d'une population dans le temps montrait qu'au Danemark, entre 1945 et 1985, la fréquence de l'obésité avait augmenté chez les jeunes adultes en même temps qu'avait augmenté leur

---

3. Lissner L., Heitmann B. L., « Dietary fat and obesity : Evidence from epidemiology », *European Journal of Clinical Nutrition*, 49, 1995, p. 79-90.
4. Organisation mondiale de la santé.
5. WHO, « Geographical variation in the major risk factors of coronary heart disease in men and women aged 35-64 years », *WHO Health Statistical Quarterly*, 1988, 41, p. 122-123.

consommation de graisses. Mais, là encore, aucune conclusion ne peut être retirée de ce travail. Car, sur un plan statistique, deux paramètres qui se modifient de manière linéaire avec le temps montrent toujours une corrélation parfaite dont il est impossible de déduire un lien de causalité.

En revanche, Lissner et Heitmann ont montré que, sur treize études analysées, cette corrélation était confirmée onze fois. Les deux auteurs prenaient toutefois grand soin de souligner qu'il s'agissait chaque fois d'une relation statistique sans relation de causalité prouvée. En particulier, rien ne permettait non plus d'exclure l'hypothèse inverse selon laquelle ce serait l'obésité qui entraînerait une surconsommation de lipides.

Enfin, l'étude historique de la consommation d'aliments dans les pays développés, sur les deux derniers siècles, permet de se rendre compte que l'évolution de leur consommation présente partout les mêmes caractéristiques[6]. On constate, dans une première phase, une augmentation de leur ration calorique correspondant à l'accroissement de la consommation de tous les aliments. Durant cette période, la structure de l'alimentation est remarquablement stable et essentiellement composée de glucides (70 %) et très peu de lipides (20 %). Cette situation s'est prolongée en France jusqu'en 1860. Une phase de transformation de l'alimentation lui a ensuite succédé au cours de laquelle on a vu alors diminuer la consommation des produits bon marché tandis que celle des produits plus chers augmentait. Cette évolution s'est traduite sur le plan nutritionnel par une diminution de la consommation de glucides et une augmentation de la consommation de lipides jusqu'à atteindre une part relative pour les deux nutriments avoisinant chacune

6. Combris P., « La consommation d'aliments et de nutriments en France et dans les pays développés », *in* « Évolution des consommations et des comportements alimentaires », *La Lettre scientifique de l'Institut français pour la nutrition*, n° 56, 1998.

45 %. Dans le même temps, on s'apercevait que les Français mangeaient moins et réduisaient parallèlement leur consommation calorique globale. Ce stade de la transformation a été atteint en France au début des années 1970 et la même évolution a été observée dans quatre-vingt-cinq pays. Elle semble régulièrement accompagner l'augmentation des revenus par habitant. Au point que certains ont pu proposer d'en faire un marqueur du développement économique des pays.

Cependant, depuis cette date, on observe dans plusieurs pays une nouvelle tendance se dégager au cours de laquelle on voit la consommation des lipides diminuer et même passer au-dessous du seuil des 40 %. Le contraste est frappant entre la diminution de la consommation des lipides rapportée dans différents pays alors même que l'augmentation de l'obésité se poursuit ou même s'accélère. C'est le cas aux États-Unis où sous l'impact des campagnes *no fat*, l'apport en lipides serait passé de 40 à 30 % de l'apport énergétique au cours des dernières décennies mais aussi dans différents pays européens comme la Finlande ou chez les enfants français[7]. Aux États-Unis entre 1976 et 1991, les apports lipidiques ont diminué de 12,5 % alors que la prévalence de l'obésité a augmenté dans le même temps de 30 %. Parallèlement cette tendance s'est accompagnée d'une augmentation de 15 % de la taille des portions[8].

Toujours sur le plan historique, on constate en France une diminution très sensible de la consommation totale de sucre entre 1950 et 1975 (de 26 à 40 kg par an et par habitant) suivie d'une diminution plus légère et d'une stabilisation de la consommation depuis 1985 à nos jours. Pour les pays dispo-

7. Bergouignan A., Blanc S., Simon C., « Calories et obésité : quantité ou qualité », *Cah. nut. diet.*, 45, 2010, p. 155-216.
8. Heini A., Weinsier R., « Divergent trends in obesity and fat intake patterns : The american paradox », *The American Journal of Medicine*, 102 (3), 1997, p. 259-264.

sant de données utilisables sur les consommations en sucres, peu d'éléments attestent d'une augmentation de la consommation en sucres au cours de la période marquée par une augmentation de l'obésité, que ce soit chez les enfants ou chez les adultes. Pour les chercheurs, il n'existe aucun argument expérimental ou épidémiologique fort indiquant qu'une augmentation de la proportion de glucides dans l'alimentation soit un déterminant important de la prise de poids.

Dans l'ensemble, les études concernant le poids et la consommation de sucres donnent des résultats beaucoup plus cohérents. La plupart montrent aujourd'hui des relations négatives : les personnes les moins corpulentes sont généralement celles qui consomment le moins de sucre. Les personnes ayant une consommation glucidique élevée ont à la fois une alimentation plus variée et une activité physique élevée.

Ainsi, s'il est vrai que l'association consommation lipidique et prise de poids est retrouvée dans certaines études, elle n'en constitue pas pour autant la règle. Plusieurs études ont rapporté des résultats tout à fait inverses. Et si, en effet, il existe une relation, aucun lien de causalité n'a pu être démontré. Seule l'expérimentation pourrait apporter la preuve de ce lien de causalité. Dans le cas présent, nous devrions nous attendre à ce qu'une diminution de la consommation lipidique entraîne une réduction de l'obésité. Ce qui est loin d'être le cas comme le démontrent les études d'intervention.

Quant aux sucres, il est impossible à partir des études épidémiologiques actuellement disponibles d'affirmer qu'il existe une relation entre leur consommation et le poids corporel. Nous ne disposons aujourd'hui d'aucune preuve d'une relation directe entre la consommation de sucres et le surpoids et dans les études c'est même l'inverse qui apparaît.

Pour tous les experts, il est maintenant clairement établi que seules une augmentation des apports énergétiques, quelle qu'en soit la nature, peut expliquer la prise de poids. En mars 2010, l'Agence française de sécurité sanitaire et alimentaire (Afssa) a même relevé ses recommandations de consommation des graisses pour la population française entre 35 et 40 % au lieu des 30 à 35 % précédemment conseillés. Pour l'Agence, la consommation de lipides n'a pas de lien avec l'obésité, il est donc inutile d'en limiter la consommation pour d'autres motifs que la santé, notamment cardio-vasculaires. L'Agence souligne que 30 % des Français ne mangeraient pas suffisamment gras. Ils se situeraient au-dessous du seuil des 30 % et seraient exposés à des risques de carences. Mais étrangement, l'Agence insiste pour que l'on continue à adresser à l'ensemble de la population française le slogan *Manger moins gras*. Ainsi nous sommes tous incités à réduire notre consommation de gras, y compris ceux d'entre nous qui n'en mangent pas assez.

Qu'en pensent les chercheurs ?

➤ *Les arguments physiologiques*

> Quelle que soit la nature des calories consommées en excès (glucidique, lipidique ou protidique), elle conduit à stocker cet excès sous forme de graisses.

Le discours nutritionnel semble totalement disculper les sucres lents et les protéines et désigner les lipides et les sucres rapides comme les seuls coupables dans la genèse de l'obésité. Est-il exact que seul l'excès de lipides ou de sucres rapides puisse entraîner une prise de poids ? Essayons de comprendre.

La part des protéines est généralement assez stable dans l'alimentation et se situe aux environ de 15 %. Les 85 % restants se répartissant entre les glucides et les lipides. On peut donc distinguer deux types d'alimentation hypercalorique. La première porte sur l'excès de lipides, elle est dite hyperlipidique. La seconde porte sur l'excès de glucides, elle est dite hyperglucidique.

Quand les excès portent sur les graisses

Dans cette situation, les apports en glucides coïncident précisément avec les besoins. Les apports caloriques sont supérieurs aux dépenses de l'organisme du fait d'un excès d'apports en lipides. Ces derniers seront systématiquement mis en réserve et entraîneront la prise de poids.

Quand les excès portent sur les sucres

Dans cette situation, les apports en lipides coïncident précisément avec les besoins. Tandis que les apports en glucides sont supérieurs aux besoins de l'organisme. Les connaissances actuelles en biochimie permettent de dire que l'organisme n'a pas la possibilité de stocker cet excédent et doit obligatoirement le brûler. Cependant, si les besoins d'énergie sont couverts par la part excédentaire de glucides, une part équivalente de lipides ne sera pas utilisée pour cette fonction et sera ainsi mise en réserve dans le tissu adipeux entraînant de ce fait la prise de poids. Il faut également signaler que de nouvelles études viennent aujourd'hui démontrer que les besoins de l'organisme en lipides peuvent être couverts par une conversion non négligeable des glucides en lipides[9].

Ainsi, en régime hypercalorique, quel que soit le déséquilibre, lipidique, glucidique, ou même protéique, la part excédentaire sera toujours stockée sous forme de lipides dans le tissu adipeux qui constitue la seule forme de réserve possible pour l'organisme. Il n'est donc pas raisonnable de penser ou laisser croire qu'une consommation illimitée de glucides

---

9. Hirsch J., Hudgins L. C., Leibel R. L., Rosenbaum M., « Diet composition and energy balance in humans », *Am. J. Clin. Nutr.*, 67, 1998, 551S-555S.

n'aurait aucune conséquence sur le poids. Il n'est plus rare aujourd'hui de rencontrer des personnes qui limitent leur consommation de lipides et prennent du poids ou ne parviennent à maigrir du fait d'une augmentation de leur consommation d'aliments protidiques (yaourts maigres, viandes et poissons maigres) ou glucidiques (légumes verts, fruits, parfois féculents).

➤ *Les arguments sensoriels*

> Les mécanismes de rassasiement sensoriel sont défaillants ou inopérants chez les personnes en restriction cognitive. La conscience du rassasiement repose essentiellement pour eux sur le phénomène de distension gastrique.

Les arguments sensoriels sont d'un poids considérable à l'heure actuelle dans l'incrimination des lipides par rapport aux glucides. Pour diverses raisons que nous allons comprendre, ils sont considérés par certains auteurs comme étant moins rassasiants que les glucides et se prêteraient donc plus facilement à des surconsommations responsables de la prise de poids.

Les graisses n'auraient pas de goût

Les épreuves de dégustation ont montré que la teneur en lipides d'un aliment pouvait parfois être difficile à percevoir par le mangeur. Quand on propose des biscuits de composition variable en sucre, lipides et contenu calorique à des dégustateurs, ils perçoivent très bien les variations de la teneur en sucre et indiquent avec précision lesquels sont les plus sucrés. En revanche, il leur est beaucoup plus difficile d'indiquer quels sont les biscuits les plus gras. Leurs réponses donnent lieu à des estimations très variables et indépendantes du contenu réel du biscuit.

Faites vous-même l'expérience et testez votre goût
Disposez plusieurs tasses à café sucrées avec des quantités variables de sucre. Puis exercez-vous à les classer par ordre de sucrosité. Vous pourrez normalement très vite détecter des variations inférieures à un quart de sucre (1 gramme). Ce qui signifie que vous êtes en mesure de détecter une différence de 4 calories. En revanche, si vous faites l'expérience avec des tartines de beurre vos réponses auront rarement la même précision. Il est peu probable que vous puissiez mesurer une différence de 1 gramme de beurre qui apporte pourtant 8 calories.

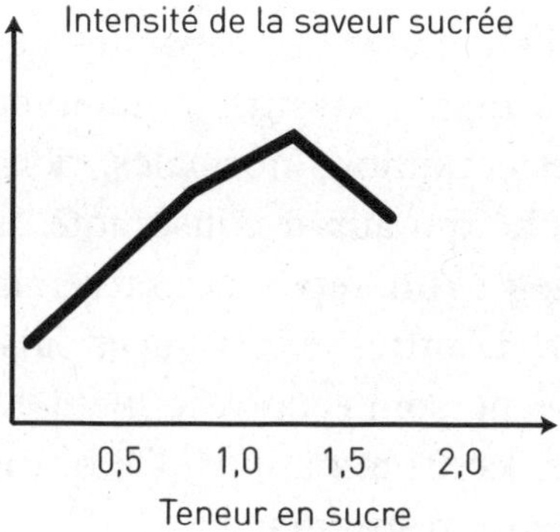

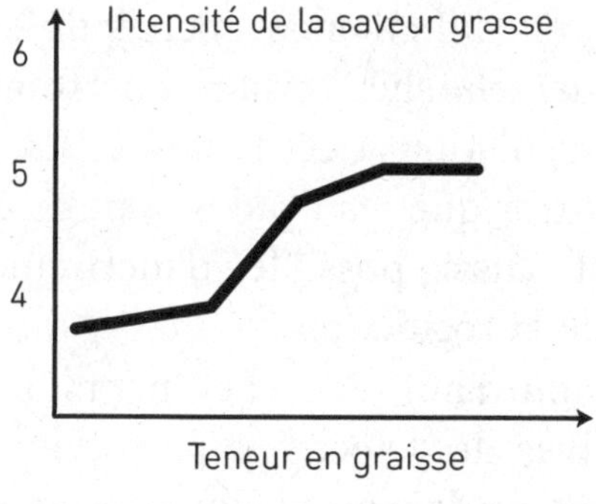

A. Drewnowski a évalué le plaisir que procurait sur certains sujets la consommation d'aliments apportant des concentrations croissantes de sucre et de graisses. Dans le cas des aliments sucrés, le plaisir augmente avec la concentration de sucre puis atteint un pic pour ensuite diminuer. Les sujets finissent par éprouver une forme de déplaisir et par trouver les concentrations de sucre trop élevées à leur goût. Alors que, pour les aliments apportant des concentrations croissantes de graisses, les sujets expriment une augmentation continue de leur plaisir, parallèle aux concentrations. Il semble donc, dans des conditions expérimentales, que ces personnes soient moins à même de limiter par le système plaisir/déplaisir leur consommation d'aliments gras que celle d'aliments sucrés. Néanmoins, ces expériences sont toujours effectuées sur un seul repas et ne tiennent jamais compte des capacités de régulation des mangeurs lors des repas suivants, notamment pour des aliments gras. Dans des conditions normales, rien ne permet de penser qu'une personne qui aurait consommé une trop grande quantité de graisses à un repas conserverait autant d'appétit au repas suivant. D'autres expériences laissent penser que, au contraire, une personne correctement régulée réduirait ultérieurement ses consommations. Ce qui n'est justement pas le cas des mangeurs restreints.

Au terme de ces expériences, les seuls faits certains sont que le gras est plus difficilement perceptible au goût et donc capable, uniquement chez certaines personnes, d'échapper aux capacités de régulation à court terme. Là encore, il n'est pas possible d'assurer que les lipides sont directement en cause. Il serait tout aussi possible d'incriminer un déficit des mécanismes de la régulation.

Jusqu'à aujourd'hui, les chercheurs pensaient que nous étions incapables de détecter le goût du gras en tant que tel. Nous pouvions seulement déduire sa présence dans les aliments grâce au changement de texture qu'il procurait, l'onctuosité, le crémeux, ou grâce à la présence des molécules aromatiques qui venaient se fixer sur les molécules de gras.

Mais très récemment, des chercheurs japonais ont découvert l'existence de récepteurs lipidiques au niveau de certaines cellules des bourgeons du goût. Ils ont pu montrer qu'en l'absence de ces récepteurs les souris ne sont plus capables de faire la différence entre une solution enrichie en acides gras et une simple solution aqueuse. De plus, la détection orale des lipides s'accompagnait de la sécrétion de substances digestives facilitant la digestion des graisses. Ainsi par des mécanismes, peut-être moins conscients, nous disposons probablement d'un équipement sensoriel qui nous permet de détecter la présence du gras, de préparer notre système digestif à le recevoir et ensuite par des processus d'apprentissage à adapter notre comportement à la teneur en gras de nos aliments.

Les graisses n'occupent qu'un petit volume

D'autres arguments concernent cette fois le volume qu'occupent les aliments lipidiques dans l'estomac. Un gramme de lipides apporte 9 calories alors qu'un gramme de glucides ou de protéines n'apporte que 4 calories. Une quantité déterminée de calories lipidiques occupe donc une place moins importante dans l'estomac que la même quantité de calories glucidiques. Or certains chercheurs, s'appuyant sur des études sérieuses, pensent que la personne obèse régule sa consommation alimentaire beaucoup plus en fonction des volumes ou des poids de nourritures ingérées qu'en fonction de son contenu calorique. Ainsi, quand on propose à ces sujets une alimentation dont on fait varier la teneur en lipides, on constate qu'ils ne tiennent pas compte de cette variation mais se contentent de maintenir un poids de nourriture relativement constant. Ainsi, à poids égal, plus la nourriture est riche en lipides plus les sujets augmentent leur consommation de calories. La sensation de plénitude gastrique semblait, dans la régulation des consommations alimentaires, avoir joué un rôle plus déterminant que le contenu calorique. De la même manière, quand on propose à des personnes obèses soit une alimentation apportant peu de calories sous un grand volume soit beaucoup de calories sous un petit volume, on constate que les sujets sont portés à consommer un poids constant d'aliments plutôt qu'une ration calorique constante[10]. À l'opposé, les personnes non obèses règlent leur consommation non pas sur le volume mais bien sûr le contenu calorique. Et, pour confirmer ce que j'évoquais précédemment, ils se révèlent parfaitement capables de compenser une augmentation du contenu calorique de leur repas en réduisant le contenu calorique du ou des repas suivants.

Tous ces travaux attirent donc l'attention sur une anomalie de la personne obèse qui, contrairement au non-obèse, assimile le rassasiement à la sensation de distension de son estomac. Tout se passe, dans sa façon de manger, comme si son organisme renonçait à comptabiliser des calories pour les remplacer par des centimètres cubes. Cela ne va évidemment pas sans rappeler le comportement du mangeur restreint qui, ne percevant plus son rassasiement, ne s'arrête de manger qu'au moment où la sensation de plénitude gastrique le rappelle à l'ordre. Certains chercheurs ont donc rapidement conclu que la solution au problème de l'obésité pourrait consister à diminuer la densité de l'alimentation en augmentant son volume par adjonction de fibres alimentaires et réduction de sa teneur en graisses. En pratique, cela revient encore à préconiser la consommation de grandes quantités de légumes et à limiter celle des aliments riches en lipides. Bien des personnes en difficulté avec leur poids, conscientes de leur difficulté à réguler

10. Duncan K., Bacon J., Weinsier R., « The effects of high and low energy diets on satiety, energy intake, and eating time of obese and non-obese subjects », *Am. J. Clin. Nutr.*, 37, 1983, p. 763-767.

la consommation d'aliments riches, adoptent déjà ce comportement comme un moyen inconscient de réduire leur consommation calorique.

> Martine, 53 ans, explique ses choix alimentaires : « Je sais que j'ai assez mangé quand j'ai le ventre plein. Je préfère donc manger des légumes car si j'en mange de grandes quantités les conséquences ne seront pas trop graves. En revanche, si je mange des aliments riches comme des pommes de terre sautées j'en mangerai autant que des légumes et je suis sûre de prendre un kilo. »

Les graisses ou les sucres : lesquels sont les plus rassasiants ?

Pour mieux comprendre ce dont nous allons parler, il nous faut d'abord distinguer le pouvoir rassasiant et le pouvoir satiétogène d'un aliment. L'aliment rassasiant est celui qui « cale » très vite, il est familièrement « bourratif » et empêche de continuer à manger beaucoup. Il n'empêche pas la faim de revenir assez vite. Ce serait, par exemple, un morceau de pain très compact. L'aliment satiétogène, quant à lui, calme la faim pour une longue durée. Ce serait, par exemple, une bonne tranche de foie gras. Ainsi chaque aliment peut être plus ou moins rassasiant et plus ou moins satiétogène.

Pour beaucoup d'auteurs, les lipides présenteraient le grand défaut de ne pas calmer la faim. Ils ne seraient pas satiétogènes. Certains pensent qu'ils le seraient simplement moins que les glucides, d'autres qu'ils ne le sont même pas du tout. Au point, selon eux, qu'un repas ordinaire calmerait ni plus ni moins la faim que le même repas additionné d'une motte de beurre. Ou encore qu'un sandwich au foie gras ne calmerait pas mieux la faim qu'un sandwich à la tomate. Cette conclusion a été présentée très sérieusement lors d'un respectable congrès de nutrition à l'École de médecine de Paris. La question est véritablement d'importance. Car si les graisses ne sont pas satiétogènes, le mangeur s'expose alors à consommer de grandes quantités de calories sans même s'en rendre compte et se met réellement en danger de grossir dès qu'il mange ce type d'aliments. Ces conclusions sont en parfaite contradiction avec les travaux réalisés sur les aliments allégés en graisses.

La plupart des expériences sur le pouvoir satiétogène des aliments utilisent généralement deux protocoles. Le premier mesure l'intervalle entre deux repas. On propose à une personne un menu d'une composition et d'un niveau calorique connus et on mesure le temps au bout duquel le sujet ressent de nouveau sa faim. Le second s'effectue en fixant les horaires des repas et étudie l'effet d'un repas de composition et de niveau calorique connus sur la composition et le niveau calorique du repas suivant. La consommation d'un premier repas copieux devrait normalement entraîner une diminution calorique au repas suivant. Une autre manière de procéder consiste à faire consommer une précharge, plus familièrement une entrée, dont la composition est connue et d'observer le profil du repas qui suit immédiatement la précharge.

Ces expériences ont permis de réaliser que les nutriments n'entraînaient pas les mêmes conséquences sur la satiété et ont abouti à deux types d'observations.

Tout d'abord, dans les suites immédiates du repas, les différents nutriments n'exercent pas leurs effets en même temps[11]. Les premiers à agir sont les glucides qui calment la faim le plus rapidement mais pour une courte durée. Ils rassasient vite mais disposent d'une satiété courte. Sans doute en raison de leur évacuation rapide de l'estomac et de la rapidité avec laquelle ils sont ensuite métabolisés par l'organisme. Ils sont

---

11. Green S. M., Delargy H. J., Joanes D., Blundell J. E., « A satiety quotient : A formulation to assess the satiating effect of food », *Appetite*, 29, 1997, p. 291-304.

suivis, en position intermédiaire, par les protéines et accessoirement l'alcool. Et enfin, les derniers à agir seraient donc les lipides sans doute en raison de leur plus grande densité énergétique qui ralentit la vidange gastrique. Ils mettent plus de temps à rassasier, mais calment la faim pour une durée plus longue. Chacun pourra se rapporter à sa propre expérience et se rappeler qu'un repas même copieux mais composé de pain et de légumes, s'il remplit bien l'estomac, ne calme pas la faim bien longtemps. Alors qu'un excès de foie gras, bien qu'il n'occupe guère une grande place dans l'estomac, calme la faim pour une plus longue durée. Dans la vie quotidienne, tous ces nutriments sont habituellement réunis au sein d'un même repas et exerceront successivement et chronologiquement leurs effets sur la satiété, de façon à produire un confort dès la fin du repas et pendant les heures qui suivront.

Cependant, quand on observe le phénomène sur une période plus longue, c'est-à-dire à distance du repas ou même sur plusieurs repas, on finit par réaliser que les effets satiétogènes sont proportionnels à la quantité de calories apportée et non plus à la nature de ces calories. La charge énergétique d'un aliment devenant ainsi le déterminant le plus puissant de son pouvoir satiétogène. C'est pourquoi les légumes, qui occupent un grand volume, mais contribuent très peu aux apports caloriques, possèdent une action de courte durée sur la satiété. Ils rassasient vite, mais ne nourrissent pas et sont donc suivis d'un retour rapide de l'état de faim. Dans une importante monographie sur le sujet, France Bellisle finit par conclure qu'une alimentation riche en glucides ou en lipides, à ration calorique égale, est aussi satiétogène. Ainsi du fait de son volume important, une alimentation très glucidique facilitera le rassasiement à court terme. Mais du fait de son faible apport calorique, elle sera peu satiétogène.

En pratique, moins les repas sont nombreux, plus les menus doivent être riches en calories, peu volumineux et très satiétogènes. À l'image des grands fauves qui se nourrissent une fois par jour. À l'inverse plus les repas sont nombreux, plus les menus peuvent être pauvres en calories, volumineux et peu satïétogènes. À l'image des herbivores qui passent la journée à se nourrir.

Pour terminer, il est difficile de ne pas évoquer une dernière expérience. Quand une même quantité de calories lipidiques ou glucidiques est administrée directement dans l'estomac par le moyen d'une sonde intragastrique, on constate qu'elles possèdent toutes deux le même pouvoir satiétogène[12], alors qu'il était admis par beaucoup que les glucides absorbés oralement présentaient un pouvoir satiétogène supérieur à celui des lipides. Cet effet serait directement lié à leur charge énergétique et à leur action spécifique avec des récepteurs de l'intestin grêle et serait sans rapport avec la distension gastrique. Car, au contraire, une préparation d'eau salée de même volume et qui produirait la même distension de l'estomac n'aurait quant à elle aucun effet satiétogène. Au bout du compte, cette étude démontre que l'on peut se remplir le ventre d'eau salée, on ne s'en trouve pas nourri pour autant. Les auteurs de cette étude suggèrent alors que les différences observées entre les glucides et les lipides seraient dues aux facteurs sensoriels et cognitifs[13].

Autrement dit, s'ils passent directement dans l'estomac, sans que le sujet puisse identifier le goût de l'aliment ni avoir aucune connaissance préalable de ce dernier, les glucides et les lipides produisent le même effet sur la satiété. Mais quand ils

12. Manger un aliment coupe la faim pour un certain temps et détermine un état de satiété. Plus ce délai est important plus le pouvoir satiétogène de cet aliment est élevé.

13. Cecil J. E., Castigione K., French S., Francis J., Read N. W., « Effects of intragastric infusions of fat and carbohydrate on appetite rating and food intake from a test meal », *Appetite*, 30, 1998, p. 65-77.

passent par la bouche et sont détectés par l'analyseur sensoriel et que le sujet sait ou croit savoir ce qu'il mange, leur pouvoir sur le rassasiement s'en trouve modifié. Il semble donc que l'anomalie se situe au niveau de la reconnaissance de l'aliment et du traitement de cette information par le cerveau. Bref, la conscience de ce qu'on mange modifie le pouvoir rassasiant de l'aliment. Il s'agit là d'une expérience essentielle qui corrobore parfaitement celle d'Herman et Polivy sur le phénomène de désinhibition déclenché quand on laisse croire au sujet qu'on lui fait manger des aliments caloriques.

En fin de compte, les études démontrent que les lipides sont tout aussi satiétogènes que les glucides et sont soumis à une régulation tout aussi efficace. En revanche, ce que pense le mangeur de ses aliments peut venir perturber son rassasiement. Ce sont donc là encore les facteurs cognitifs qui interviennent comme agents dérégulateurs. Cela nous renvoie à une autre dimension de la nourriture que nous verrons plus loin et qui est cette fois le pouvoir réconfortant de l'aliment. Quoi qu'il en soit, les lipides sont parfaitement rassasiants quand le mangeur est régulé.

Qu'en pensent les nutritionnistes ?

> Sur le plan nutritionnel, pour maigrir,
> il y a trois conditions essentielles à respecter :
> les calories, les calories, les calories.

En 2008, une étude essentielle concernant l'avantage d'un éventuel régime par rapport à tous les autres a été publiée dans le *New Englang Journal of Medicine*. Les auteurs ont voulu comparer l'efficacité des quatre régimes les plus prescrits dans le monde. Chacun des régimes étant représentatif d'un mode de restriction spécifique : hypolipidique, hypoglucidique, hyperprotidique et hypocalorique global. Ils ont réparti 800 personnes en quatre groupes auxquels ils ont retiré 750 calories selon les modalités de chacun des régimes. Dans les quatre groupes, la perte de poids s'est révélée identique au bout d'un an ainsi que la reprise du poids au bout de deux ans. Le seul fait de soustraire des calories avait permis d'obtenir une perte de poids. La conclusion des auteurs était donc que l'efficacité à court terme des quatre régimes était équivalente et qu'il était donc inutile de se battre pour savoir s'il était plus judicieux de retirer les viandes, les pâtes ou le fromage. Le seul conseil que l'on pouvait adresser pour garantir l'efficacité du régime sur le long terme était de bien s'y accrocher et de ne plus le lâcher une fois commencé.

Certains nutritionnistes n'ont pas hésité à donner de leur corps pour démontrer la véracité de leur conviction. On se rappelle de Morgan Spurlock qui a voulu prouver l'impact négatif de la *malbouffe* (*junk food*) sur l'obésité. Spurlock a donc décidé de mener l'expérience sur lui-même. Sous la surveillance attentive de trois médecins, il s'oblige à manger chez McDonald's pendant un mois et décide de réduire son activité physique en utilisant le taxi le plus souvent possible pour ne pas dépasser un maximum de cinq mille pas par jour correspondant au déplacement d'un Américain moyen. Il s'impose également les quatre règles suivantes :

- il doit manger ses trois repas quotidiens chez McDonald's ;
- il doit essayer chaque plat de chez McDonald's au moins une fois ;
- il ne doit manger que les aliments figurant sur le menu. L'eau (en bouteille) étant au menu, il a le droit d'en boire ;
- il doit prendre l'option « *Super Size* » (taille maximale) chaque fois qu'on la lui propose.

Au bout d'un mois, Spurlock a grossi de 11 kg, endommager son foie et augmenter son cholestérol de 0,65 g par litre de sang. Il lui a fallu un an pour retrouver son état de santé initial. Tout heureux de sa démonstration, Spurlock réalise un film diffusé dans le monde entier sous le titre *Super Size Me* qui prétend ainsi prouver la nocivité de la *junk food* en général et de McDonald's en particulier. Mais, dans sa campagne anti-McDo, Spurlock oublie régulièrement de mentionner le détail essentiel : il a consommé 5 000 calories par jour pendant un mois !

À l'opposé, avec peut-être moins de publicité, Mark Haub, professeur de nutrition à l'université du Kansas, a testé un régime à base de chips mexicaines, de biscuits au chocolat et à la crème, de céréales sucrées et autres snacks prohibés avec horreur par tous les habituels faiseurs de régime. Le scientifique voulait ainsi démontrer que dans le cadre d'un régime, c'est davantage le nombre de calories ingérées qui compte que leur composition. Il s'est ainsi limité à consommer 1 800 calories de *junk food* par jour et a perdu pas moins de 12 kg en dix semaines !

On pourrait objecter que le poids n'est pas le seul élément à prendre en compte en matière de régime, qu'il faut aussi tenir compte du taux de cholestérol et de triglycérides par exemple. Eh bien, une analyse sanguine a révélé que ces indicateurs s'étaient améliorés durant son régime. Même son pourcentage de masse grasse avait diminué.

Pour autant Mark Haub ne recommande pas de faire un tel régime. Revenant à son alimentation habituelle, il voulait simplement démontrer qu'il était parfaitement possible de perdre du poids, et même beaucoup, tout en consommant de grandes quantités de prétendue *junk food*.

La conclusion des études et de ces deux expériences insolites est naturellement que seules les calories ont le pouvoir de faire maigrir ou bien grossir.

Que se passe-t-il quand on réduit les graisses ?

> La réduction des graisses n'a jamais empêché personne de grossir. Le maintien des graisses n'a jamais empêché personne de maigrir.

Seule l'expérimentation peut apporter la preuve d'une théorie. Ainsi, si l'hypothèse lipidique s'avère exacte nous devons nous attendre à ce qu'une réduction des graisses entraîne une diminution significative de l'obésité. Comme la plupart des traitements et des campagnes d'information actuelles préconisent la réduction des matières grasses, les chercheurs se sont livrés à des évaluations de ces traitements afin d'en apprécier l'efficacité. Il faut admettre que les résultats se sont révélés particulièrement décevants. Je vous propose que nous les passions ensemble en revue.

➤ *Régime sans gras contre régime sans sucre*[14]

Nous avons vu les expériences tentées par les nutritionnistes, on peut encore rappeler cette dernière. Quand on propose des régimes de même niveau calorique (1 000 calories par jour) soit pauvre en graisses (26 % de lipides et 45 % de glucides) soit pauvre en glucides (53 % de lipides et 15 % de glucides), on observe dans les deux cas une perte de poids identique. Aucun des deux régimes ne s'avère plus efficace.

---

14. Golay A., Allaz A. F., Morel Y., De Tonnac N., Tankovs S., Reaven G., « Similar weight loss with low or high-carbohydrate diets », *Am. J. Clin. Nutr.*, 63, 1996, p. 174-178.

➤ *Diminuez le gras et mangez ce que vous voulez*

De nombreux traitements reposent sur de simples conseils de réduction des matières grasses tout en préconisant une absence de contrôle sur les autres nutriments. Il s'agit de régimes hypolipidiques sans surveillance particulière des calories. Même en limitant la part des lipides à seulement 15 % de l'alimentation[15], la perte de poids observée se situe aux alentours de 0,5 à 1 kg par mois pendant quelques mois. Et malheureusement, cette perte de poids ne se maintient pas à long terme[16].

➤ *À quoi servent les campagnes d'information ?*

Les campagnes de santé publique ont l'ambition de modifier les comportements mauvais pour la santé. À cette fin, la France est dotée depuis 2001 d'un Programme national de nutrition et de santé (PNNS). Incontestablement, les messages ont bien été entendus par les Français. *Pour votre santé, mangez 5 fruits et légumes par jour* ou *Pour votre santé, mangez moins gras, moins sucré, moins salé* ont une très forte notoriété. Ce qui signifie qu'un nombre important de Français les connaît très bien. Dans le même temps, les Français semblent aussi avoir bien intégrés les messages et, relativement, ils en tiennent compte. Comme nous l'avons mentionné, la consommation de graisses et de sucre diminue sensiblement depuis plusieurs années. Pour autant, l'obésité, elle, n'a pas diminué. Elle a

---

15. L'alimentation moyenne des Français apporte 38 % de lipides.
16. Shah M., McGovern P., French S., Baxter J., « Comparison of a low-fat *ad libitum* complex-carbohydrate diet with a low-energy diet in moderately obese women », *Am. J. Clin. Nutr.*, 59, 1994, p. 980-984.

augmenté. Le PNNS s'était fixé de faire diminuer l'obésité de 20 %. Entre 2000 et 2009, elle a augmenté de 50 % !

On constate que les campagnes d'information permettent effectivement la diffusion de certains messages et que ces messages peuvent même aboutir à des changements de comportements. Mais, en revanche, elles n'agissent pas obligatoirement sur les paramètres de santé, le poids, que l'on souhaite modifier.

Les campagnes d'information ont largement contribué à diaboliser les aliments gras et sucrés et à augmenter l'anxiété alimentaire. Ce qui, sans aucun doute, contribue à perturber les comportements alimentaires, les sensations alimentaires et les systèmes de régulation du poids.

Il est grave de dire que les messages délivrés par les pouvoirs publics sont scientifiquement faux. Pour maigrir, il ne suffit pas de manger moins gras ou moins sucré. Mais manger moins tout court. Et de tout.

Mais comment revenir en arrière. Même l'AFSSA qui a augmenté ses recommandations de consommation des lipides et qui constate que 30 % des Français en consomment insuffisamment n'ose pas remettre en question le message *Mangez moins gras* pour ne pas déjuger ses homologues du PNNS.

Lors d'une étude sur les enfants diabétiques, les auteurs ont même constaté que les enfants les plus gros étaient ceux qui consommaient le plus de fruits et de légumes. Et que l'insulinorésistance était négativement corrélée à la consommation de gras. Tout simplement, parce que, à force de messages, les enfants réduisent leur consommation de gras et de sucre et mangent plus de fruits et de légumes. Qui lorsqu'ils sont surconsommés les font grossir. Ainsi, les aliments « bons » finissent par se transformer en aliments « mauvais ».

➤ *Plusieurs observations démontrent qu'il est possible de perdre du poids sans pour autant réduire les graisses*

• Les amphétamines ou coupe-faim ont permis à beaucoup de personnes de maigrir sans pour autant changer quoi que ce soit à la composition de leur alimentation. Elles entraînent, par leur mode d'action pharmacologique, une diminution de la faim et donc une réduction globale des apports alimentaires responsable de la perte de poids.

• Tous les nutritionnistes ont encore le souvenir des anciens régimes « équilibrés », riches en lipides, aujourd'hui classés dans les « déséquilibrés », qu'ils prescrivaient il y a vingt ans et qui faisaient maigrir tout aussi bien que les nouveaux régimes « équilibrés » actuels, pauvres en lipides. J'ai moi-même, durant mes dernières années à l'hôpital, largement prescrit ce type de régime et mes patients n'avaient pas plus de difficultés à maigrir qu'avec les régimes sans graisses que je leur ai prescrits dans mes premières années d'exercice.

Enfin, la chirurgie de l'estomac prouve, s'il en était encore besoin, que la perte de poids est simplement due à la diminution des apports caloriques. La réduction du volume de l'estomac impose une réduction des apports alimentaires à l'origine de la perte de poids sans modifier pour autant la composition de l'alimentation.

Finalement, que doit-on penser de la limitation des graisses ou du sucre ?

En 1997, l'APRID[17] a réuni à Paris les plus éminents spécialistes français et étrangers de la nutrition autour d'un congrès sur la masse grasse[18]. Les conclusions de leur réflexion exposées par le Pr Prentice, de l'Université de Cambridge, étaient les suivantes :

• Lorsque l'homme consomme des aliments à teneur réduite en lipides, il s'autorise souvent ensuite une attitude de consommation permissive qui, ainsi, lui fait perdre le bénéfice attendu. Les personnes doivent donc comprendre qu'il est nécessaire de réduire l'apport énergétique.

• Le message simple portant sur la réduction des lipides est insuffisant pour entraîner une perte de poids significative.

• Il est indispensable de faire comprendre au public et aux personnels de santé l'infaillibilité de la balance énergétique et la nécessité de réduire l'apport calorique. Le recours à des aliments pauvres en lipides [entraîne la perte de poids parce qu'il] facilite la réduction de l'apport calorique.

Voilà qui a le mérite d'être clair et de trancher avec le discours magique où les mauvais lipides sont responsables de tous les kilos excédentaires et où les bons aliments, innocentés de tout, peuvent être consommés en toute liberté sans entraîner la moindre conséquence pondérale.

---

17. Association des praticiens pour l'information en nutrition et diététique.
18. Messing B. et Billaux M. S. (dir.), *La Masse grasse. Aspects physiopathologiques*, Arnette, 1998.

Les études épidémiologiques ne démontrent rien d'autre qu'une corrélation inconstante entre la consommation de lipides et le poids et l'absence de corrélation entre la consommation de sucre et le poids. Et la plupart des expérimentations ne viennent pas confirmer l'existence d'un lien de causalité. Les campagnes d'intervention ont permis d'obtenir une diminution de la consommation lipidique et de sucre, mais n'ont pas été accompagnées, comme il était logique de s'y attendre, par une diminution de l'obésité. La physiologie nous explique que tout excès calorique conduira à une augmentation de la masse grasse et donc du poids. Et qu'il est par conséquent illusoire de limiter les graisses ou le sucre sans tenir compte du devenir des autres nutriments. On constate que l'obésité ne cesse de progresser aux États-Unis alors que la consommation de lipides a été réduite de 10 % mais que dans le même temps la taille des portions servies a augmenté et que les apports caloriques ont progressé de 15 %. La neurophysiologie nous apprend que les lipides exercent sur la satiété un effet identique à celui des glucides et qu'ils sont tout aussi bien régulés quand les facteurs sensoriels et cognitifs n'interviennent pas. En revanche, les personnes en restriction cognitive présentent assurément un trouble du rassasiement et ne parviennent plus à ajuster leur consommation à leurs besoins. Elles ne savent plus quand s'arrêter de manger et préfèrent donc s'orienter vers des aliments qui occupent un grand volume dans l'estomac, ce qui leur imposera de s'interrompre quand leur estomac sera plein.

Toutes les personnes ayant une alimentation hyperlipidique ne sont pas obèses, loin de là. La majorité des personnes ayant une alimentation sucrée ont même un poids normal. Beaucoup de personnes minces mangent aussi gras, même plus, que certains obèses qui surveillent attentivement leurs apports lipidiques et pourtant ne perdent pas de poids. La génétique n'est pas responsable de tout. En revanche, il est évident que certains individus qui mangent gras ou sucré pourront devenir obèses si cette consommation s'associe à une surconsommation calorique. Il est incontestable que cette surconsommation calorique peut en grande partie être facilitée par les difficultés que présentent certaines personnes à réguler leurs apports caloriques. Il semble que cette anomalie s'inscrive au centre de la problématique pondérale. C'est donc beaucoup plus le trouble de cette régulation que la simple consommation de lipides ou de sucre qui devrait devenir l'objet des recherches à venir. Et c'est donc sur les causes de cette dérégulation que j'ai été amené à me questionner pour en trouver les raisons. Tout particulièrement, celles sur lesquelles il était possible d'agir cliniquement. Si certaines causes biologiques existent, il ne fait plus de doute pour moi que la plus grande part de ces raisons est à rechercher dans les sphères sensorielles, cognitives et psychologiques du comportement alimentaire.

CHAPITRE VIII

Mes émotions me rassasient

Si vous n'avez pas rencontré de difficultés majeures au cours des différentes étapes que nous avons franchies votre comportement alimentaire a dû déjà beaucoup se transformer.

1. Vous percevez vos sensations alimentaires de manière plus précise. En particulier, vous distinguez la faim de l'envie de manger et savez reconnaître le moment du rassasiement.
2. Vous mangez beaucoup le matin ou beaucoup le soir selon votre faim. Et vous choisissez vous-même de manger ou de ne pas manger quelle que soit l'heure de la journée.
3. Vous avez commencé à maigrir en mangeant tous les aliments que vous aimez sans vous culpabiliser.
4. Vous ne vous posez que des questions de vrais mangeurs : ai-je faim, est-ce bon, ai-je assez mangé ? Sans vous préoccuper le moins du monde du contenu des aliments en gras, sucre ou quoi que ce soit d'autre.
5. Vous mangez moins qu'avant et vous n'en éprouvez pas davantage la faim.

En revanche, il est possible que vous ne parveniez pas toujours à tenir compte de vos sensations. Et ce sont surtout des émotions qui vous font manger au-delà de votre faim. Puisque nous sommes entre nous, laissez-moi vous faire une confidence et vous raconter une anecdote personnelle. Voyez-vous, écrire un livre occupe beaucoup de temps et vous empêche de faire tout un tas d'autres choses. De sorte que la fin est toujours vécue comme un certain soulagement. Aussi, quand un mois avant de rendre mon manuscrit, Catherine Meyer, mon éditrice, m'a demandé d'en revoir une partie importante, bien que trouvant ses remarques très justifiées, j'ai été pris d'un grand mouvement de mauvaise humeur. Aussi, ce jour-là, autant découragé qu'en colère, j'ai décidé que je ne travaillerai plus et je suis allé chez Gérard Delépine, le pâtissier de notre ville, lui acheter l'un de ses nouveaux gâteaux au chocolat. Gérard Delépine est un amoureux du chocolat, il vous le marie avec tous les parfums du monde et vous le décrit sous des facettes inconnues du plus blasé des gastronomes. Ce jour-là, je lui ai demandé un malgache, une petite génoise au chocolat fourrée d'une crème au chocolat et recouverte d'une mousse au chocolat noire. Je suis rentré à la maison, ai débouché une bouteille de sauternes et dégusté tout cela, seul, blotti dans mon canapé sur un fond de musique baroque. Enfin un peu de douceur dans ce monde de brutes. Vous n'imaginez pas à quel point je me suis senti réconforté. J'allais beaucoup mieux. Mes aliments avaient produit des émotions positives et chassé ma colère et mon découragement. Deux heures après, j'ai dû expliquer à ma femme que je n'avais plus aussi faim que d'habitude. Je me suis toutefois installé à table avec elle, j'ai dîné légèrement et nous avons discuté de mon livre. Voilà comment les émotions négatives font manger un nutritionniste averti et comment il parvient à se réconforter sans grossir avec ses aliments préférés.

Quant à vous, savez-vous que votre personnalité et vos émotions passionnent depuis toujours les médecins et les psychologues au plus haut point ? Elles sont pour eux un véritable mystère. Ils se sont longtemps convaincus que vous ne deviez pas être tout à fait comme tout le monde. Dans votre dos, on vous a affublés de tous les noms, crédités de toutes les théories, affectés de toutes les mauvaises mères. Mais il faut bien le reconnaître, vous n'êtes pas très coopératifs. Vous ne voulez entrer dans aucun tiroir. Pour maigrir, on vous demande de moins manger, mais à chaque petite contrariété, vous vous jetez sur la nourriture comme la misère sur le monde. Comment voulez-vous qu'on vous aide si vous n'y mettez pas un peu de bonne volonté ? Vous n'êtes vraiment pas très raisonnables.

Votre gros défaut serait votre obstination à chercher du réconfort dans la nourriture. Certains ont donc imaginé que la solution serait de vous débarrasser de tous vos petits soucis. Vous perdriez ainsi les mauvaises raisons qui vous font manger. Figurez-vous que j'ai imaginé une autre solution. Après tout, une théorie de plus ou de moins, vous n'en irez pas plus mal. J'ai décidé que j'allais plutôt vous aider à vous réconforter en mangeant. Et en prime, vous aider aussi à perdre du poids.

Le goût, le rassasiement et les émotions

C'est entendu, les émotions nous font manger. Mais avez-vous constaté que, de leur côté, les aliments avaient la faculté de nous procurer des émotions ? Quand nous les apprécions, ils nous contentent. Ils nous procurent de la satisfaction, de la joie, de l'extase. Quand, à l'inverse, ils nous déplaisent, ils peuvent entraîner de la déception, de la frustration ou même de la colère. Il s'agit bien là d'émotions, positives ou négatives, induites par les aliments eux-mêmes. Le mangeur en paix avec sa nourriture choisira naturellement de manger ceux qui lui procureront des émotions positives. Il préférera évidemment éviter ceux qui le déçoivent ou le mettent en colère. Eh bien, ces émotions positives induites par les aliments nous intéressent au plus haut point car elles participent au rassasiement. L'individu qui apprécie sa nourriture se rassasie davantage. Quand un repas nous satisfait et que l'on sait que l'on n'en sera jamais privé, il est très facile de s'arrêter de manger au moment où l'on sent que l'on est rassasié. Tandis que les aliments qui produisent des émotions négatives ne rassasient pas vraiment.

Les exercices qui suivent portent à la fois sur le goût, le rassasiement et les émotions. Ils sont destinés à vous permettre de mieux percevoir votre seuil de rassasiement. Ils vous aideront à mieux vous concentrer sur ce que vous mangez et à découvrir que les aliments nourrissent parfois de manière inattendue. De ce fait, ils vous offriront donc la possibilité de vous arrêter de manger plus tôt que vous ne l'auriez fait.

Exercice 1

Déterminez la composition des plats que vous mangez : ingrédients, épices, herbes, sauces, cuisson, etc.

Ce premier exercice consiste, chaque fois que vous mangez des plats que vous n'avez pas vous-même préparés, à déterminer leur composition. Comportez-vous comme un critique gastronomique qui s'apprête à livrer son commentaire, ou mieux, comme un cuisinier qui souhaiterait reproduire la recette. Cherchez à reconnaître tous les ingrédients présents dans le plat, identifiez les épices, les herbes, les aromates que vous avez devinés. Cherchez à savoir quels ont été les modes de cuisson utilisés. Bref, devenez un mangeur averti. Vous pouvez vous amuser à pratiquer ces tests en aveugle ou à les effectuer en famille ou entre amis. Sauriez-vous faire la différence entre un rouget et un saint-pierre ? Sauriez-vous déceler la présence du basilic, du thym ou du romarin ? Seriez-vous capable de reconnaître le goût délicatement poivré de la muscade ou de la cannelle ? À vous de découvrir vos talents de gastronome.

Exercice 2

Recherchez les caractéristiques des aliments qui ont « bon goût », *pour vous*.

- La vue : aspect, couleur, forme, etc.
- L'odorat.
- La saveur : salée, sucrée, amère, acide.
- Les sons : le craquement d'une biscotte ou d'une salade.
- La consistance : onctueuse, râpeuse, filandreuse, moelleuse, etc.
- La température : optimale, froide, chaude.

Ce second exercice consiste à rechercher les caractéristiques des aliments qui ont bon goût pour vous. Il s'agit en fait de décrire les qualités organoleptiques des aliments que vous aimez. Ce que les physiologistes appellent les composantes discriminatives de la sensation gustative. Elles ne se modifient pas au cours de la consommation de l'aliment et caractérisent le « goût de » l'aliment. Vous devez maintenant bien les distinguer de la composante affective inhérente à la sensation gustative, le plaisir gustatif, qui lui, bien au contraire, évolue et diminue au cours de la consommation de l'aliment et caractérise le « goût pour » l'aliment et le rassasiement. Vous décrirez soigneusement le « goût de » vos aliments préférés en détaillant leurs différentes composantes : la vue, l'odorat, la saveur, les sons, la consistance, la température. Devenez maintenant un mangeur difficile.

Pour mieux comprendre cet exercice choisissons un exemple. Prenons un amateur qui va tenter de nous décrire son chocolat noir préféré. S'il aime réellement cet aliment, il se révélera difficile dans ses choix et se gardera bien de le choisir au hasard. Les premières informations lui seront apportées par la vue et l'odorat. Puis une fois en bouche, les odeurs deviendront plus précises et il pourra s'exprimer sur les saveurs, la consistance, etc.

Décrivez le goût de votre tablette de chocolat noir préféré

Sa couleur :
☐ brun clair ☐ brun foncé ☐ presque noir

La taille de la tablette :
☐ petite ☐ moyenne ☐ grande

L'épaisseur de la tablette :
☐ fine ☐ épaisse

La taille des carrés :
☐ petite ☐ moyenne ☐ grande

La surface de la tablette :
☐ lisse ☐ avec des reliefs

L'aspect :
☐ mat ☐ brillant

Les saveurs :
Sucrée : ☐ un peu ☐ moyen ☐ beaucoup
Amère : ☐ un peu ☐ moyen ☐ beaucoup

La consistance :
☐ fondante ☐ onctueuse ☐ crémeuse

La température :
☐ ambiante ☐ fraîche ☐ froide

Il serait sans doute possible d'en dire bien davantage sur cet aliment de légende et je prie à l'avance les amateurs de chocolat de bien vouloir me pardonner. Disons que nous avons là une description suffisante pour notre exercice. Plus notre amateur aura le sentiment de manger un chocolat qui se rapproche de cette description qu'il vient d'en faire, plus il sera heureux. Plus il s'en éloignera, plus il sera déçu. En vérité, chaque fois qu'il mange du chocolat, il le compare à la représentation qu'il se fait de cet aliment. Tous les mangeurs se comportent ainsi. Chaque fois qu'ils mangent un aliment qu'ils connaissent, ils le comparent, consciemment ou inconsciemment, à la représentation qu'ils s'en font. Le couscous de ma mère, la blanquette d'agneau de tante Charlotte, etc. Il leur arrive même d'en parler à table avec les autres convives. Cette disposition des mangeurs va nous servir à travailler sur le rassasiement et le réconfort. Car elle s'accompagne d'étranges propriétés qui nous intéressent. Contrairement à ce que vous pensez peut-être, plus vous mangerez des aliments que vous aimez, plus il vous sera facile de vous rassasier. À condition d'écarter deux exceptions à cette règle. L'aliment ne doit pas être consommé au cours d'une compulsion ; dans ce cas, la régulation ne se fait plus. Et ce ne doit pas être un aliment trop rare. Car, dans ce cas, vous risqueriez d'en faire des réserves en attendant la prochaine occasion d'en manger. Vous anticiperiez le manque à venir, un peu comme le mangeur restreint se comporte avec ses aliments « interdits ». En réalité, avec nos aliments habituels, ceux qui constituent notre alimentation de tous les jours, plus nous les apprécierons plus nous serons capables de nous arrêter au moment où nous sentons que nous sommes rassasiés.

Prenons un exemple. Imaginons que nous apportions deux carrés d'un chocolat médiocre à notre amateur. Il les mange, puis nous lui apportons deux carrés de son chocolat de rêve. Parions ensemble qu'il les mangera aussi. Imaginons l'inverse. Nous lui apportons d'emblée la merveille des merveilles des chocolats noirs, qu'il mange. Puis aussitôt après les deux carrés toujours aussi médiocres. Il les laisse sans remords. Que s'est-il passé ? Dans la première expérience, les deux mauvais carrés ont nourri le mangeur, mais l'ont laissé dans l'attente de « quelque chose » qui se trouvait dans les deux carrés suivants. Il a fallu quatre carrés, deux fois plus de calories, pour que notre amateur éprouve la satisfaction attendue. Tout s'est passé comme si les deux premiers carrés avaient bien nourri son corps, mais les deux seconds avaient nourri sa tête. Dans la seconde expérience, le bon chocolat a nourri d'emblée le corps et la tête de notre mangeur. Il a délaissé le médiocre chocolat et a consommé deux fois moins de calories. Voilà donc à quoi ressemble le rassasiement, il possède toujours une dimension physique et psychologique. Pour que le mangeur puisse se lever de table en disant : « Je n'ai plus besoin de rien. Je suis rassasié », il faut que sa tête et son corps aient reçu tous deux la nourriture qu'ils réclamaient.

➤ *Les aliments ont une image émotionnelle*

Ainsi, un individu ne se rassasiera parfaitement que lorsqu'il sera satisfait à la fois physiquement et psychologiquement. Plus vite il le sera, plus tôt il cessera sa consommation. Car l'individu ne se nourrit pas seulement de calories mais surtout de sens. Il faut qu'il puisse penser du bien de ce qu'il mange. « Pour qu'un aliment soit bon à manger, il faut avant tout qu'il soit bon à penser », disait Lévi-Strauss. Ou, comme le rappelait Vachon-France, pour se rassasier complètement, chaque personne se doit de nourrir à la fois son Être de Besoin et son Être de Désir. L'Être de Besoin, l'organisme, quand il est en hypoglycémie, se nourrit d'un objet concret, le sucre. Toutes formes de sucre en quantité appropriée pourront combler ce besoin : un morceau de sucre, un carré de chocolat, une timbale de riz, même du glucose en perfusion. Tout cela parviendra au foie et aux cellules qui se moquent éperdument de leur provenance. Cependant, l'Être de Désir se nourrit, lui, d'un objet subtil, quelque chose d'indescriptible, d'indéfinissable, qui fait que la personne aura une préférence pour le chocolat plutôt que pour la perfusion de glucose. Et encore ne s'agira-t-il pas de n'importe quel chocolat mais de celui qui correspond à la représentation du bon chocolat, telle que vous venez de la réaliser.

Et pour que le mangeur soit correctement rassasié, il faudra que son Être de Besoin et son Être de Désir aient tous les deux été nourris. Dans le cas contraire, il pourrait se lever de table avec une insatisfaction qui l'inciterait à poursuivre son repas. C'est ainsi que nous voyons des mangeurs restreints se lever de table avec l'estomac saturé de légumes, blanc de poulet et yaourts à 0 % et dire : « Il me manque encore quelque chose. » Seule l'alimentation qui possède un sens pour le mangeur parviendra à le rassasier. Et c'est seulement à cette condition que la fonction de plaisir pourra s'associer harmonieusement à la fonction de besoin.

Les physiologistes caractérisent l'aliment par une double image : sensorielle et métabolique. Il faut peut-être leur suggérer qu'il en existe sans aucun doute une troisième : l'image émotionnelle. Tous les aliments sont associés à des émotions qui nous nourrissent et nous rassasient ou, au contraire, nous laissent sur notre faim. L'ingestion d'un aliment semble pouvoir modifier la concentration d'un même peptide agissant à la fois sur le système physiologique du stress et du comportement alimentaire. Nous ne sommes donc pas de simples machines thermodynamiques qui se nourrissent de calories, mais des machines pensantes et émotionnelles qui se nourrissent d'aliments qui ont du sens.

Peut-être aviez-vous constaté que les émotions négatives vous faisaient manger. Vous cherchiez dans les aliments un apaisement que vous ne trouviez pas, car la restriction cognitive vous avait privé de leur pouvoir réconfortant. Ils n'étaient plus en mesure de produire les émotions positives capables de neutraliser les émotions négatives dont vous cherchiez à vous libérer. S'il est vrai que certaines émotions font manger, il est tout aussi vrai que d'autres nourrissent. C'est parce qu'elles ne vous nourrissaient plus qu'elles vous faisaient manger. Vos aliments ne vous rassasiaient plus.

Pourquoi les aliments sont-ils réconfortants ?

Nos aliments nous réconfortent car ils produisent des émotions positives. Ils produisent des émotions positives car nous pouvons en penser du bien. Et nous pouvons en penser du bien car nous avons vécu avec eux une partie de notre histoire singulière qu'ils nous rappellent avec bonheur.

➤ *L'identité alimentaire : « Dis-moi ce que tu manges… »*

Le pays

« […] je te dirai qui tu es. » Je mange des croissants et de la baguette, une multitude de fromages, j'apprécie le vin, les cuisses de grenouilles et le pot-au-feu, je me délecte d'une infinie variété de pâtisseries. Qui suis-je ? Il n'est parfois pas bien difficile de deviner l'origine nationale d'un mangeur. Chaque pays, en matière d'alimentation, possède un répertoire de plats qui, facilement, permettrait de l'identifier. Certains, parfois, nous étonnent par la consommation d'aliments qui nous semblent proprement incomestibles. Nous n'aurions d'ailleurs pas imaginé qu'ils soient même mangeables. Les Français conçoivent péniblement que l'on puisse, par exemple, savourer du chien ou des insectes.

Alors, pourtant, que les pays du monde qui les acceptent dans leur répertoire alimentaire sont beaucoup plus nombreux que ceux qui les rejettent. Mais voilà, les goûts et les couleurs ne se discutent pas. Ils font la spécificité des pays et des cultures.

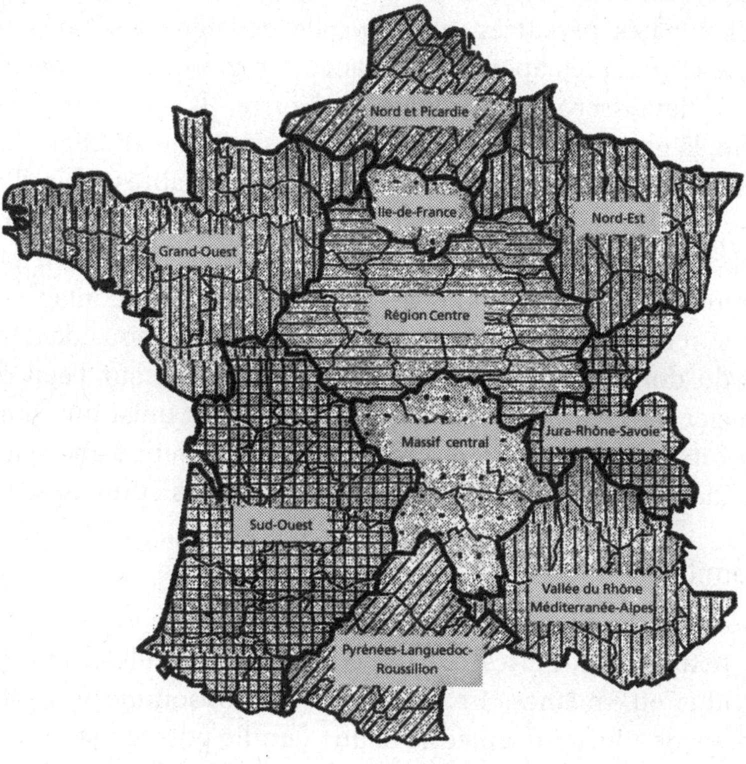

La région

Toutefois, si chaque pays se différencie par sa cuisine, il existe aussi dans chacun de très grandes diversités régionales. En France, nous nous régalons des cuisines provençale, catalane, alsacienne, savoyarde, bretonne, périgourdine, bourguignonne, etc. Le Credoc a ainsi distingué dix France alimentaires se regroupant autour d'une culture culinaire régionale (voir carte). Chacune se caractérisant par une répartition et une préparation différentes des aliments. La vallée du Rhône et la Méditerranée sont associées dans l'amour des agrumes, bananes, fruits secs et huile d'olive. Tandis qu'elles délaissent le beurre, les pommes de terre, la charcuterie et la bière. La région Jura-Rhône-Savoie favorise les fruits frais et les fromages à pâtes persillées, alors qu'elle dédaigne les fruits de mer, le cidre et les apéritifs. Suivant les régions, les modes de cuisson favoriseront davantage le beurre, la crème, l'huile d'olive, la graisse d'oie, le saindoux, etc. Chacune affichant fièrement ses plats de prédilection et ses spécialités : bouillabaisse de Marseille, cassoulet de Toulouse, choucroute de Strasbourg, fondue au fromage de Savoie, soca de Nice, tripes à la mode de Caen, calissons d'Aix, nougat de Montélimar, etc. Il est sûrement plus facile pour la plupart d'entre nous de désigner du doigt le roquefort ou le saint-marcellin sur l'étal du fromager que sur une carte routière. Montrant ainsi que nous pouvions oublier que ces noms de fromages étaient d'abord des villes de France avant d'être ceux de spécialités culinaires.

La famille

Au sein de chacune de ces communautés se trouvent de plus petites sous-unités constituées par les familles, puis les individus eux-mêmes. En Inde, où l'on consomme le curry, mélange de plusieurs épices, chaque famille possède sa recette qui lui permet de se distinguer des autres par son art d'associer les épices et de préparer le mélange. En France, comme ailleurs, chaque famille possède son répertoire alimentaire comprenant recettes et savoir-faire. Dans la mémoire de chacun, la cuisine familiale est comme un signe de reconnaissance : « Quand je vais manger avec la famille, je reconnais tout de suite son gâteau, ses œufs à la neige ou son cake[1]. »

1. Muxel A., *Individu et mémoire familiale. Essais et recherche*, Paris, Nathan, 1996.

C'est sa cuisine, c'est sa famille, c'est donc soi-même que l'on retrouve, dit la sociologue Anne Muxel, auteur d'une belle étude sur les souvenirs de tables. Ou encore, rapporté par l'un de ses interviewés : « Il y avait les macaronis au four du dimanche, des macaronis qui récupéraient toutes les viandes du vendredi soir et du samedi. Le jeudi, c'était le jour des fèves sèches. C'était typiquement familial. À ma connaissance, les autres familles ne le faisaient pas. »

Nous pouvons ainsi montrer que chaque unité géographique possède sa spécificité alimentaire. Mais se décline ensuite en sous-unités de plus en plus petites qui, en même temps qu'elles affichent les caractéristiques de l'unité qui les englobent, s'en distinguent en y ajoutant leurs propres caractéristiques. Beaucoup de spécialistes considèrent d'ailleurs que la cuisine et l'alimentation, en créant un espace commun de communication, jouent un rôle semblable à celui du langage permettant à la fois de s'identifier et de se distinguer.

Les religions

Au sein de ces sous-unités géographiques vivent aussi des communautés qui se caractérisent par leurs habitudes alimentaires. Les communautés religieuses présentent de ce point de vue un intérêt tout particulier. Une enquête récente, qui comprenait des questions sur les interdits alimentaires, montrait l'attachement des musulmans à leurs pratiques alimentaires religieuses, malgré des comportements souvent moins rigoureux comprenant quelques aménagements avec les règles. Pour beaucoup, tout particulièrement les jeunes nés en France, cet attachement reflétait bien davantage une fidélité à la culture d'origine plutôt qu'un véritable choix religieux[2]. Pour

---

2. Brisebarre A. M., « Interdits alimentaires et islam. Les interdits alimentaires », Xe Entretiens de Belley, *Cahiers de l'OCHA*, 7, 1996.

Michel Gervais[3], les interdits portant sur le porc et sur le vin sont surtout à considérer comme une manifestation collective à laquelle une personne adhère pour rendre concrète son appartenance à un groupe. « Il n'y a pas d'individu sans groupe d'appartenance, il n'y a pas de groupe d'appartenance sans interdits alimentaires. »

De la même manière, pour Julien Bauer[4], l'une des raisons de l'alimentation cachère réside dans le désir de maintenir une séparation entre les juifs et la société. Une alimentation différente sert de garant à la spécificité juive et limite les risques d'effacement et d'assimilation : « N'aie crainte d'aller en Égypte ; si tes enfants restaient ici, ils épouseraient des Canaanites et s'assimileraient mais cela n'arrivera pas en Égypte car les Égyptiens n'ont pas le droit de manger du pain avec les Hébreux. » L'aliment joue ici clairement son rôle de frontière et d'isolant social. En même temps, il devient facteur de cohésion sociale entre ceux qui mangent ensemble et partagent les mêmes règles alimentaires.

Les chrétiens, bien que ne possédant pas d'interdits alimentaires, n'en respectent pas moins également des règles prônant le jeûne (le carême, l'avent, les quatre temps, vigile...) et l'abstinence portant essentiellement sur la viande (vendredi, samedi). Si l'usage s'en est un peu perdu, le Moyen Âge prévoyait cent cinquante jours de jeûne ou d'abstinence au cours de l'année. Là encore, ce sont les rituels alimentaires qui permettent aux croyants de se reconnaître entre eux. Ainsi, dans chaque religion, les principes concernant les comportements alimentaires sont un moyen de constituer une identité sociale afin de regrouper les fidèles et de les distinguer de ce qui n'appartient pas au groupe.

---

3. Gervais M., « Qu'est-ce qu'un interdit alimentaire ? Les interdits alimentaires », Xe Entretiens de Belley, *Cahiers de l'OCHA*, 7, 1996.
4. Bauer J., *La Nourriture cacher*, Paris, PUF, « Que sais-je ? », 1996.

On voit comment la nation, la région, la famille, la religion contribuent à donner à chacun son sentiment d'appartenance à une communauté dans laquelle il s'intègre en en respectant les rites et les coutumes alimentaires. Mais également en forgeant les goûts alimentaires comprenant des préférences et des aversions spécifiques. Comme le traduisent ces souvenirs de table rapportés par Anne Muxel : « Le dimanche, c'était le poulet, et tous les vendredis c'était du poisson pour raison religieuse-lozérienne-catholique. Puisque nous n'aimions pas la viande, nous trouvions que vendredi c'était parfait. »

Le mangeur s'individualise

On sait, aujourd'hui, que le goût d'un individu pour les aliments de son futur répertoire alimentaire n'est pas inné. Il est acquis et résulte d'un processus d'apprentissage qui commence dès la vie embryonnaire. Il est par exemple possible après une perfusion d'une solution sucrée à la mère d'observer chez le fœtus des mouvements de déglutition et parfois même un sourire. Alors que la perfusion d'une solution amère produira une grimace de sa part. De même, il est possible de rendre le nouveau-né sensible à des arômes qui auront imprégné le liquide amniotique de la mère. On peut donc se demander si une part de nos préférences d'adultes ne serait pas déjà conditionnée par les choix alimentaires de nos mères. Puis l'enfant naît. Et se trouve, comme la totalité des espèces animales vivantes, préprogrammé à ne pouvoir digérer que des produits lactés et à préférer la saveur sucrée et rejeter la saveur amère. C'est seulement par la suite, soumis aux influences multiples, familiales, sociales et biologiques, que les goûts se transformeront pour atteindre chez l'adulte cette formidable diversité qui fait de chaque individu un mangeur unique, marqué par ses préférences et ses rejets.

Le premier lieu de socialisation de l'enfant est le repas de famille. Il y trouvera la possibilité de repérer et d'assimiler les signes qui forgeront son identité alimentaire en même temps que son identité sociale et familiale.

Très tôt, marqués par leur propre identité alimentaire, les parents opéreront dans leur répertoire alimentaire une sélection d'aliments qu'ils jugent bons pour eux-mêmes et pour leur enfant. C'est ainsi que, à leur insu, ils lui donneront l'exemple de leurs propres goûts et manières de manger. Tout naturellement, l'enfant, en cherchant à adopter les comportements familiaux, exprime son aspiration à s'intégrer au cercle familial et à accéder au monde des adultes. Il s'approprie ainsi les comportements qu'il observe, intériorise des goûts et éprouve le sentiment d'appartenir à une communauté culturelle. Son désir d'intégration le poussera même à surmonter des aversions biologiquement déterminées et à adopter des goûts pour des aliments tout d'abord rejetés. Les consommations d'alcool, d'aliments amers, épicés ou pimentés devraient être pour nous un grand sujet d'étonnement. Elles traduisent, dans ce domaine, la suprématie des dimensions culturelles et identitaires de l'alimentation sur la programmation génétique. Paul Rozin a bien montré comment les jeunes enfants mexicains, par le simple fait d'être mis de façon répétée en présence d'aliments pimentés, sans même les goûter, finissaient par se familiariser avec leur goût et les accepter en tant qu'aliments, témoignant ainsi de leur entrée dans le groupe des adultes.

Bien sûr, la famille n'est pas le seul lieu d'influence. Les autres enfants exercent aussi sur le petit mangeur une influence, qui pour certains serait même supérieure à celle de sa famille. Lean Birch[5] a montré comment il était possible de faire apprécier à un jeune enfant un aliment qu'auparavant il refusait. Il suffit pour cela de le mettre, pendant plusieurs jours,

5. Birch L. L., « Effect of peer model's food choices and eating behaviours on preschooler's food preferences », *Child Development*, 1980, 51, p. 489-496.

au contact d'enfants de son âge, ou mieux légèrement plus âgés, pour qu'au terme de l'expérience l'enfant finisse par apprendre à aimer cet aliment que, jusque-là, il évitait. Par imitation de ses pairs, le jeune enfant en vient à transformer les goûts transmis par le modèle parental. Et c'est ainsi que le phénomène d'identification familial s'exprimant tout d'abord sur un mode fusionnel laisse dans un second temps la place à un besoin de se démarquer des membres de la famille. Le jeune enfant affirme au sein de sa tribu de nouvelles préférences qui le distinguent des autres membres et lui permettent de s'individualiser et de se situer par rapport à elle. Pourquoi les enfants iraient-ils manger des McDonald's ? Simplement parce que c'est bon ? N'est-ce pas plutôt parce qu'ils participent ainsi à un phénomène de société auquel les jeunes s'identifient et peuvent s'affirmer par rapport aux générations précédentes ? Ces futurs adultes se rappelleront, plus tard entre eux, qu'ils y fêtaient leurs anniversaires, en collectionnaient les figurines, et s'y donnaient leurs premiers rendez-vous. Ils conserveront longtemps le sentiment d'avoir fait partie d'une autre tribu dont ils connaissaient parfaitement les codes et les signes distinctifs.

➤ *Manger c'est plus que se nourrir*

Il n'y a pas seulement dans l'alimentation une dimension identitaire. Elle possède également une forte dimension psychologique et symbolique attachée de façon beaucoup plus intime à l'individu et à son histoire personnelle avec les aliments.

Je mange des émotions

Nous sommes tous marqués par des expériences avec certains aliments avec lesquels nous entretiendrons ensuite une relation toute particulière. Certaines sont positives et souvent associées à des souvenirs heureux.

Myriam se souvient de son enfance chez ses grands-parents de Bretagne : « À peine arrivions-nous pour les vacances, mon grand-père s'adressait à ma grand-mère et disait : Mémé, sors-nous le pain de trois livres pour les enfants. Il attrapait dans le réfrigérateur une gigantesque motte de beurre salé toute jaune de laquelle on voyait sortir de gros morceaux de sel. Il coinçait la grosse miche de pain sous son bras et sortait son Opinel de sa poche. Il ne le quittait jamais. Ensuite, il coupait à chacune de nous une tranche de pain épaisse comme le pouce et la recouvrait de beurre. Aujourd'hui je ne peux pas manger une tartine de beurre sans penser à la ferme de mes grands-parents.

Catherine se rappelle son enfance au Brésil. Sa mère y travaillait dans une grande organisation internationale et ne pouvait lui consacrer tout le temps qu'elle aurait souhaité. « Parfois, pour être ensemble, ma mère m'emmenait à son bureau. J'y croisais des gens de toutes les nationalités. Tous ces gens avaient toujours l'air de s'amuser. La plupart étaient des réfugiés du Moyen-Orient, mais riaient tout le temps. Ils faisaient tout le temps la fête et apportaient chaque jour des quantités de nourriture qui m'étaient inconnues. Et je me rappelle que ma mère adorait le houmous. Elle me laissait toujours finir le plat avec les doigts. Depuis que je vis en France, chaque fois que je n'ai pas le moral, je vais manger dans un restaurant libanais. En pensant à tout ça, j'en ai quelquefois les larmes aux yeux. »

D'autres sont négatives et se transformeront en aversions parfois définitives. Les chercheurs ont montré, sous le nom d'effet Garcia[6], qu'il suffisait d'une seule association entre un aliment nouveau et des effets digestifs pénibles, volontairement provoqués par l'expérimentateur, pour que l'animal

6. Garcia J., Hankins W. G., Rusiniak K. W., « Behavioral regulation of the milieu intern in man and rat », *Science*, 185, 1974, p. 824-831.

développe une aversion très durable pour cet aliment. L'association entre un aliment et des conséquences physiques négatives suffit même parfois à le rendre définitivement aversif. De la même façon, chez l'homme, une association entre un aliment et une expérience psychologique négative peut produire le même résultat.

Myriam, toujours, n'a pu manger de bœuf bourguignon pendant des années. « C'était le plat préféré de mon père. Ma mère nous le préparait tous les mardis soir. Je crois qu'à cette époque je devais être un peu jalouse de mon père. Je n'admettais pas qu'il ait, en quelque sorte, un régime de faveur. Et j'essayais d'attirer l'attention de ma mère, en l'obligeant à préparer un plat spécialement pour moi. Je n'ai pas mangé de bourguignon jusqu'à ce que je rencontre mon mari. »

Bernard raconte : « Entre les carottes et moi, il y avait une certaine incompatibilité. Mon père passait derrière moi et il me pinçait le nez, si bien que j'ouvrais la bouche. Nous étions obligés de tout aimer parce que cela créait de telles difficultés quand nous n'aimions pas quelque chose qu'il était plus simple de le manger. Mais je peux vous dire qu'encore aujourd'hui, pour rien au monde, vous ne me ferez manger des carottes râpées. »

Je mange des symboles

L'aspect symbolique de la nourriture repose en grande part sur le principe d'incorporation : « Je suis ce que je mange. » Et nous pouvons souligner à quel point nous consommons des aliments porteurs de symboles.

Par exemple, on fait déguster en aveugle un vin de qualité ordinaire à des étudiants en œnologie. Dans une première expérience, on présente le vin avec une étiquette de cuvée moyenne. Puis dans une seconde, on leur présente le même vin avec une étiquette de grand cru. On leur demande ensuite de noter leur dégustation. Ils mettent 8 dans le premier cas et

13 dans le second. Qu'ont-ils bu ? En réalité, un symbole qui se trouve être l'étiquette. Certains pourront jurer qu'ils ne s'y seraient pas laissé prendre. C'est pourquoi, je rappelle que l'expérience n'a pas été conduite avec de simples amateurs mais des étudiants en œnologie dont on pouvait attendre une assez bonne discrimination gustative.

De même, le caviar est-il bon parce qu'il a un goût inégalé ? Ou plutôt, parce qu'il est rare et cher ? Combien de personnes se sont détournées aujourd'hui du saumon qui ornait autrefois nos tables de fête ? Le saumon qu'autrefois nous trouvions si exceptionnel est maintenant souvent dédaigné de ces grandes occasions. Il n'est plus un aliment rare, un symbole d'opulence et d'appartenance aux classes sociales favorisées. En se démocratisant, sa valeur symbolique s'en est trouvée considérablement réduite.

Que reproche-t-on à McDonald's et ses hamburgers ? On y voit un symbole de la mondialisation et surtout de l'emprise américaine sur la culture française. En réalité, derrière les attaques contre l'enseigne, c'est le spectre de l'Amérique qui apparaît en filigrane. Le sociologue Olivier Benoît a mené auprès des consommateurs une enquête sur le McDonald's. Il a pu constater que les mots « invasion » et « envahissement » revenaient régulièrement comme un leitmotiv. Pourtant, qui sait que le plat le plus consommé au monde se trouve être la pizza ? Qui s'en préoccupe et la considère comme un danger pour notre identité nationale ? L'Italie n'est pas soupçonnée d'impérialisme culturel. On ne s'en prend donc pas à ses symboles.

➤ *Au nom du « bien manger »*

Il est donc très complexe ce rapport à la nourriture, très intime. Il participe à l'élaboration de la personnalité et souvent la structure. Face aux aliments, chaque individu est si unique qu'il n'est pas exagéré, par analogie avec les empreintes digitales, de parler d'empreintes alimentaires qui permettraient d'identifier chaque mangeur. S'il était possible de décrire avec la précision requise le comportement du mangeur nous pourrions même aboutir à une identification aussi précise que celle que nous obtenons aujourd'hui avec les codes ADN. Mais, à la différence des empreintes digitales ou de la carte génétique, le comportement alimentaire, lui, n'est pas figé une fois pour toutes. Il est perpétuellement en mouvement. Et s'inscrit dans une dynamique inlassable qui se révèle être le reflet de ce que nous sommes, la somme de ce que nous avons été et toujours prête à s'adapter à des besoins en constante évolution.

Face à cette immense complexité se trouve une science qui nous voudrait tous identiques. L'alimentation équilibrée, par son aspect normatif, n'a que faire de nos personnalités et de nos sensibilités individuelles, identitaires, psychologiques, symboliques et même biologiques. Cette volonté de standardisation est indifférente à ce que nous sommes et contribue à développer ce que nous pourrions considérer comme un véritable trouble de l'identité alimentaire. Nous subissons continuellement des campagnes d'informations nutritionnelles nous inondant d'innombrables conseils comme si nous n'étions que simples pâtes à modeler, sans passé, sans histoire, capables de nous transformer au gré des fantasmes d'une science en perpétuel mouvement.

Le mangeur apatride

Si les Crétois sont heureux de ce qu'ils mangent, les Toulousains le sont tout autant. Ainsi que les Inuits, les Japonais, les Gascons, etc. Chacun ayant survécu en sachant s'adapter à un environnement différent. Tous ont le sentiment de leur appartenance culturelle et savent que leur manière de manger en est un élément fortement constitutif. Ces chercheurs qui voudraient nous faire manger de la bonne façon en prenant chez chacun de ces peuples ce qu'il y a de meilleur n'ont finalement réussi à inventer qu'un mangeur sans identité, sans histoire, totalement apatride.

Quel sens y a-t-il à vouloir faire manger du saumon trois fois par semaine à des Alsaciens ? de l'huile d'olive à des Normands ? ou de l'ail à des Suédois ?

Le mangeur sans famille

Peut-on imaginer le sentiment de rejet qui s'empare de ces enfants que l'on met au régime ? Pour les psychologues Pouillon et Le Barzic[7], le partage de la nourriture est un moyen privilégié pour l'expression et la réalisation du désir identificatoire. Ces enfants que l'on empêche de manger comme le reste de leur famille peinent à développer leur sentiment d'appartenance au groupe familial. Et c'est en pensant faire pour le mieux que les parents vont perturber les processus identificatoires de leur enfant. Ce dernier peut facilement se sentir rejeté par sa famille et pourra éprouver « le sentiment qu'il ne pourra jamais être comme ses parents voudraient qu'il soit et [...] n'aura d'autre choix que de tenter de se mettre au régime pour plaire à sa mère et conserver son amour au détriment de sa propre singularité ». La première rencontre avec le sentiment d'exclusion qui accompagne l'obésité dans notre société aura le plus souvent lieu au sein de sa propre famille.

> Jacqueline a 36 ans et consulte aujourd'hui pour un surpoids et des compulsions. Elle se souvient, petite, de son premier régime. « Aussi loin que je m'en rappelle, ma mère a toujours fait attention à son apparence et toujours surveillé son alimentation ainsi que celle de mes sœurs. Peu de temps après mon huitième anniver-

7. Le Barzic M., Pouillon M., *La Meilleure Façon de manger*, Paris, Odile Jacob, 1998.

saire, elle m'a emmenée chez le pédiatre pour qu'il fasse disparaître "mon petit bidon". Je ne crois pas que j'étais vraiment grosse. Mes copines ne m'ont jamais fait de réflexions désagréables. Ma grand-mère me trouvait adorable. Mais ma mère voulait prendre les devants. Elle disait toujours qu'elle s'était battue toute sa vie contre les kilos et qu'elle ne voulait pas que nous suivions le même chemin. Pour elle, c'était de la prévention. Pourtant, en regardant aujourd'hui les photos de cette époque, je n'arrive toujours pas à comprendre comment elle a pu me trouver grosse. En tout cas, le résultat c'est que je suis au régime depuis trente ans et que je n'ai jamais pu manger normalement.

Et j'avais horreur de cela. Les autres avaient leurs bouts de baguette avec du chocolat, et moi j'avais des trucs qui ne ressemblaient à rien. La nourriture de ma mère me paraissait être une nourriture décalée. On ne mangeait jamais de frites ou de purée. On ne mangeait que les trucs qui étaient bons pour la santé, mais qui n'étaient pas marrants ! La nourriture avec ma mère, c'était plus une nourriture obligée. Il y avait toujours le devoir de manger comme il faut, et équilibré. Heureusement qu'il y avait mes grands-parents ! Je mangeais normalement chez mes grands-parents. En même temps, j'avais mauvaise conscience de manger normalement. Quand mon grand-père me faisait des frites, ma mère me disait que les frites ce n'était pas bon pour la santé. C'était quand même un peu embêtant. Il faisait des sardines. Moi, j'aimais beaucoup les sardines. C'est pareil. Ma mère disait que c'était trop gras. Le chocolat était interdit. Il y avait beaucoup d'interdits dans la nourriture familiale[8]. »

Ces enfants, qu'ils soient gros ou seulement qu'ils le croient, vont donc souvent, d'eux-mêmes, se mettre au régime. Et ne plus manger comme leurs petits camarades. Au McDonald's, quand tout le monde se réjouira en commandant le fameux Big

8. Anne Muxel, *Individu et mémoire familiale*, *op. cit.*

Mac, ils seront les seuls à manger la salade du pêcheur, la salade de fruits et le Coca light. Ce sont, là encore, les processus d'identification qui seront troublés. Eux mangeront une nourriture « saine et équilibrée » mais seuls, tandis que tous les autres se mettront des frites et du ketchup plein les doigts mais ensemble.

Le mangeur sans identité

Le régime perturbe les processus d'identification au groupe social ou familial. Mais, plus encore, il modifie notre rapport à la nourriture et nous apprend que nous devons renoncer à ce que nous sommes. Jour après jour, nous tissons une relation intime et singulière avec les aliments. L'alimentation équilibrée viendra nous apprendre qu'il faut y renoncer pour adopter le modèle du bien manger.

Rappelez-vous Myriam. Pour maigrir, elle a accepté de renoncer au beurre salé de son enfance et au souvenir de ses grands-parents. À la place, elle mange de la margarine allégée. Bernard se force à manger des carottes et des crudités. On lui a affirmé qu'il n'était pas possible de maigrir sans manger de légumes. Catherine a renoncé au restaurant libanais et force son mari à l'accompagner dans des restaurants japonais. On lui a juré que c'était la cuisine la moins grasse.

> Isabelle raconte d'où lui vient son amour des bonbons. « Enfant, je vivais dans une famille très modeste qui ne mangeait pas tous les jours ce qu'elle aurait aimé manger. Mon père était un homme dur et tyrannique qui privait volontiers ses enfants pour se garder la meilleure part. Au dîner, il était le seul à pouvoir manger la crème de marron que nous, les enfants, regardions avec envie et avidité. Chaque trimestre, ma grand-mère nous envoyait des colis de bonbons. Le jour où il arrivait, ma mère nous donnait, à ma sœur et à moi, un bonbon à chacune. Puis elle installait le colis au-dessus du buffet de la cuisine, hors de notre portée, et on ne le revoyait plus. Quand j'ai commencé à travailler et à pouvoir dis-

poser de mon premier salaire, savez-vous ce que j'ai fait ? J'ai dépensé ma paye tout entière en bonbons et en crème de marron. »

Imaginez le sentiment de liberté que ressent Isabelle chaque fois qu'elle mange des bonbons. Il n'y a rien qui puisse aussi bien la réconforter que quelques rouleaux de réglisse ou des fraises Tagada. Parfois, il ne lui suffit de rien d'autre pour se consoler d'un petit malheur. Eh bien, elle aussi a accepté d'y renoncer. On lui a affirmé que ses bonbons, trop riches en sucre, l'empêcheraient de maigrir surtout si elle les mangeait entre les repas.

Peut-être pensez-vous que tout cela est faire grand cas de bien peu de chose ? Après tout, on peut bien vivre sans manger de beurre salé, houmous, rouleaux de réglisse et en se forçant à manger quelques crudités. Tout d'abord pour renoncer à ce qu'on aime encore faut-il que cela soit utile. Ensuite, on ne soupçonne pas les conséquences qu'entraîne la suppression d'aliments qui sont si intimement liés à l'histoire d'une personne et qui avaient pour principale vertu de parvenir à lui procurer de l'apaisement ou du réconfort. En réalité, Myriam, Catherine, Isabelle n'ont pas pu renoncer aux aliments de leur enfance. Malheureusement, elles sont toutes les trois devenues des mangeuses restreintes et compulsives. Quand elles mangent leurs aliments réconfortants, elles ne savent plus s'arrêter. Elles en mangent de très grandes quantités en s'accablant de reproches. Le pire qui puisse arriver a fini par se produire : elles ont toutes appris à détester ce qu'elles adoraient autrefois sans pour autant être capables de s'en passer.

CHAPITRE IX

Mes émotions me font manger

Nous parvenons au terme d'un parcours au cours duquel votre relation avec la nourriture s'est profondément transformée. J'espère, à ce stade, vous avoir sincèrement réconcilié avec les aliments et avoir largement amorcé l'indispensable processus de paix nécessaire à votre perte de poids. Vous avez, sans aucun doute, pris conscience qu'il était bien inutile, et même nuisible, de manger en fonction de la composition des aliments et qu'il était autrement important de vous interroger sur ce que vous ressentiez. La disparition de l'état de restriction cognitive vous aura permis de vous détacher des aliments, de vous recentrer sur vous-même et de mieux connaître vos besoins.

Beaucoup d'entre vous ont déjà commencé à maigrir mais restent bien conscients qu'il leur reste encore du chemin à parcourir avant de crier victoire. Il vous reste également à vous réconcilier avec votre corps et avec les autres, afin de retrouver des émotions plus paisibles. Car, en effet, beaucoup se plaignent que leurs émotions les font manger sans faim et se désespèrent de ne rien pouvoir y changer. Cette situation les empêche de maigrir ou entrave un amaigrissement pourtant déjà en bonne voie.

Aline est une institutrice, mère de deux enfants. Et pesait presque 100 kg. Après avoir beaucoup travaillé sur sa relation avec la nourriture, elle a enfin pu échapper à l'état de restriction cognitive. Grâce à cette paix qu'elle a conclue avec les aliments, elle a perdu une dizaine de kilos. Elle souhaite ardemment en perdre davantage. Mais constate qu'elle ne peut s'empêcher de manger sous l'effet de ses émotions. Elle a bien conscience de manger au-delà de sa faim et se rend compte que cette situation l'empêche de poursuivre son amaigrissement.

« Chaque fois que j'ai une contrariété, cela me donne envie de manger. Je sais que ce n'est pas de la faim, mais c'est plus fort que moi. Je ne peux pas l'éviter. J'ai toujours grossi dans les périodes difficiles de ma vie. Alors que je maigris quand tout va bien. Je maigris même pendant les vacances et je regagne du poids dès que je reprends mon travail. Il faudrait presque que je change de vie, mais ce n'est bien sûr pas possible. Quand je me dispute avec mon mari, quand j'ai trop de travail, quand mes enfants me répondent mal, quand ma mère me téléphone, tout est une occasion de manger. Je me précipite dans la cuisine et j'attrape ce qui me passe sous la main. Cela me soulage un moment, mais très vite je le regrette. Je me trouve nulle et je m'en veux de ne pas avoir plus de contrôle sur moi-même. Je sais bien que je mange pour compenser quelque chose. Mais, en attendant, je grossis et plus je grossis plus cela me fait manger. C'est comme si je voulais me punir. J'en viens à me demander si j'ai vraiment envie de maigrir. »

Aline décrit très bien les difficultés que certains rencontrent quand des émotions viennent les troubler. Ils se mettent à manger sans faim et grossir ou regrossir après des semaines d'efforts d'amaigrissement. Comble de malheur, se voir ainsi manger et anéantir tous leurs efforts, loin de les arrêter, ne fait que les pousser à manger davantage. Les laissant ainsi dans une immense perplexité. Finissant par douter d'eux-mêmes et de leur désir de maigrir.

Nous allons donc essayer de comprendre les relations entre les émotions et le comportement alimentaire. Voici, pour nous y aider, un tableau qui figure schématiquement comment un individu se comporte avec ses aliments quand il doit faire face à une émotion. Le but, pour lui, étant chaque fois de se débarrasser d'une émotion qu'il supporte péniblement. Envisageons tout d'abord comment naissent les émotions. Nous situerons d'ailleurs cette discussion à un niveau émotionnel et non à un niveau événementiel ou matériel. Nous verrons que cette différence de point de vue présente un grand intérêt.

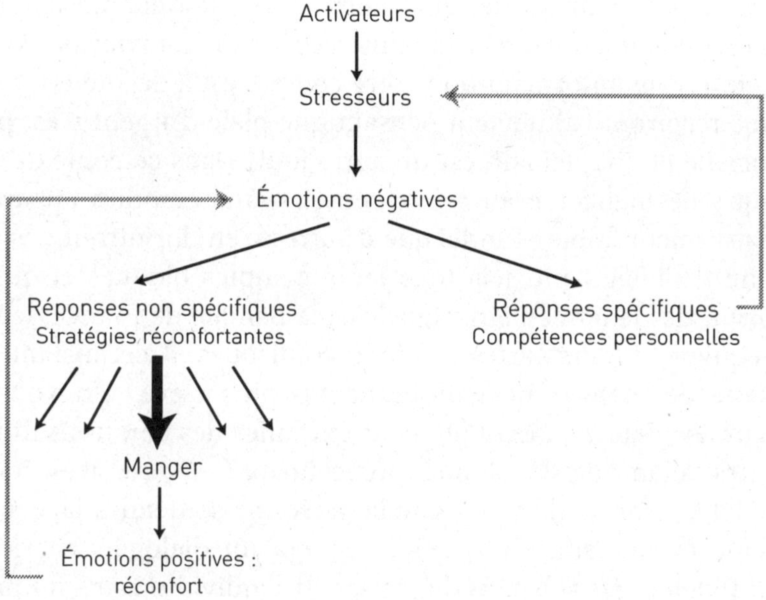

Comment naissent les émotions ?

Il existe plusieurs grandes théories sur les émotions. Christophe André et François Lelord, dans *La Force des émotions*, en distinguent quatre. Je ne les détaillerai pas mais nous retiendrons ici celle qui, en interrompant cette mise en relation automatique des émotions avec les prises alimentaires, permet d'obtenir, par ses applications thérapeutiques, les plus grands changements de comportements. Il s'agit donc de la théorie comportementale.

Pour les psychologues comportementalistes, les émotions négatives ne sont pas directement le résultat des situations que nous vivons mais plutôt de notre manière d'apprécier ces situations, de les penser. « Ce ne sont pas les événements qui troublent les hommes mais l'idée qu'ils s'en font », disait Épictète. Le même événement sera vécu différemment par chacun selon ce que l'on pourrait désigner comme sa personnalité ou son tempérament. Ainsi, quand vous recevez un courrier de votre banque vous informant que votre compte est à découvert, certains réagiront calmement pensant que plaie d'argent n'est pas mortelle et que demain est un autre jour. Dans ce contexte, le risque de manger pour « compenser » une émotion apparaît relativement faible. Tandis que d'autres n'en dormiront pas de la nuit, s'imaginant déjà tous leurs comptes bloqués et qu'ils seront, dès le lendemain, signalés à la Banque de France, leurs chéquiers et leurs cartes de crédit confisqués. À cet instant, le risque de manger devient beaucoup plus élevé. On voit là qu'un événement identique peut entraîner des émotions différentes allant de la simple préoccupation à une très forte anxiété, selon le discours que la personne se tiendra face à ce même événement. Ce dernier activera un dialogue intérieur qui reflétera les schémas de pensée de l'individu. Dans un premier cas, le discours sera modéré et raisonnable. Tandis que dans le second, il sera très dramatique et exagéré. Dans la suite du texte, nous désignerons l'événement (le courrier de la banque) sous le terme d'activateur et le discours intérieur (c'est une catastrophe, je serai bientôt au RMI, ma femme m'abandonnera et mes enfants placés par la DASS) sous le terme de stresseur. Ainsi, les émotions qui pourront ensuite nous faire manger sont produites par des raisonnements, eux-mêmes activés par les événements que nous vivons.

Activateurs → Stresseurs → Émotions → Manger

Activateurs ou Événements	Stresseurs ou Discours intérieurs	Émotions	Manger
Je reçois un courrier de la banque m'annonçant un découvert.	*Discours 1* : Plaie d'argent n'est pas mortelle. Demain est un autre jour. *Discours 2* : C'est une catastrophe. Ils vont bloquer mes comptes. Confisquer mon chéquier, mes cartes de crédit. Ma femme va me quitter…	Préoccupations, soucis. Panique.	Risque faible. Risque majeur.

➤ *Les événements activateurs*

Les situations qui activent le discours stresseur peuvent prendre de nombreuses formes, pas toujours simples à distinguer. Il pourra parfois s'agir d'événements externes, observables par la personne elle-même, ou d'événements internes prenant l'allure de pensées, d'émotions ou de troubles somatiques.

Événements activateurs externes		Événements activateurs internes	
Faits et choses observés	Publicité pour des aliments amincissants.	**Pensées**	Se dire que l'on a trop ou mal mangé (même si c'est faux).
Situations vécues	Ne pas trouver sa taille dans un magasin.	**Émotions propres**	Avoir honte de se préoccuper de choses aussi futiles que son apparence physique.
Comportements des autres	Réflexion d'une personne sur mon poids.	**Troubles somatiques**	Sentir son ventre gonfler.

Ainsi, le fait de ne pas trouver un vêtement à sa taille dans un magasin, d'atteindre un poids critique ou de manger un aliment dont on pense qu'il peut faire grossir pourra entraîner la personne dans un long discours intérieur très négatif sur son poids, la valeur qu'elle s'accorde, son avenir ou ses relations avec les autres.

Si autrefois les hirondelles annonçaient, paraît-il, le retour du printemps, aujourd'hui les régimes dans les magazines le font bien plus sûrement. Le printemps, comme chacun peut le constater, est un activateur redoutable du stress qui s'empare périodiquement de tous les infortunés candidats à la minceur.

Mais pourquoi le printemps est-il donc si redouté ? Car il est lui-même porteur d'une terrible annonce. Voici venu le moment de déployer tous les préparatifs qui permettront d'affronter le pire moment de l'année : l'été. Il faudra sortir les tenues courtes et légères. Dévoiler un corps que l'on dissimule ou que l'on essaie d'oublier tout le reste de l'année. Il faudra exposer les parties de notre corps qui nous font honte. Enfiler des maillots de bain, s'exhiber presque nu sur les plages ou les piscines. Affronter l'épreuve de vérité, celle de la comparaison avec les autres corps et du terrible jugement des *Autres*. Et là, inévitablement, *ils* se rendront compte. Je ne pourrai plus tricher. *Ils* vont vraiment savoir qui je suis. Un être imparfait, incapable de se maîtriser. *Ils* le réaliseront et se détourneront. *Ils* me mépriseront pour cela et m'abandonneront. *Ils* verront à quel point toutes les autres sont plus belles et bien plus désirables que moi.

Ce ne sont, bien sûr, ni le printemps ni l'été qui constituent des stresseurs. Mais plutôt le discours intérieur qu'ils ne manqueront pas d'entraîner. Ainsi quand une personne affirme qu'elle devient anxieuse à l'approche de l'été, il est plus vraisemblable qu'elle est troublée par des pensées inconscientes concernant l'idée qu'elle se fait des conséquences de l'été et non par l'été lui-même.

➤ *Les stresseurs ou le discours intérieur*

À quoi ressemblent donc ces stresseurs ? Il s'agit en réalité de raisonnements ou de pensées que l'individu se tient sur lui-même, les autres ou ses conditions de vie et qui prennent une allure dysfonctionnelle ou irrationnelle entraînant ainsi une distorsion de sa perception de la réalité. Ces pensées sont souvent automatiques et inconscientes, passant donc généralement inaperçues.

Nous recevons en permanence de notre environnement des informations qui donneront lieu à des pensées. Pour cela, nous devons d'abord traiter ces informations. Les mettre en ordre, leur donner une hiérarchie de valeurs, les sélectionner, en éliminer, les interpréter, anticiper l'inconnu à partir du connu. Pour réaliser cette réorganisation des informations nous devons donc décoder la réalité que nous percevons. Dans ce travail de la pensée, il arrive souvent que des erreurs viennent se glisser. En petit nombre chez le sujet « normal », elles deviennent particulièrement fréquentes chez les sujets présentant des difficultés psychologiques. Les psychologues ont parfaitement identifié les processus qui conduisaient à cette déformation de la réalité.

Processus de distorsion de la réalité		
Abstraction sélective	Le sujet ne sélectionne que les événements négatifs et élimine les événements positifs.	J'ai suivi mon régime toute la semaine, mais j'ai fait un écart ce week-end. Je l'ai donc complètement raté.
Inférence arbitraire	Le sujet émet des conclusions sans preuve.	Il rigole et se moque de moi parce que j'ai de grosses fesses.
Personnalisation	Le sujet s'attribue la responsabilité de tous les événements néfastes.	Si les gens s'ennuient ici c'est parce que je ne suis pas intéressante.
Maximalisation du négatif et minimisation du positif	Selon que l'événement est positif ou négatif, le sujet juge avec deux poids et deux mesures.	J'ai perdu un kilo, mais ça ne veut rien dire. J'ai pris un kilo, c'est le début de la fin.
Surgénéralisation	Le sujet juge tout l'ensemble en fonction de l'opinion qu'il se fait d'une partie.	Je suis absolument hideuse parce que j'ai de grosses cuisses.
Dichotomie	La loi du tout ou rien, du noir et blanc.	Ou bien je m'interdis de manger du chocolat ou bien je m'autorise à en manger une tablette entière.

Cependant, dès que l'on recherche ce qui se dissimule derrière ces raisonnements, on découvre que se tiennent des schémas de pensée représentant l'ensemble des croyances ou des convictions intimes que la personne entretient sur elle-même et sur le monde. Elles représentent, d'une certaine façon, ses lois de fonctionnement internes. Ces dernières peuvent parfois se transformer en de véritables croyances irrationnelles qui se caractérisent presque toujours par la forme tyrannique et rigide qu'elles peuvent prendre. Ce qui devrait n'être que préférences de vie se transforment en exigences inviolables auxquelles il n'est plus possible de déroger sous peine de s'exposer à de très violentes émotions négatives. Ces exigences décrites par de nombreux psychologues, et en particulier dès 1950 par la psychanalyste Karen Horney, prennent l'allure d'injonctions absolues ou d'impératifs moraux énoncés sous forme de « il faut » ou « je dois ». Le psychologue Albert Ellis considère qu'il existe trois niveaux d'exigences : envers soi-même, envers les autres et envers ses conditions de vie.

Exigences	Formulation générale	Exemples	Émotions
Envers soi-même	Je *dois* à tout prix réussir dans toutes les tâches que j'entreprends. Je *dois* être aimé entièrement ou approuvé par les gens qui comptent à mes yeux.	Je ne *dois* jamais faire d'écarts à mon régime. Je *dois* être mince pour être aimé et apprécié.	Anxiété. Dépression. Sentiment d'incompétence. Haine de soi.

Exigences	Formulation générale	Exemples	Émotions
Envers les autres	Les autres *doivent* m'aider à obtenir ce que je veux et m'empêcher de subir ce que je ne veux pas. Il *faut* que les autres m'aiment et m'approuvent quand je le désire.	Mon mari a acheté une tablette de chocolat. Il le fait exprès pour m'empêcher de maigrir. Il *devrait* être plus coopératif. Si les gens m'apprécient quand je suis mince, ils *doivent* tout autant m'apprécier quand je suis grosse.	Colère. Rage.
Envers les conditions de vie	Il *faut* que la vie me soit toujours agréable et douce, sinon je ne peux la supporter.	Je suis très contrarié car les gros sont mal considérés dans cette société. Elle *devrait* être plus tolérante.	Faible intolérance à la frustration. Découragement.

D'autres psychologues ont cherché à formuler plus précisément ces schémas et à identifier ceux qui revenaient le plus souvent dans les thérapies. En voici quelques exemples :

Amour	Je ne peux être pleinement heureux si je ne suis pas aimé de tous.
Performance	Je *dois* réussir parfaitement tout ce que j'entreprends.
Autonomie	Je *dois* pouvoir me débrouiller tout seul, demander de l'aide est un signe de faiblesse.

Approbation	Je ne *dois* jamais contrarier les autres sous peine de perdre leur affection.
Vigilance	Je *dois* être attentif à tout ce qui se passe autour de moi, l'imprévu peut toujours surgir.

Ces schémas sont généralement très légitimes et partent d'une intention parfaitement louable. Ils ne deviennent problématiques que s'ils se transforment en exigences ou en objectifs absolus. Il n'est pas absurde de souhaiter être aimé par de nombreuses personnes. L'existence ne pourra sans doute s'en trouver que plus heureuse et gratifiante. Mais quel sens y a-t-il à organiser toute sa vie pour y parvenir ? À faire de l'amour ou de l'approbation des autres la raison de chacun de ses actes ? Ne jamais oser contrarier personne, ne jamais rien pouvoir faire ou pouvoir dire de peur d'être mal jugé et abandonné ? Finir par devenir dépendant de l'affection de personnes pour lesquelles l'on n'est pas certain d'éprouver de l'estime ? N'est-il pas absurde de vouloir se faire aimer ou approuver de tous, y compris de ceux que l'on méprise ou que l'on réprouve ?

Chaque fois que nous nous fixons un objectif précis, mais sans nous imposer d'exigences absolues à cet égard, nous éprouvons, en cas d'échec, des émotions constructives comme le chagrin, le regret, la déception et le déplaisir. Nous ne serons pas dominés par les émotions incontrôlables que sont la dépression, la fureur ou l'angoisse. Car l'énoncé d'une préférence ou d'une aspiration semble toujours s'associer à l'expression d'un *mais* ou d'un *si* qui traduit notre capacité à affronter nos revers.

Bien au contraire, l'exigence absolue ne comporte aucun *mais* ni aucune préférence. Elle dit formellement que nous avons l'*obligation* de réussir quel qu'en soit le prix et ne fait que traduire notre peur d'affronter nos échecs, nos défaites, nos erreurs. Bien des personnes sont ainsi convaincues que la pression qu'elles s'imposent dans la réalisation de leur projet constitue le secret de leur réussite. Elles se persuadent que l'anxiété qu'elles s'infligent les fait progresser plus loin. Elles commettent là une grave erreur qui leur fera atteindre bien plus tôt la limite de leur force. Il n'est pas utile d'être anxieux pour réaliser de grands projets, il suffit pour cela d'être simplement très motivé et de conserver son sang-froid. Nous verrons comment l'anxiété que génèrent les personnes qui veulent maigrir n'aboutira au contraire qu'à les faire grossir. Simplement parce qu'elles ont transformé une préférence, sans doute légitime, en exigence absolue traduisant la peur immense qu'elles éprouvent à l'idée de ne pas y arriver.

Imaginons un joueur de tennis disputant la finale d'un tournoi du grand chelem. Si ce joueur, croyant mieux se motiver, se présente sur le terrain en se disant : « Je dispute le match de ma vie, je *dois* absolument le gagner. Si je le perds, je suis un homme fini », ce joueur, avant même de pénétrer sur le terrain, a déjà perdu sa partie. Car, en plus de son adversaire, il devra surtout lutter contre sa peur de perdre un match dont il vient de faire un enjeu vital. Il est très probable qu'au cours du jeu, sous l'effet de l'anxiété intense qu'il a fait naître, il commette de graves erreurs qui pourront lui faire perdre les points difficiles. Ses émotions joueront contre lui. En revanche, s'il se présente sur le terrain dans un autre état d'esprit, en se disant : « Je me suis entraîné du mieux que j'ai pu et j'ai bien l'intention de me battre de toutes mes forces. Mais si je perds je suis capable d'affronter ma défaite. Je pourrai faire face à un échec », il est probable, dans ce cas, que la pression psychologique sera moindre. Il n'est bien sûr pas certain que ce joueur gagne sa partie. Mais s'il perd ce sera seulement que, ce jour-là, son adversaire aura été meilleur que lui et non qu'il lui aura fait cadeau des points. Ce joueur, bien qu'il soit moins anxieux, n'en est pas pour autant extrêmement motivé. Il n'a nullement l'intention de perdre son match et la perspective d'une défaite ne le réjouit en aucune façon. Il se sent simplement la force d'affronter ce qu'il redoute : ne pas sortir victorieux d'une épreuve qu'il aura préparée avec acharnement. Il n'a pas transformé cette victoire en une exigence absolue, mais un objectif souhaitable pour lequel il se sera battu vaillamment et auquel il se sent capable de renoncer si les conditions l'imposent. Cette fois, ses émotions joueront pour lui.

➤ *Les émotions*

Tous ces stresseurs vont produire des émotions négatives dont la personne cherchera naturellement à se libérer. Il s'agit même là de la fonction la plus importante des émotions négatives. Elles constituent des signaux d'alerte qui doivent entraîner une mobilisation de l'individu afin qu'il réagisse précisément aux événements qui le troublent. Ces émotions sont essentielles à notre existence. Elles nous motivent à changer et à transformer notre environnement. Grâce à elles, notre vie change et le monde évolue. Pensez à ce que l'indignation, la révolte ou la colère ont apporté dans l'histoire de l'humanité. La peur nous rend prudents et nous incite à nous entourer de précautions. La tristesse nous pousse également à agir afin d'éviter des pertes douloureuses, qu'elles soient matérielles ou humaines. Ces émotions sont constructives quand elles nous font adopter des comportements qui amélioreront notre existence. Leur absence peut donc se révéler terriblement néfaste. Et il ne serait guère souhaitable de vouloir s'anesthésier pour ne plus rien ressentir.

Pas assez d'émotions

Il existe d'ailleurs des personnes souffrant de lésions cérébrales les privant totalement d'émotions. Antonio Damasio rapporte dans son livre *L'Erreur de Descartes* l'histoire survenue en 1848 et aujourd'hui devenue célèbre du jeune Phinéas

Gage. Ce dernier, après avoir eu le crâne traversé de part en part par une barre de fer longue d'un mètre dix et large de trois centimètres a miraculeusement survécu à ses blessures. Après cet étonnant accident, il a pu conserver intactes toutes ses facultés physiques et intellectuelles. Mais les dommages causés à la zone frontale de son cerveau le privèrent de ses émotions. Le résultat fut qu'il devint parfaitement incapable d'assurer son indépendance économique et malgré toutes ses anciennes qualités fut chassé de tous les emplois auxquels il postula. Sa lésion lui fit perdre le respect des conventions sociales et des règles morales antérieurement apprises. Il devint incapable d'anticiper l'avenir et de prendre les décisions exigées par son environnement social. Au contraire, toutes les décisions qu'il prenait montraient l'absence de son sens des responsabilités envers lui-même et les autres et s'avérèrent infailliblement désastreuses pour son avenir et ses intérêts immédiats. L'absence d'émotions entraîne chez les individus une telle perturbation de leurs mécanismes de prise de décision qu'ils en deviennent rapidement des êtres sociaux totalement inadaptés.

Trop d'émotions

À l'inverse, l'excès d'émotions trop fortes peut aussi facilement nuire au fonctionnement de la personne. Les grandes émotions comme la colère, la peur ou la tristesse prennent des intensités très variables. Elles évoluent pour la peur, de la sérénité à la panique. Pour la colère, du calme à la fureur. Et pour la tristesse de la béatitude à la dépression. Des émotions si violentes, outre qu'elles sont vécues péniblement, présentent de nombreux désavantages. Le premier, pour ceux qui souhaitent maigrir, est qu'elles présentent un risque très élevé de faire manger. Le second est qu'elles entraînent bien souvent de désastreuses conséquences. Les degrés les plus extrêmes de ces émotions ne sont-ils pas, en effet, très proches de pertes de contrôle au cours desquelles l'individu ne parvient plus à conserver la maîtrise de lui-même et finit par se comporter de manière désordonnée et incohérente ? Les actions qu'il mène quand il se trouve dans ces états sont généralement sans aucune efficacité. Il finit plutôt par provoquer le contraire de ce qu'il souhaitait obtenir. Sous l'empire de la panique, plutôt que d'éviter le danger il se précipitera à sa rencontre. Sous l'empire de la colère, plutôt qu'arranger la situation il ne fera que l'envenimer. Sous l'empire de la dépression plutôt que d'aller vers les autres il ne fera que se replier sur lui-même et ses idées noires. Des émotions d'une telle force sont bien souvent le fruit d'un discours irrationnel empreint d'exagération et de dramatisation. De « catastrophisation ». Si à la place, le sujet parvenait à se tenir un discours plus rationnel et plus distancié, les émotions qu'il éprouve deviendraient moins pénibles et par conséquent plus gérables.

	Minimum	**Modéré**	**Maximum**
Peur	Sérénité	Préoccupation	Panique
Colère	Calme	Mécontentement	Fureur
Tristesse	Béatitude	Morosité	Dépression

Laurent, qui habite en banlieue, doit se rendre un matin à Paris à un rendez-vous d'embauche très important pour lui. Il prévoit de partir très tôt afin d'être certain de ne pas arriver en retard. Il prévoit également de prendre son petit déjeuner dans sa voiture et s'arrête dans une épicerie pour acheter un paquet de gâteaux secs et une bouteille de jus de pomme. Laurent n'a pas très faim et se nourrit de trois gâteaux et de quelques gorgées de jus de fruits. Par malchance, un accident de la circulation provoque un gigantesque bouchon. Le temps passe et Laurent sent la panique monter à l'idée de ne pas être à l'heure. « Je ne dois absolument pas être en retard.

Il faut absolument que je donne une bonne impression à mon futur employeur. Je ne serai pas embauché si je le déçois dès le premier jour… » Il décide donc de quitter l'autoroute et de rejoindre Paris en passant par les villes de la périphérie. Dans son affolement, il lit mal le plan qu'il utilise pour trouver son chemin et finit par se perdre dans les rues de Paris. Effectivement, Laurent arrive à son rendez-vous avec quelques minutes de retard. Et tellement anxieux qu'il craint de rater son entretien. Dans le même temps, sur le trajet, il a entièrement dévoré le paquet de gâteaux secs et englouti toute la bouteille de jus de pomme. Le fait de s'être rendu démesurément anxieux ne l'a pas aidé à adopter des comportements plus efficaces.

Activateurs ou Événements	Stresseurs ou Discours intérieurs	Émotions	Conséquences
Je suis pris dans un embouteillage. Je risque d'être en retard.	Je ne *dois* jamais être en retard. Je ne *dois* jamais décevoir. Je ne serai pas embauché.	Affolement.	– Laurent se perd et arrive en retard. – Il mange un paquet de gâteaux secs et boit un litre de jus de fruits. – Il est très anxieux pour son entretien.

Se débarrasser de trop d'émotions

Réagir à une émotion négative s'avère donc parfaitement légitime. Et conduit à résoudre bien des problèmes. Pour cela, l'individu dispose de deux types de réponses.

➤ *Les réponses spécifiques*

Les premières sont considérées comme spécifiques du stresseur, elles permettent d'agir sur ce dernier en modifiant l'idée que se fait la personne de l'événement qui la trouble. Elle y parvient généralement en réfléchissant plus tranquillement. En prenant du recul, en introduisant dans sa manière de penser plus de distance, en rationalisant et en dédramatisant la situation. Elle parviendra ainsi à tempérer ses émotions et commencera peut-être à envisager les premières mesures qui lui permettront de résoudre son problème.

Même si ma première réaction face au courrier de la banque est très disproportionnée, je peux dans un second temps me ressaisir et me raisonner. Je passerai d'une forte anxiété à une saine préoccupation qui me fera réfléchir à toutes les éventualités envisageables. Je pourrais dès le lendemain téléphoner à mon banquier et chercher avec lui une manière de résoudre le problème. Même si les solutions qu'il me propose ne me font guère plaisir, elles n'auront pas les mêmes conséquences que celles que j'avais imaginées sous le coup de la panique. Par ailleurs, le sentiment de panique que j'ai ressenti était si intolérable qu'il me fallait à tout prix m'en délivrer alors que je pouvais tolérer de simples préoccupations.

De même, Laurent aurait pu s'y prendre autrement s'il avait raisonné différemment. « La personne avec qui j'ai rendez-vous sera peut-être mécontente, mais elle ne pensera pas nécessairement du mal de moi si je lui explique ce qui m'est arrivé. J'ai pris toutes les précautions possibles et j'ai réellement fait de mon mieux pour ne pas être en retard. Il est certainement préférable d'être à l'heure à ses rendez-vous, mais, n'étant pas maître de tous les événements, je ne peux en faire une exigence absolue. » Il aurait sans doute été préoccupé de ce qu'allait penser son futur employeur mais non pas à ce point affolé. Il aurait mieux réussi à déchiffrer son plan de

Paris et ne se serait sans doute pas perdu en cours de route. Dans son affolement, Laurent n'a pas pensé qu'il aurait simplement pu prévenir, depuis son téléphone portable, qu'il risquait peut-être d'avoir quelques minutes de retard. Il n'aurait pas été en proie à des émotions fortes qu'il a eu besoin de neutraliser en mangeant pour se réconforter.

Activateurs ou Événements	Stresseurs ou Discours intérieurs	Émotions	Conséquences
Je suis pris dans un embouteillage. Je risque d'être en retard.	Il est sans doute préférable d'arriver à l'heure. Toutefois, j'ai fait de mon mieux et ne peux prévoir l'imprévisible. Peut-être la personne sera-t-elle mécontente, mais elle ne pensera pas nécessairement du mal de moi.	Inquiétude.	Laurent ne se perd pas et arrive à l'heure. Il ne mange que quelques gâteaux. Il annonce qu'il pourra avoir quelques minutes de retard et passe pour un homme courtois. Il aborde son entretien avec moins d'anxiété.

Ainsi, s'agissant du contrôle de nos émotions, les réponses spécifiques sont celles qui agiront directement sur la cause de l'émotion, le stresseur, et parviendront donc à modifier nos émotions. Celles-ci resteront modérées et conserveront leur rôle d'alarme sans nous priver des moyens d'agir avec efficacité et ainsi d'atteindre les objectifs que nous nous sommes fixés.

	Émotions tempérées	Émotions fortes
Discours	Rationnel.	Irrationnel.
Efficacité	Possibilité d'agir sur les événements.	Difficultés ou incapacité à modifier les événements dans un sens favorable.
Objectifs	Possibilité d'atteindre ses objectifs.	Incapacité à atteindre ses objectifs.

➤ *Les réponses non spécifiques*

Les secondes réponses sont considérées comme non spécifiques. Car elles n'agissent pas sur le stresseur et ne le modifient en rien. Elles agissent directement sur l'émotion elle-même. Et sont seulement destinées à produire des émotions positives dont le rôle sera de venir neutraliser les émotions négatives. Bien qu'elles laissent le problème en l'état, elles pourront néanmoins apporter un certain soulagement en procurant un réconfort attendu. À cet effet, chaque individu possède un répertoire de stratégies réconfortantes dans lesquelles il peut puiser : boire, manger, fumer, faire l'amour, ouvrir sa collection de timbres, dépenser de l'argent, aller chez le coiffeur, partir en week-end, rencontrer des amis, faire des mots croisés, aller au cinéma, etc.

C'est donc dans ce cadre que la nourriture trouve sa place et peut être considérée comme « une réponse alimentaire à un problème non alimentaire » tout aussi naturelle que faire les boutiques ou des mots croisés. À cet instant, en se nourrissant, l'individu s'attend à éprouver une sensation agréable qu'il nomme plaisir, apaisement, soulagement, détente, décompression… Ce comportement traduit l'une des fonctions les plus naturelles et les plus heureuses de la nourriture : la production d'un réconfort. Quand la semaine a été désastreuse, que rien ne s'est passé comme il le fallait, Monsieur dit à Madame : « Ce soir, Chérie, nous nous offrons un bon petit restaurant. » Et pendant trois heures, Madame et Monsieur se réconfortent et oublient tous leurs tracas. Ils mangent une nourriture réconfortante, qu'ils ont soigneusement choisie, qu'ils apprécient, dans laquelle ils trouvent du plaisir et qui, aussitôt après et peut-être même beaucoup plus tard, laissera dans leur mémoire encore une trace… de plaisir. Lundi, les problèmes n'auront pas disparu, mais le week-end aura été plus détendu et les problèmes seront abordés plus sereinement. Voilà donc un repas réconfortant qui a produit l'effet que l'on attendait de lui : des émotions positives qui ont momentanément neutralisé les émotions négatives. Cette réaction est parfaitement normale. Nous mangeons tous pour nous réconforter, même si nous n'en prenons pas conscience. Nous attendons, sans nous en rendre compte, de tous nos repas, même les plus quotidiens, qu'ils produisent ce réconfort. Mais d'autant plus quand nous cherchons à nous débarrasser d'une humeur négative. Aucun individu ne parviendrait à se nourrir de pilules ou de sachets apportant des nutriments réduits à leur simple expression biochimique. Nous dépéririons tous dans ces conditions, alors même que nos besoins biologiques auraient été couverts.

Cependant, manger ne constitue une stratégie réconfortante que dans la mesure où cela produit des émotions positives. Ce qui n'est plus le cas quand la personne se trouve en état de restriction cognitive.

> Tout le monde mange pour se réconforter.
> Manger ne constitue une stratégie réconfortante
> que dans la mesure où cela produit
> des émotions positives.

Les chercheurs ont pu démontrer que la prise alimentaire était une réponse adaptative normale aux états de stress. Ainsi, on constate que la prise de nourriture permet de faire baisser la concentration sanguine des marqueurs biologiques du stress : adrénaline, cortisol… À une condition toutefois. Il est nécessaire que le mangeur se nourrisse d'un aliment qu'il affectionne : une glace au chocolat pour Marine, un chèvre bien sec pour Bertrand ou une jolie madeleine pour Marcel… On sait que le mangeur, en choisissant des nourritures qu'il apprécie, active ce que l'on appelle aujourd'hui ses systèmes récompensants (endorphines, dopamine) qui produisent un effet apaisant. Ce phénomène existe aussi chez les sportifs qui sécrètent également les mêmes substances à l'effort. Il explique ainsi comment le sport viendra s'inscrire dans le répertoire des stratégies réconfortantes de certains individus. Manger des glaces, du fromage ou des madeleines représente pour le mangeur un moyen physiologique de réguler son stress, s'expliquant par les relations biologiques étroites entre le stress et le comportement alimentaire.

La maladie du mangeur restreint n'est pas de chercher à se réconforter en mangeant. Elle est de ne pas y parvenir.

Je gère mal mes émotions

Voici donc comment les choses se passent dans le meilleur des mondes. Il faut bien reconnaître qu'elles se présentent parfois de façon sensiblement différente. À chacune des étapes que nous avons décrites peuvent, en effet, surgir des difficultés qui empêcheront le mangeur de trouver les solutions ou le réconfort qu'il espère de sa nourriture.

➤ *Je n'identifie pas mes pensées stressantes*

La personne peut, en effet, s'avérer incapable d'identifier le stresseur ou de formuler le problème qui la préoccupe. S'il est assez aisé de retrouver la situation qui a activé le stresseur, il n'est pas si simple de percevoir les schémas de pensée qui nous font réagir face à cet événement.

Jacqueline a confié quelques travaux de décoration de son appartement à un petit artisan. Après une difficile journée de travail, elle rentre à la maison en s'imaginant déjà les transformations de son nouvel intérieur. À peine pénètre-t-elle dans le salon qu'elle repère aussitôt la tringle à rideaux fixée trop haut qui empêche les rideaux de descendre jusqu'au sol. Elle est prise d'une soudaine fureur, peste contre le responsable et pour finir se précipite dans le réfrigérateur pour apaiser sa colère. Jacqueline pense que c'est l'incompétence de l'ouvrier qui est la cause de cette envie de manger et s'étonne de la violence de son émotion pour une simple tringle à rideaux mal posée. En réalité, notre mangeuse est divorcée et vit seule avec ses enfants dont elle partage la garde. En constatant le travail mal fait, elle s'imagine déjà sortir ses outils pour rattraper les dégâts et se dit que ce n'est vraiment pas le travail d'une femme. Si elle et son mari ne s'étaient pas séparés, elle ne serait pas aujourd'hui obligée de surveiller les travaux. Elle se sent accablée. Selon elle, son ex-mari ne s'occupe pas suffisamment de leurs enfants. Bien qu'il assume ses obligations, elle a le sentiment qu'il la laisse trop souvent se débrouiller toute seule. Elle ne dispose plus d'aucun moment à elle, elle rêve d'un peu de tranquillité, d'une présence masculine qui l'épaulerait pour affronter une vie pleine de contraintes. La tringle à rideaux n'a pas grand rapport avec tout cela, elle a tout simplement joué un rôle déclenchant et activé un train de pensées stressantes. (Exigence envers les conditions de vie : « La vie ne devrait pas être aussi difficile. »)

Patricia est maquettiste dans une agence de publicité qui l'apprécie grandement pour sa méticulosité et son perfectionnisme. Et dont elle ne se prive d'ailleurs pas d'abuser. Un client lui demande de remettre une épreuve imprévue pour le lendemain. Patricia hésite mais accepte finalement de rendre ce service que raisonnablement elle aurait dû refuser. Le délai est bien trop court. Puis, au lieu de penser qu'il n'est pas possible d'atteindre la même qualité de rendu pour une exécution qui exigerait trois fois plus de temps, elle préfère « mettre les bouchées doubles » et trouver le moyen de rendre un travail parfait, quitte à sortir de cette affaire épuisée et stressée. Tout en mangeant pour chercher à se réconforter. Dans ses schémas de pensée, Patricia se doit de toujours être à la hauteur et de ne jamais décevoir afin de mériter l'estime et l'approbation de son entourage. Elle ne peut donc ni refuser la demande de son client, ni lui annoncer, compte tenu des circonstances particulières, qu'il devra se contenter d'un travail moins achevé qu'à l'habitude. Il sera plus facile pour Patricia de s'en prendre à ses conditions de travail, à sa mauvaise organisation. Pourtant, même si elle change de travail, elle se trouvera toujours face à ces mêmes difficultés qui ne tiennent pas à son contexte professionnel mais à sa manière de penser. (Exigence envers soi-même et les autres : « Je dois toujours réussir tout ce que j'entreprends », « Je ne dois jamais contrarier les autres sous peine de perdre leur considération. »)

➤ *Je perçois mal mes émotions*

La personne peut également s'avérer incapable de reconnaître les émotions qui la troublent et encore moins de les exprimer. Ce que les psychologues désignent sous le terme d'alexithymie. Plutôt que d'éprouver la colère, la peine, la tristesse, la déception... elle ne ressentirait qu'un mal-être diffus lui rendant encore plus difficile l'identification de ses stresseurs.

Claudine prétend bien souvent ne pas avoir le moral. On la dit taciturne et réservée. Elle ne comprend pas ce qui parfois la met mal à l'aise. Ce qui agace son mari qui lui demande souvent de s'expliquer. Elle ne trouve pas de bonnes raisons et ne peut que lui dire qu'elle se sent fatiguée, agacée, mal dans sa peau et qu'elle trouve un soulagement dans la nourriture.

Le fait de ressentir de la contrariété doit normalement conduire l'individu à s'interroger sur les événements et les pensées qui ont généré cette émotion. Il pourra ainsi tenter d'agir pour que ces situations ne se reproduisent plus afin de ne plus être aux prises avec des émotions qui lui déplaisent. De la même manière, s'il se sent triste c'est que des événements souvent associés à des pertes douloureuses ont provoqué un train de pensées tristes. Il réagira à l'avenir de façon à minimiser le risque de nouvelles pertes.

Beaucoup de psychologues voient dans cette incapacité à exprimer ses émotions l'origine de bien des difficultés psychologiques et même physiques qu'ils désignent sous le terme de maladies psychosomatiques.

➤ *Je ne sais pas comment m'y prendre*

On peut envisager des situations au cours desquelles la personne identifie bien le stresseur et les émotions qui la troublent mais ne sait comment résoudre ses difficultés. Elle peut, en effet, ne pas disposer des compétences personnelles qui lui permettraient de faire face à son problème.

> Jacqueline vient d'essuyer une remarque particulièrement injuste de la part de son patron. Ce qui la met légitimement en colère. Cependant, Jacqueline n'ose pas réclamer une explication, alors qu'il s'agit d'un homme généralement pondéré et courtois. Elle craint de ne pas savoir se contrôler et de prononcer des mots qui dépasseraient sa pensée. Elle « ravale » donc sa colère et rentre chez elle dans un grand état de nervosité qu'elle apaise en mangeant.

Dans ce cas, Jacqueline souffre d'un manque de savoir-faire. En l'occurrence d'un déficit d'affirmation de soi qui lui aurait permis sans agressivité de faire valoir son droit.

➤ *Je n'ai pas d'autres sources de satisfaction que la nourriture*

Devant l'absence de solutions spécifiques, une personne peut recourir trop systématiquement à des réponses palliatives. Et prendre conscience que, au sein d'un répertoire trop étroit de stratégies réconfortantes, elle ne retient parmi elles qu'une réponse stéréotypée qui serait la prise alimentaire. Il peut donc s'avérer utile de posséder un répertoire plus étendu de stratégies réconfortantes.

Ainsi, vous-même, quand vous n'avez pas le moral, comment vous y prenez-vous pour vous réconforter ?

➤ *Mes aliments ne me réconfortent plus*

Enfin, dans le contexte qui nous occupe, la prise alimentaire peut ne pas produire le réconfort escompté et aboutir parfois à une consommation exubérante de nourriture. Sous l'effet de la restriction cognitive, le mangeur ne parvient plus à penser du bien des aliments qu'il consomme. Ces derniers sont devenus « mauvais à penser ». En mangeant son chocolat, plutôt que de penser : « Ah, enfin un peu de douceur dans ce monde de brutes », le mangeur se dit : « Le monde est vraiment trop cruel et je ne peux même plus compter sur le chocolat que j'aime tant et qui est en train de me rendre difforme. » Après quelques courts instants de plaisir, la consommation d'aliments entraîne le mangeur dans un long monologue intérieur au cours duquel il s'accable de quantité de reproches épouvantables puis se noie dans les remords. Ce nouveau discours donnera lieu à d'autres émotions négatives comme la culpabilité, la honte, la tristesse ou la colère. Ainsi, plutôt que de produire les émotions positives espérées, les aliments produiront de nouvelles émotions négatives qui ne pourront donc en rien venir neutraliser celles qui avaient motivé la prise alimentaire. Et ainsi, comme nous l'avons vu, la personne ne parvient plus à s'arrêter de manger. Voici quelques pensées pouvant produire des émotions négatives :

Activateurs ou Événements	**Stresseurs ou Discours intérieurs**	**Émotions**	**Conséquences**
Je mange des aliments « grossissants ».	Tout ça, c'est de ma faute. Je n'avais qu'à pas en acheter. Je m'étais pourtant juré de ne pas recommencer.	*Culpabilité*	Je continue à manger.
	J'étais tellement heureuse quand j'étais mince. Je ne pourrai jamais retrouver ce bonheur.	*Tristesse*	
	Je ne m'en sortirai jamais. Je suis en train de foutre ma vie en l'air.	*Désespoir*	
	Je me sens vraiment nulle. Je ne vaux rien. Je n'ai aucune volonté.	*Honte*	
	C'est vraiment trop injuste. Tout le monde y arrive sauf moi.	*Colère*	
	Je ne connaîtrai pas le bonheur d'être mince et jolie.	*Déception*	

Nous avons déjà beaucoup travaillé pour modifier votre relation avec la nourriture, de manière que vous parveniez maintenant à penser du bien de vos aliments.

➤ *Et la vie n'est plus qu'un problème de poids*

Au bout du compte, nous assistons à un véritable phénomène de substitution au cours duquel la séquence activateur → stresseur → émotions → manger est remplacée par une nouvelle séquence qui aboutira également à une prise alimentaire. Voyons comment cela se passe avec un exemple.

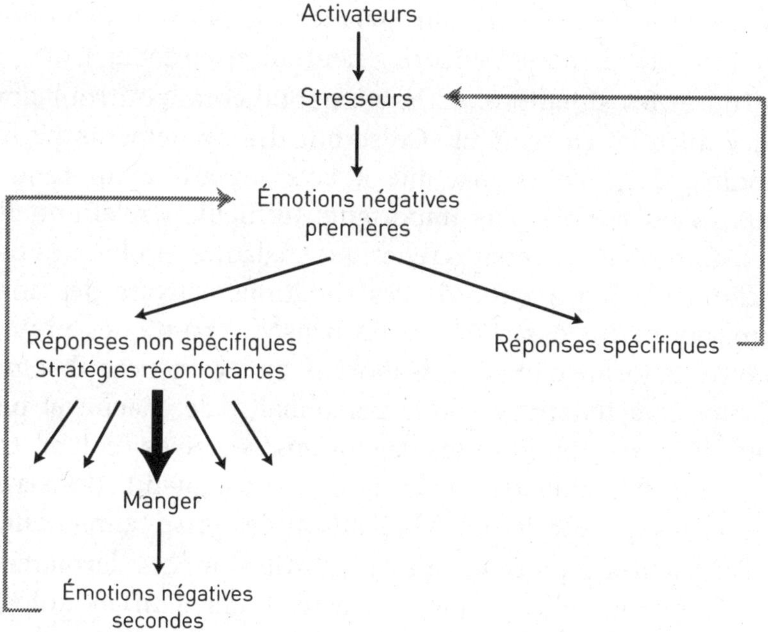

Michèle est très en colère contre son mari qui lui faisait observer qu'elle avait beaucoup grossi depuis leur mariage. « Mon mari n'a pas à me faire de telles remarques, se dit-elle. Il n'a aucun respect pour moi. Je le sais bien que j'ai grossi. Je n'ai pas besoin qu'on me le répète. Et lui d'ailleurs, il ne s'est pas regardé. Il n'a plus un seul cheveu. Est-ce que je le lui fais remarquer ? » Michèle entre progressivement dans une immense colère qu'elle va apaiser en mangeant.

À ce moment, la réponse au trouble émotionnel, au lieu d'apporter le soulagement attendu se transforme elle-même en un nouvel activateur : Michèle se voit manger sans faim des aliments dont elle pense du mal car elle suppose qu'ils la feront grossir.

Et c'est ici que se produit la substitution, faisant passer la réflexion du mari de Michèle au second plan. Le fait de manger sans faim vient alors prendre la première place et active un discours très négatif relatif à la prise de poids et à ses conséquences. Celui-ci, à son tour, générera de nouvelles émotions que Michèle cherchera encore à neutraliser en mangeant.

Toutes les situations de la vie quotidienne pourront donc jouer un rôle d'activateur. Ce seront des événements parfois anodins (fuite de la machine à laver, retard à un rendez-vous...) ou parfois plus importants (difficultés relationnelles avec un proche, adversités telles que maladies, problèmes professionnels...). Chacune de ces situations activera des stresseurs traduisant des schémas de pensée tyranniques prenant souvent la forme d'impératifs moraux ou d'exigences absolues. Ils sont caractéristiques de la personnalité de chacun et peuvent entraîner toutes sortes d'émotions négatives (colère, tristesse, anxiété, jalousie...). Or ces émotions, quand elles seront trop fortes, provoqueront très souvent des prises alimentaires.

Par l'action du mécanisme de substitution, ces dernières se transformeront elles-mêmes en activateurs d'un monologue pondéral (je n'aurais pas dû manger, je n'y arriverai jamais...). Et c'est ainsi que, quelle que soit la difficulté, le mangeur sera immanquablement ramené, toujours et encore, à son problème de poids. Au point qu'il finira, à juste titre, par considérer que toute sa vie tourne autour de son poids, de ses efforts d'amaigrissement et des aliments.

Activateurs ou Événements	**Stresseurs ou Discours intérieurs**	**Émotions**	**Conséquences**
Réflexion du mari de Michèle.	(Exigence envers les autres.) Il ne devrait pas me faire des réflexions déplaisantes, c'est une atteinte à ma dignité. Il ne me respecte pas.	Fureur.	Michèle mange sans faim pour neutraliser sa colère.
↓	↓	↓	↓
Nouvel activateur Michèle se voit manger sans faim des aliments « grossissants ».	**Nouveau stresseur** C'est une catastrophe. Je vais encore grossir. Ma vie deviendra insupportable.	**Nouvelles émotions** Culpabilité Honte Tristesse.	**Conséquences** Michèle continue à manger. Non plus pour neutraliser sa colère mais les nouvelles émotions qui sont apparues : la culpabilité, la honte ou la tristesse. Elle ne parvient plus à s'arrêter de manger.

Quand ces situations de fortes turbulences émotionnelles sont trop fréquentes, elles justifient la recherche d'une aide auprès d'un professionnel, psychiatre ou psychologue. Une trop grande émotivité rend l'existence souvent plus difficile et, dans ce cas, un travail personnel dans le cadre d'une psychothérapie peut s'avérer un précieux soutien.

Quoi qu'il en soit, au-delà de l'histoire personnelle de chacun, il existe un stresseur commun à tous les mangeurs en difficulté avec leur poids que je vous propose d'examiner maintenant : la peur de grossir.

CHAPITRE X

La peur de grossir

Il existe, en effet, un stresseur particulier et constamment présent chez tous ceux qui combattent leur poids. Il s'agit, vous vous en doutez bien, du poids lui-même. Il constitue pour les mangeurs inquiets de leur poids le stresseur le plus redoutable. En réalité, si nous appliquons les raisonnements que nous avons exposés, le véritable stresseur n'est pas le poids, mais plutôt *l'idée que se fait la personne des conséquences de son poids*. Et le discours qu'elle se tiendra à ce sujet. Schématiquement celui-ci pourrait se résumer par la formule suivante : « Ma vie sera insupportable si je grossis ou si je ne maigris pas. » Par commodité, j'appellerai ce discours le stresseur « poids » afin de bien le différencier du poids lui-même. Et je désignerai par le terme *gros*, tous ceux, quel que soit leur poids, qui se trouvent gros ou ont peur de le devenir.

Un stresseur pas comme les autres

Le stresseur « poids » présente certaines caractéristiques qui le rendent tout particulièrement efficace dans ses œuvres de déstabilisation.

➤ *Le stresseur « poids » est très activable*

En premier lieu, il est éminemment activable par quantité de situations ordinaires. Un grand nombre d'événements anodins peuvent entraîner la personne dans un discours sur les conséquences de son poids :

Les activateurs

– Passer devant des miroirs.
– Monter sur la balance.
– Se sentir serré dans ses vêtements.
– Surprendre une réflexion.
– Interpréter un regard.
– Voir une personne mince.
– Voir une personne grosse.
– Mettre des vêtements qui dévoilent le corps.
– Lire un article dans la presse.
– Assister à une émission sur la minceur ou l'obésité.
– Le printemps, l'été.
– Se rendre à une soirée.
– Trop manger.
– Penser que l'on a « mal » mangé.
– Sentir son ventre gonfler.
– Ne pas rentrer dans un vêtement que l'on pouvait mettre auparavant.
– Ne pas trouver un vêtement à sa taille dans un magasin.
– Prendre un kilo.
– Atteindre un poids critique.
– Etc.

Chacune de ces situations de la vie quotidienne peut activer le stresseur « poids » et déstabiliser durablement la personne. Or ces situations sont remarquablement banales et se présentent plusieurs fois chaque jour. Si bien que la personne se trouve littéralement bombardée, tout au long de la journée, par des vagues de pensées et d'émotions négatives qui pourront chaque fois l'entraîner à manger.

Chantal raconte comment se passent ses journées

Je me lève et me prépare à affronter l'épreuve de la salle de bain. Premier obstacle : la balance. L'aiguille me donnera la tonalité de mon humeur pour la journée. J'évite les miroirs où je pourrais voir tout mon corps. Sous la douche, je touche mon corps avec répugnance. Je déteste passer mes mains sur mon ventre. Ensuite, il faut s'habiller et choisir un vêtement. Quel est celui qui masquera le mieux les parties de mon corps que je cherche à dissimuler tout en mettant les autres en valeur ? C'est chaque fois un vrai casse-tête. Si par malheur, je me trouve serrée dans un vêtement, je sens aussitôt mes larmes monter aux yeux. Puis, si tout s'est bien passé, je m'apprête à prendre mon petit déjeuner. Là, petite appréhension. Pour bien commencer la journée, je dois choisir des aliments qui ne font pas grossir. Ensuite, je me rends à mon travail. Je dois prendre le métro et traverser les galeries marchandes. Les vitrines sont une nouvelle épreuve. Je pense à tous les vêtements que je pourrai mettre quand j'aurai maigri. Dans la rue, je déteste voir des gros. Je me dis que je vais devenir comme eux. Arrivée au bureau, je dois traverser l'*open space*. Les garçons me déshabillent littéralement. J'ai l'impression de passer une inspection de la tête aux pieds. Je suis toujours paniquée à l'idée d'essuyer la moindre réflexion. À l'heure du déjeuner, les filles ne parlent que de régime. Elles regardent ce que je mange, elles me jugent. « Tu devrais manger ceci, tu ne devrais pas manger cela. » J'avale mon repas en quinze minutes et j'ai le ventre gonflé. Plus je pense à ce ventre plus je mange. Je suis mal pour le reste de l'après-midi. Quand je rentre à la maison, je suis dans un état de tension épouvantable. Je me raisonne en prévoyant un dîner léger pour rattraper les dégâts. Mais, en même temps, je suis tellement énervée que j'ai besoin de manger pour me détendre. Quand je passe à table, je suis pleine de bonnes résolutions. Devant les plats, je deviens incapable de résister. Plus j'essaye de me freiner plus je mange. Je sors de table avec le ventre qui va exploser. Je vais me coucher avec des sanglots dans la gorge. J'essaye de croire que demain se passera mieux.

➤ *Le stresseur « poids » s'autoentretient*

En second lieu, comme nous l'avons vu, le stresseur « poids » finit par se substituer à tous les autres et occuper une place centrale dans les pensées de la personne.

Activateurs ou Événements	Stresseurs ou Discours intérieurs	Émotions	Conséquences
Il m'a marché sur les pieds.	Il l'a fait exprès. Je suis sûr qu'il me déteste.	Colère. Peine.	Je mange pour calmer ma colère.
Je mange sans faim.	Ma vie sera insupportable si je grossis ou si je ne maigris pas.	Désespoir.	Je mange pour me consoler de mon désespoir.
Je mange sans faim.	Ma vie sera insupportable si je grossis ou si je ne maigris pas.	Désespoir.	Je mange pour me consoler de mon désespoir.
Je mange sans faim…			

L'effet de cette substitution conduit le stresseur à s'autoentretenir : « La vie est insupportable. Je suis désespéré. Je mange pour me consoler. Mais si je mange, la vie est encore plus insupportable. Je suis désespéré. Je mange pour me consoler. Ma vie est encore plus insupportable… » Il peut ainsi évoluer sans s'arrêter pendant des jours, des semaines ou des mois, entraînant une inexorable reprise de poids.

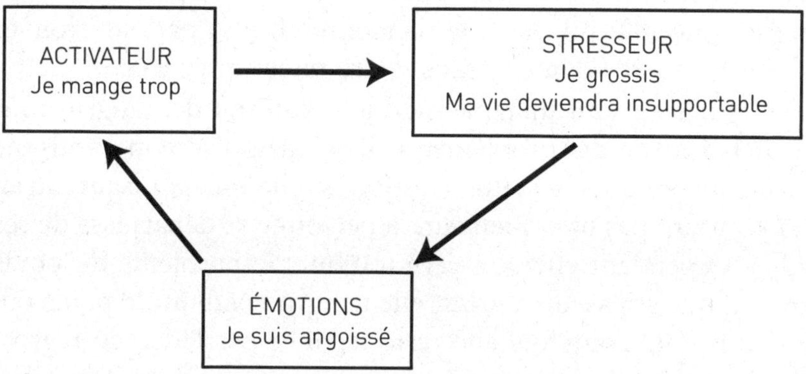

Comment sortir du cercle vicieux ?

Nous nous trouvons ici face à un engrenage qui conduit la personne à grossir et ainsi à sans cesse l'éloigner de ses objectifs pondéraux. Comment donc sortir de ce cercle vicieux ? Il n'est d'autres moyens que d'agir sur les différentes étapes de ce cercle infernal : les activateurs, le stresseur, les émotions ou encore la recherche d'autres stratégies réconfortantes. Voyons quelles solutions nous pourrions envisager.

➤ *Supprimer les activateurs*

Certains ont imaginé supprimer les activateurs. C'est ainsi qu'ils renoncent, par exemple, à monter sur leur balance, à se rendre à la plage et dans tout autre lieu de société ou à manger les aliments qui nourrissent leurs peurs. On voit que cette solution ne conduit finalement qu'à multiplier les stratégies d'évitement et enferme rapidement dans une impasse. On peut parier que tôt ou tard la personne finira par se trouver confrontée à ses démons sans y être mieux préparée.

D'autres se sont imaginé qu'il leur suffirait de maigrir pour se débarrasser du problème. « Si je maigris, mon poids ne m'angoissera plus. » Cette solution, si elle est séduisante, n'en est pourtant pas une. Bien sûr, la personne se débarrasse de ses kilos. Cependant elle conserve toujours le problème du poids en tant que stresseur. Certes, elle maigrit et atteint le poids qui lui convient. Toutefois elle reste terrifiée par l'idée de regrossir. Cette peur représente pour toujours sa fragilité, son talon d'Achille. Elle la conduira immanquablement, un jour ou l'autre, à perdre de nouveau le contrôle de son comportement alimentaire et donc à regrossir.

Anaïs a bien maigri et depuis un an son poids est parfaitement stable. Elle mange sans arrière-pensée tous les aliments qu'elle affectionne. Elle se croit maintenant à l'abri de tout accident. Parce qu'elle a maigri, elle se croit guérie. Pourtant, un matin, après une semaine de vacances gastronomiques, elle constate sur la balance une reprise de 2 kg. Elle prend peur et plutôt que d'attendre tranquillement que sa régulation remette les choses en ordre, elle décide de « refaire attention » à ce qu'elle mange. Alors qu'elle a maigri et maintenu son poids sans jamais se priver de rien, elle revient sans s'en rendre compte à ses anciens réflexes. Elle supprime les aliments « grossissants » et se prépare à entamer une cure d'aliments « amaigrissants ». Elle revient inconsciemment en situation de restriction cognitive. Après quelques jours, elle commet un écart et replonge aussitôt dans le cercle infernal des compulsions et de la restriction.

Le poids n'est donc pas un stresseur mais un activateur du stresseur. Beaucoup de patients l'expriment en parlant de seuil fatidique au-delà duquel ils éprouvent un véritable sentiment de panique.

Aurélie essaye tant bien que mal de ne pas grossir et de maintenir son poids autour de 65 kg. Il lui arrive parfois de flirter avec la barre des 69 kg. Elle se met automatiquement au régime plus strict. Pour Aurélie, 70 kg est un seuil infranchissable. Il représente une porte vers une nouvelle dizaine de kilos. Elle se jure de ne jamais l'atteindre. À sa simple évocation, toutes ses terreurs se réveillent. Elle envisage d'un coup toutes les conséquences dramatiques qui s'ensuivraient. Alors que 69 ou 70 kg ne constitue objectivement qu'une différence invisible, « 70 kg » active des peurs qui ne se déclenchent pas à 69 kg.

Même si la pression est très forte, veillez bien à ne plus succomber à la tentation des régimes.

➤ *Multiplier les stratégies réconfortantes*

Beaucoup d'auteurs ont préconisé cette solution. Elle consiste à rechercher des dérivatifs à la nourriture en proposant de recourir à de nouvelles stratégies réconfortantes : le sport, la lecture, les sorties, les douches froides ou les bains chauds...

Pour deux raisons, cette solution atteint rapidement ses limites. La première est qu'elle s'avère sans aucun effet sur la cause des émotions. Elle ne modifie pas les stresseurs. Quelle que soit celle qu'elle utilise, si chaque fois que la personne se trouve face à une difficulté, elle recourt à l'une de ses stratégies, le résultat sera simplement que ses difficultés s'accumuleront. La seconde est que, après un certain temps, ses stratégies réconfortantes finiront par s'user et ne plus produire le réconfort escompté. Si j'apprécie de courir pour évacuer mes problèmes, il n'est pourtant pas possible de les régler de cette manière chaque fois qu'ils se présentent. Le tour du parc me suffira dans un premier temps mais rapidement il me faudra allonger mon parcours sans plus aucune efficacité. Je finirai mes séances de sport sans doute épuisé mais aucunement réconforté. De même, si je dépense de l'argent chaque fois que je suis anxieux, triste ou en colère, il est possible que la vue de mon découvert cesse rapidement de me réconforter. Ou encore, si je trouve réconfortant de manger un gâteau, je constaterai qu'il me faut chaque fois plus de gâteaux pour obtenir le même résultat et il est, là aussi, fort possible que la vue de la balance vienne grandement altérer ce réconfort passager.

Dominique supporte mal la vie qu'elle mène. Elle travaille à Paris et habite à la campagne où elle adore monter ses chevaux. Elle supporte de plus en plus mal de travailler et préférerait se consacrer à ses chevaux. Elle trouve son mari merveilleux mais reconnaît qu'elle passe son temps à le tyranniser. Elle est terriblement exigeante à son égard et coléreuse. Elle tolère difficilement la contradiction, qu'elle lui soit apportée par les gens ou par les événements. En gros, elle voudrait toujours pouvoir faire ce qu'elle veut et n'admet pas qu'il en soit autrement. Pour améliorer son existence, elle a choisi de martyriser son entourage afin qu'il se comporte conformément à ses désirs. Ce qui revient, sans qu'elle en ait conscience, à vouloir faire disparaître tous les activateurs de son stress. Cependant, devant la vanité de l'entreprise, elle a dû renoncer avec un immense sentiment d'impuissance et de désespoir. Chaque déception, chaque frustration est pour elle l'occasion de manger dans l'espoir de se réconforter. Même ses promenades à cheval ne parviennent plus à l'apaiser. Comme elle ne veut pas non plus grossir, sa vie s'est transformée en un champ de bataille contre les aliments. Il est évident que Dominique ne trouvera jamais aucune vraie solution réconfortante auprès de ses chevaux ni de ses gâteaux. Il lui faut apprendre à changer son point de vue sur la vie, prendre conscience que les frustrations existent et qu'elle doit savoir y faire face.

Manger s'avère aussi être une bonne stratégie réconfortante. À condition, comme nous l'avons vu, que la personne ne se trouve pas en restriction cognitive. Nous avons beaucoup travaillé à pacifier la relation à la nourriture afin que vous puissiez enfin admettre que les aliments, surtout ceux qui ont vos préférences, sont de précieux alliés dans votre perte de poids et non des ennemis diaboliques qui ne peuvent que vous entraîner à grossir. Il s'agit donc d'une excellente stratégie réconfortante, mais seulement si elle ne constitue pas la réponse unique à tous vos problèmes.

➤ *Agir directement sur les émotions*

Là aussi plusieurs techniques existent et ont été proposées. La plupart agissent directement sur les manifestations physiques des émotions. Et font appel aux méthodes de relaxation les plus connues. Celles de Schultz ou de Jacobson ou encore au yoga ou au tai-chi. Le principe consiste à induire un état physique incompatible avec l'état de tension provoqué par l'anxiété. Ces méthodes provoquent un relâchement musculaire, une diminution de la fréquence cardiaque ou de la tension artérielle et permettent d'obtenir un meilleur contrôle émotionnel. Cependant, elles s'avèrent inefficaces à agir sur d'autres émotions comme la colère, la tristesse, la déception… et surtout ne tarissent pas la source de l'anxiété. Enfin, elles s'avèrent impuissantes face à une anxiété trop intense et sur les autres émotions. Il n'existe aucune technique qui permette de se laver de cet abominable sentiment de honte qu'éprouvent les « gros ».

D'autres méthodes consistent à évacuer l'émotion en apprenant à l'extérioriser. Parfois de manière spectaculaire en passant ses nerfs sur un oreiller, en manifestant sa tristesse par des cris et des larmes. Cependant, les études ont montré que le fait d'exprimer violemment sa colère rendait ensuite les sujets plus irritables et les incitait à réagir ensuite plus facilement par la colère en cas de frustration. De même, pleurer seul dans son coin aurait plutôt pour effet d'augmenter le sentiment de détresse.

Il est encore possible de recourir aux médicaments tels que les anxiolytiques ou les antidépresseurs mais là aussi on conçoit aisément qu'il ne peut s'agir d'une solution de longue durée.

➤ *Agir sur le stresseur « poids »*

Toutes ces solutions peuvent apporter un réconfort passager et ne doivent nullement être négligées. Il n'est jamais inutile de posséder quelques techniques de relaxation, d'éviter quelques situations trop difficiles, de pouvoir disposer de plusieurs sources de réconfort ou même, parfois, de se faire aider par des médicaments. Néanmoins, aucune de ces solutions ne parviendra à supprimer la vraie cause de ces émotions négatives. Seule la disparition du stresseur « poids » pourra véritablement vous délivrer de ce fardeau.

Comment agir sur le stresseur « poids » ?

La seule manière de sortir définitivement de ce cercle vicieux consiste à trouver les réponses spécifiques qui modifieront votre manière d'envisager la question du poids. Or ces réponses sont celles qui permettront à l'individu de s'assumer. Non en tant qu'individu gros, ni même en tant qu'individu mince. Mais en tant qu'individu tout simplement. Gros, mince, vert ou bleu. Il n'est pas question de prétendre que l'on peut s'assumer à 60 kg mais qu'il serait impossible d'y parvenir à 65. Une telle réponse ne ferait que traduire votre difficulté à réellement vous assumer. La capacité à s'assumer n'est pas dépendante de vos kilos. Elle est inconditionnelle et ne souffre aucune dérogation.

➤ *Que signifie s'assumer ?*

Ce n'est pas une mince affaire que de prétendre s'assumer. Et d'ailleurs, de quoi s'agit-il au juste ?

S'assumer, c'est tenter de se regarder avec toute l'objectivité dont on est capable et réussir à porter un jugement sur ses compétences ou ses incompétences physiques, intellectuelles, psychologiques, sociales... Sans sévérité excessive et sans complaisance non plus. C'est prendre acte de nos forces et de nos faiblesses, de ce que la nature nous a donné et de ce que l'existence nous a apporté. Et de décider, avec les cartes qu'elles nous ont distribuées, que nous allons conduire notre vie et jouer notre jeu. Et même tenter de gagner notre partie. Rien ne dit que les cartes que nous avons en main nous conviendront. Cependant ce sont les nôtres, nous n'en avons pas d'autres. Et c'est avec elles que nous devrons essayer de faire le plus de plis possible. Tous les joueurs savent d'ailleurs qu'il est toujours possible de remporter de gros plis même avec de petites cartes.

Je m'empresse donc d'ajouter que s'assumer ne signifie pas se plaire. Peut-être auriez-vous souhaité recevoir de meilleures cartes ? Mais ce serait trop facile, si pour décider d'être heureux il fallait réunir toutes les qualités : être à la fois intelligent comme un prix Nobel, beau comme un top model, bon comme Mère Teresa et riche comme Bill Gates. Où serait alors le mérite ? Non, la difficulté c'est justement de parvenir à assumer ses défauts, ses erreurs et ses défaites. Voilà, bien sûr, où se situe la vraie force. Qui, d'ailleurs, ne saurait pas assumer ses réussites et ses victoires ? À ce jeu-là, nous serions tous champions du monde. Et encore…

S'assumer, ce n'est pas non plus rester immobile face à la vie. Ce n'est pas se résigner face à l'adversité. Au contraire, les individus qui s'assument le mieux sont sans doute aussi ceux qui auront le courage de vouloir entreprendre et de changer ce qui peut l'être. Et qui posséderont la force d'accepter ce qui ne pourra pas l'être.

On peut ainsi parfaitement concevoir qu'une personne s'assume et pourtant possède un poids qui ne lui convienne pas. Quelle sera alors son attitude ? Tout naturellement, elle essayera de maigrir. Pour cela, vous savez maintenant comment elle devra procéder. Il lui suffira simplement de manger selon sa faim. Dès lors, deux situations sont possibles. Soit la personne se trouve au-dessus de son set-point et l'amaigrissement est envisageable. Dans ce cas, cette personne qui s'assumait aura de surcroît un poids qui lui convient. Ou tout au moins s'en sera rapprochée. Soit, elle se trouve déjà à son set-point et, dans ce cas, elle devra accepter un poids qui continuera à ne pas lui plaire. Toutefois, le fait de s'assumer lui permettra de faire face à cette situation, certes avec des regrets ou de la tristesse mais sans panique ni désespoir.

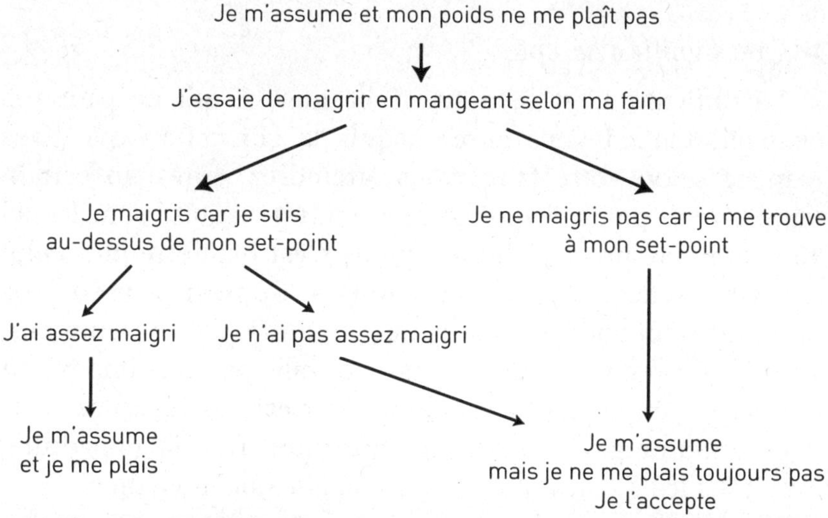

Or, précisément, cette mesure de simple bon sens, vous en serez incapable si malheureusement vous ne vous assumez pas. Car le fait de ne pas vous assumer produira de telles émotions que justement vous deviendrez incapable de manger selon votre faim. Votre peur de grossir, un jour ou l'autre, vous fera manger bien au-delà.

Activateurs ou Événements	Stresseurs ou Discours intérieurs	Émotions	Conséquences
Je me trouve trop gros.	Je m'assume.	Soucieux.	Je mange selon ma faim. Je maigris si je suis au-dessus de mon set-point.
Je me trouve trop gros.	Je ne m'assume pas.	Angoisse. Honte.	Je suis incapable de manger selon ma faim. Je grossis.

➤ *Que signifie s'accepter ?*

La difficulté c'est bien sûr d'accepter ce qui ne peut pas changer. Quand vous aurez acquis la conviction que vous mangez selon votre faim, vous atteindrez, après un certain temps, votre poids d'équilibre. Le poids génétique pour lequel vous avez été programmé. Ce poids n'est peut-être plus celui que vous aviez il y a quelques années. Ce n'est peut-être pas non plus celui que vous souhaitiez atteindre. C'est, néanmoins, votre futur poids. Vouloir maigrir davantage vous imposerait de manger moins que votre faim. Ce n'est pas réaliste et cela vous entraînerait à rouvrir les hostilités avec la nourriture, avec tous les risques que vous connaissez maintenant.

Il arrive que certains de mes patients refusent cette vérité. Et n'acceptent pas ce poids. Ils objectent qu'ils peuvent encore maigrir parce qu'ils conservent toujours, selon leurs critères, ceux de la mode ou même ceux de la médecine, des kilos excédentaires. Ils saisissent à pleines mains le gras de leur ventre ou de leurs cuisses et protestent qu'ils sont encore trop gros. Ils se comportent comme si nous étions tous censés avoir des corps de mannequins, comme si la nature nous avait tous conçus dans le même moule. Ce n'est pas vrai. Il existe des personnes naturellement rondes, naturellement fortes, naturellement obèses. Même si nous pouvons le déplorer nous ne pouvons rien y changer. Cette réalité est dure à admettre. Toutefois, nous ne la choisissons pas. Tout ce que nous pouvons changer nous le changerons. Ce que nous ne pouvons pas changer nous devons l'accepter. Il ne sert à rien de vouloir l'impossible. Il faudra apprendre à vivre avec cette différence.

➤ *Pourquoi chercher à s'assumer ?*

Pourquoi, en effet, se lancer dans une entreprise si difficile ? Tout simplement pour vous permettre d'atteindre vos objectifs, s'ils sont réalistes. Rappelez-vous. Toutes les émotions trop fortes peuvent vous faire manger : la panique, la honte, la culpabilité, la colère, le désespoir. Rassurez-vous, il ne s'agit pas de faire disparaître toutes vos émotions, ni même de vous rendre indifférent à vos problèmes de poids. Bien au contraire, je vous recommande de vous préoccuper de votre corps, de vous soucier de votre santé, de veiller à votre sécurité ou à votre avenir. L'absence d'émotions à ce sujet serait la pire catastrophe qui puisse vous arriver. Il est heureux que vous soyez attentif à votre sécurité. Grâce à cela, vous resterez vigilant avant de traverser une rue. Grâce à cette petite inquiétude qui vous prend au bord du trottoir votre tête effectuera un léger quart de tour afin de vérifier que la voie est libre et vous pourrez traverser en toute sécurité. Sans elle, votre espérance de vie ne dépasserait pas trois heures dans une ville comme Paris. À l'inverse, si vous êtes paniqué à l'idée de vous faire écraser vous resterez cloué sur le trottoir ou vous traverserez la route en courant comme un fou et vous ferez renverser par une voiture. L'absence ou l'excès d'émotions finira par vous apporter une foule de désagréments ou d'ennuis graves. Et, dans tous les cas, vous éloigneront des objectifs simples que vous vous étiez fixés : traverser une rue en toute sécurité. Alors que des émotions proportionnées vous permettront d'atteindre vos objectifs.

Souvenez-vous de notre joueur de tennis. Sa panique à l'idée de perdre son match a toutes les chances de le desservir et donc de l'éloigner de sa victoire. Ses émotions jouent contre son camp. Alors qu'une tension modérée éveillera tous ses sens et lui permettra de jouer à son meilleur niveau. Sa motivation est extrême, son désir de gagner aussi. Il est simplement capable de faire face à ses peurs et d'affronter sans aucun plaisir, soyez-en assuré, l'idée qu'il redoute le plus : perdre son match.

Mais quel rapport avec le poids, me direz-vous ? Il nous suffit de transposer pour mieux comprendre. Votre peur immense à l'idée de grossir ou de ne pas maigrir est une émotion d'une telle force qu'elle vous fera manger au-delà de votre faim et vous éloignera du poids que vous souhaitez atteindre. Alors qu'une inquiétude justifiée vous maintiendra dans un état émotionnel qui vous permettra de manger selon votre faim. C'est seulement si vos émotions demeurent proportionnées qu'elles resteront gérables et vous permettront d'atteindre les objectifs que vous vous êtes fixés. Pour cela, il vous faut vous assumer en tant qu'individu, quel que soit votre poids, et par conséquent devenir capable d'affronter l'idée que vous redoutez le plus : ne pas maigrir ou peut-être même grossir !

S'assumer

Ce n'est pas :

- Se plaire.

C'est :

- Changer ce qui peut l'être.
- Accepter ce qui ne peut l'être.
- Être capable d'affronter l'idée que l'on redoute le plus.

Le surpoids et l'obésité, je vous le rappelle, n'ont que deux raisons d'être. Ou bien il s'agit d'une différence génétique qui impose un set-point élevé. Ou bien il s'agit d'un dérèglement du comportement alimentaire qui conduit la personne à manger au-delà de ses besoins et à dépasser son set-point. Les deux ne s'excluant pas. Dans le premier cas, il n'est rien d'autre à faire que l'assumer. Dans le second cas, si la situation vous déplaît, rien ne vous empêche de ne pas l'accepter et de vouloir vous en guérir.

De quoi avez-vous peur ?

Savoir que vous avez peur de grossir ne vous aidera pas à vaincre cette peur. Pour cela, il faut que vous découvriez ce qui se cache derrière elle. De quoi, précisément, concrètement, avez-vous peur ? Avec quels mots pouvez-vous la décrire ? L'inquiétude est compréhensible, pas la panique. Quelles sont vos irrationalités ? Pour les déceler, je vous propose de vous livrer à un petit exercice. Accordez-vous une bonne heure de réflexion et essayez de répondre à ces deux questions.

1. Si je maigrissais, je serais, je ferais…

Il s'agit ici de décrire quelles sont toutes vos attentes à l'égard de la perte de poids. Écrivez tout ce qui vous passe par la tête, vos idées les plus folles et les plus irrationnelles : « Je serai la plus belle du royaume et tous les hommes seront à mes pieds. »

2. Si je grossissais, je serais, je ferais…

Ici, il s'agit, au contraire, de décrire vos peurs les plus terrifiantes : « Ma femme me laissera tomber. J'ai eu la chance d'en trouver une qui voulait bien de moi. Ce n'est pas près d'arriver deux fois. Je finirai ma vie, seul et malheureux, dans un hospice de vieux, abandonné de tous… »

Si je maigrissais, je serais, je ferais…	Si je grossissais, je serais, je ferais…
ATTENTES	PEURS
STRESSEUR	

Quand vous aurez achevé cet exercice, vous aurez votre stresseur sous les yeux. Chaque fois que vous montez sur votre balance, que vous ne trouvez pas un vêtement à votre taille, que vous surprenez un regard évaluateur, le stresseur se met en route. D'un coup, ce sont toutes vos attentes qui s'envolent et toutes vos peurs qui se réalisent.

Voici le témoignage de Charlotte :

Le stresseur « poids »

Si je maigrissais, je serais, je ferais...	Si je grossissais, je serais, je ferais...
– Je serais plus à l'aise dans mes vêtements, moins serrée. – Je serais moins complexée face au regard des autres (piscine, plage). – Je supporterais mieux de me voir en photo, face à la glace. – Je m'accepterais plus. – J'aurais le sentiment d'être dans la norme. – Je serais mieux dans mon corps, moins gênée par mon ventre. – Je remettrais des vêtements qui ne m'allaient plus. – Je pourrais retourner dans les boutiques et essayer des vêtements qui seront à une taille acceptable. – Mon père serait fier de moi. – Je mettrais des vêtements à mon goût, plus légers en été et plus courts. – Je serais plus à l'aise dans les relations intimes avec mon mari. – Je pourrais refaire du sport, type tennis, bouger, danser.	– Je culpabiliserais d'avoir repris des kilos. – Je vivrais cela comme un échec, face au regard de mes proches. – Je serais jugée par les autres de ne pas avoir assez de volonté. – J'aurais l'impression d'être jugée par mes proches qui m'ont vue faire du yo-yo. – J'aurais du mal à me regarder de nouveau dans la glace mais surtout sur les photos où je me trouve très grosse. – Je bougerais moins aisément (les montées d'escaliers, danser dans les discothèques). – J'aurais moins envie de sortir en boîte par exemple et danser. – Je serais moins à l'aise dans mon corps. – Je n'oserais pas me mettre un maillot. – J'aurais honte de moi.

En examinant attentivement votre tableau, pouvez-vous différencier les affirmations qui sont réellement en rapport avec votre poids de celles qui sont en rapport avec l'*idée* que vous vous faites de votre poids ?

Certaines situations sont directement les conséquences d'une surcharge pondérale. Elles concernent les aspects strictement physiques du poids (je serai moins gênée par mon ventre, je serai moins essoufflée...) ou les difficultés à se vêtir (s'habiller à la mode, trouver plus facilement sa taille dans les boutiques...). Il est peu contestable que la disparition d'un surpoids améliorera l'aisance physique ou que la disparition d'une obésité importante sera bénéfique pour la santé. En revanche, la perte de deux ou trois kilos, à moins que l'on soit un sportif de haut niveau, n'aura aucun effet significatif sur la condition physique et sur les performances physiques globales d'un individu. Certaines personnes affirment pourtant ne pas pouvoir supporter un ou deux kilos venus se loger sur leur ventre ou leurs cuisses. Elles prétendent se sentir considérablement « mieux dans leur peau » avec un poids à peine inférieur. Certes. Toutefois, il ne s'agit pas là d'une amélioration de leur condition physique mais bien plus d'un regain de confort psychologique et de confiance en soi.

Il n'est pas davantage contestable que s'habiller à la mode se transforme rapidement en parcours du combattant pour ceux ou celles qui s'écartent du 38 ou du 40 standard. Aucun commerçant ne peut ignorer que la taille moyenne des femmes françaises se situe aux alentours du 42/44. Mais il semble que les fabricants et les créateurs de vêtements n'aient jamais eu connaissance de ces informations et s'obstinent à penser qu'il n'y a plus de vie au-dessus du 38 ou que la croissance des femmes s'arrête après douze ans.

Pour le reste, la presque totalité des affirmations ne concernent plus votre poids mais plutôt l'idée que vous vous faites de votre poids. Ainsi un grand nombre de situations que vous ne pouvez affronter ne sont pas la conséquence de votre poids mais de l'image que vous avez de vous-même. Votre poids ne vous empêchera pas de porter un maillot de bain. « Techniquement », vous pouvez entrer dans un maillot. Si vous n'osez le faire, n'est-ce pas simplement que vous jugez indécent de vous exposer ainsi au regard des autres ? À ce propos, laissez-moi vous rapporter un petit souvenir. L'une de mes patientes me disait un jour qu'elle n'allait plus à la piscine depuis des années par crainte de se mettre en maillot et de devoir affronter le regard des autres. Je la regardais, ébahi. Ma patiente était aveugle depuis sa naissance. Elle ne pouvait manifestement pas avoir été gênée par des regards évaluateurs. De quoi parlait-elle donc ? En vérité, ce fameux regard, qui bien sûr existe, est bien plus souvent une projection de son propre regard dans le soi-disant regard des autres. Il n'est pas raisonnable de penser, tout au moins dans ce domaine, qu'il soit possible de dissocier le jugement des autres du jugement que l'on porte sur soi-même.

Que découvre-t-on à l'analyse du stresseur « poids » ? Des relations très douloureuses avec son corps et avec les autres. Ces relations pourraient schématiquement s'exprimer de la manière suivante :

Relation avec le corps :
« La valeur personnelle d'un individu est inversement proportionnelle à son poids. »

Relation avec les autres :
« Je ne peux être aimé ou apprécié que si je suis mince. »

Voilà donc les blessures du gros. Il ne s'estime pas et ne pense pas que les autres pourront l'aimer tel qu'il se voit. D'une part, il ne vaut rien à ses propres yeux. D'autre part, il redoute que les autres l'apprennent et le rejettent pour cela. Sa peur ultime, c'est l'exclusion.

« La valeur personnelle d'un individu est inversement proportionnelle à son poids »

N'est-il pas étonnant de corréler la valeur d'une personne au nombre de ses kilos ? N'est-il pas déjà étonnant que l'on puisse prétendre établir la valeur globale d'un individu ? À supposer même que cela soit possible, quels critères pourrait-on retenir ? Sa force physique, son intelligence, le nombre de ses amis, son compte en banque, sa situation sociale, la surface de sa maison… ? Quels que soient les critères que l'on retienne, l'épaisseur de son tissu adipeux peut-elle en faire partie ?

C'est pourtant bien le cas dans notre société. Voici les opinions que les sociologues et les psychologues ont recueillies dans différents groupes de populations.

➤ *Mal jugés par tout le monde…*

Les préjugés concernant les gros apparaissent dès le plus jeune âge. De très jeunes enfants à qui l'on propose de jouer avec des poupées de corpulences variables évitent systématiquement les plus grosses. Ou encore, quand on demande à des garçons de six à dix ans d'attribuer des adjectifs concernant des silhouettes d'enfants de leur âge, minces ou obèses, alors que les premières sont toujours jugées positivement, les secondes sont qualifiées d'adjectifs dévalorisants : tricheur, paresseux, sale, méchant, laid, bête, etc. Dans une autre étude, on leur demande de classer par ordre de préférence des images représentant des enfants de leur âge souffrant de divers handicaps et un obèse. C'est généralement ce dernier qui est classé avec le moins d'indulgence.

Ces préjugés se perpétuent à l'adolescence. Ainsi, quand on présente à des adolescents les *curriculum vitae* de candidats à un emploi, en fournissant une photographie ou une description écrite des candidats en question, les obèses obtiennent de moins bons scores que les minces. Et cela uniquement en raison de leur poids, car les qualités des candidats étaient équivalentes sur tous les autres points.

Quant à l'adulte, son image de l'obèse est la suivante. Il s'agit d'une femme de 1,60 m et de 80 kg, âgée de 30 à 50 ans, malade, fidèle, patiente, gaie, douce, grosse mangeuse, angoissée. Elle est peu attirante, pas moderne, passive, vulgaire, se laisse aller et ne travaille pas. Si elle travaillait, elle serait commerçante, femme de ménage ou caissière. Elle doit porter des vêtements sobres, vit en HLM et a des goûts populaires pour ses distractions et ses lectures[1].

Pire que tout, les médecins eux-mêmes ont une mauvaise opinion de leurs patients obèses. Dans une étude sur 318 médecins de famille américains, 47 % ne pensaient pas qu'entreprendre le traitement d'un obèse était un acte thérapeutique gratifiant. 39 % d'entre eux qualifiaient même leurs patients obèses de paresseux. Les mêmes attitudes négatives sont encore retrouvées chez les étudiants en médecine. Ces travaux révèlent comment le corps médical assure une fonction de « grand stigmatiseur » et contribue à la dépréciation de la personne obèse en lui apposant l'étiquette de comportement déviant[2].

Il est donc bien certain que les gros sont victimes de préjugés ségrégationnistes. Tout le monde en pense et en dit du mal. Ils n'ont droit à aucune compassion. Car eux ne sont pas des malades, ce sont des fautifs responsables de leur état.

---

1. Descamps M-.A., *L'Invention du corps*, Paris, PUF, 1986.
2. Poulain J.-P., « Les dimensions sociales de l'obésité », *Let. sc.*, IFN, 78 (1), déc. 2000.

Je vous suggère de vous livrer à un petit exercice. Préparez un tableau à deux colonnes et inscrivez d'un côté toutes les horreurs que vous avez entendu proférer sur les gros ou celles que vous-même pensez. De l'autre côté, inscrivez toutes les gentillesses que vous pensez des minces. Dites sans hésiter tout ce que vous avez sur le cœur.

Les gros	Les minces
Ils se laissent aller. Paresseux. Sans volonté. Mous. Sales. Ne se maîtrisent pas. Ce sont des ratés.	Ils se prennent en main. Dynamiques. Entreprenants. Volontaires. Propres. Ils maîtrisent leur vie. Ils réussissent socialement.

Vous venez d'associer des caractéristiques morales à des caractéristiques morphologiques. Cela porte un nom. Les minces sont des gens volontaires parce qu'ils sont minces. Les gros sont des paresseux sans volonté parce qu'ils sont gros. Cela s'appelle tout simplement du racisme pour ne pas dire de la bêtise.

Voila ce que notre société pense des gros. Mais, chose beaucoup plus grave, c'est aussi ce que les gros pensent d'eux-mêmes. C'est souvent ainsi qu'ils se voient.

Adhérez-vous à ces stéréotypes ? Est-ce vraiment ce que vous pensez de vous ou de vos amis ? Ne connaissez-vous donc aucun gros dynamique et volontaire ? Ne connaissez-vous donc aucun mince lymphatique et paresseux ? Tous les minces de votre entourage sont-ils des modèles de réussite sociale ? Tous les gros sont-ils des ratés ?

➤ *Maigrir : est-ce une question de volonté ?*

Il semble que le principal défaut du gros soit donc son absence de volonté. Peut-être le pensez-vous aussi ? C'est ce que pensent la plupart de mes patients. Or je crois vous avoir montré tout au long de ce livre que nous n'avons aucunement eu besoin de produire le moindre effort de volonté. Nous avons seulement réfléchi et essayé de comprendre la relation qui vous unissait à la nourriture. Nous l'avons simplifiée et surtout pacifiée. Les problèmes de poids n'ont jamais été affaire de volonté. Ceux qui l'ont cru l'ont souvent chèrement payé. Il s'agirait plutôt de simple psychologie alimentaire. Et, comme toujours en psychologie, il suffit de trouver les bonnes clés pour ouvrir les bonnes serrures. Essayez donc d'ouvrir une serrure ronde avec une clé carrée. Vous risquez tout bonnement de briser votre clé. Et à quoi vous servira alors toute votre volonté ? À vous acharner sur une clé qui ne peut rien ouvrir. Et vous finirez aussi par briser votre serrure. Or les régimes sont des clés carrées qui ne pourront jamais ouvrir les serrures rondes que vous êtes. Plus vous vous entêterez plus vous vous ferez du mal. Si les gros n'avaient pas eu tant de volonté, ils ne seraient sûrement pas dans la situation où ils se trouvent maintenant. Ils n'auraient pas fait tant de régimes stupides, mangé des soupes aux choux, avalé des médicaments dangereux, jeûné des jours entiers, dépensé leur argent dans des sachets de protéines…

Tous mes patients m'ont appris jusqu'où pouvaient aller ceux qui souffrent. Ils peuvent parcourir des centaines de kilomètres pour se rendre chaque semaine chez leur médecin, ne rien manger d'autre que du bouillon pendant des jours, manger de la nourriture en poudre pendant des semaines, ne pas toucher un gâteau pendant des mois ou des années pendant qu'ils regardent les autres s'en régaler… Pensez-vous qu'il ne faille pas de volonté pour supporter tout cela ?

Voyez-vous, en matière d'amaigrissement, la volonté est proche d'un entêtement forcené qui n'entraîne que déboires et déceptions. Imaginez que vous souhaitiez vous rendre de Paris à Marseille avec une fausse carte routière. Sans volonté mais avec un peu de réflexion, vous prendrez conscience de votre erreur et vous arrêterez à temps pour corriger votre route. Mais avec la volonté acharnée d'appliquer de mauvaises indications, vous ne comprendrez votre erreur qu'une fois parvenu au bord de l'Atlantique. Et encore, certains feront dix fois la même route et dix fois la même erreur. Appliquer toujours la même mauvaise solution entraînera toujours le même mauvais résultat. Voilà à quoi sert la volonté sans compréhension. Les plus volontaires finiront leur chemin à la nage. Bon courage.

En réalité, bien souvent la volonté n'est là qu'une illusion. L'usage de la volonté dans le contrôle du comportement alimentaire ne fait en réalité que traduire l'échec du système de régulation du poids. Quand l'individu commence à faire intervenir sa volonté pour lutter contre son désir de manger des aliments défendus, c'est le plus souvent déjà le signe d'une anomalie dans son fonctionnement psychophysiologique. Bien sûr, quand les signaux de faim ou de rassasiement disparaissent, l'individu se trouve obligé de construire des limites qui l'empêcheront de manger des quantités de nourriture inappropriées à ses besoins. Les régimes apportent ces limites, mais, dans le même temps, ils contribuent à entretenir cette situation et empêchent la personne de découvrir ses propres limites internes. Les anorexiques se présentent souvent comme les championnes de la volonté. Elles s'estiment capables de s'opposer aux tentations les plus irrésistibles. Elles ne font là que traduire leur incapacité à consommer avec modération des aliments qu'elles ne pourraient s'empêcher de dévorer. Elles sont en réalité incapables de manger leurs aliments tabous. Même si elles le voulaient, elles ne le pourraient pas. Ce n'est pas la volonté de ne pas manger qui les arrête. Elles sont simplement prisonnières de leur peur de grossir.

La plupart des patients que j'ai rencontrés étaient en situation d'échec depuis plusieurs années, mais aucun n'avait un problème de volonté. Comme chaque fois qu'une maladie suscite le désespoir, les individus font preuve de toute la volonté du monde pour en venir à bout. Malheureusement, dans ce cas, plus la personne recourt à sa volonté pour s'empêcher de manger des aliments « interdits », plus sa situation risque de s'aggraver. Car ce n'est pas l'absence de volonté qui est en cause. Mais le fait de la gaspiller pour rien, pour s'empêcher de manger des aliments supposés « grossissants ».

Ainsi le gros, soupçonné de ne pas avoir de volonté, disposerait bien d'une solution pour démontrer le contraire : faire un régime et manger des aliments « autorisés » qui permettraient d'incorporer cette fameuse volonté. Manger des haricots verts quand tout le monde mange des frites et des gâteaux, voilà qui forcera l'admiration et augmentera sa propre estime de soi. Malheureusement, plus il recourt à sa volonté pour résister à la tentation de manger des aliments « grossissants » plus il les rend désirables et s'expose à transgresser ses interdits. Ce qui lui confirme qu'il avait bien raison de penser qu'il n'avait pas de volonté. Mais comme il ne se résout pas à accepter cette idée, il existe une autre solution qui permettra, cette fois c'est sûr, de démontrer vraiment le contraire : faire un régime encore plus sévère. Et tout pourra recommencer…

Soyez-en convaincu, la maladie des gros n'est certainement pas de manquer de volonté. Leur maladie se trouve dans un dérèglement de leur tissu adipeux et de leur comportement alimentaire. Ils ne sont plus capables de manger selon leur faim. À quoi servirait de leur demander de se contraindre à manger moins puisque c'est justement ce qu'ils ne savent et ne peuvent pas faire ? Peut-être pensez-vous aussi que les personnes déprimées manquent de volonté ? C'est, en effet, ce que l'on a cru d'eux pendant des siècles. La société les jugeait faibles, incapables de se ressaisir et de se reprendre en main. Or précisément cet accablement, cette tristesse qu'ils manifestent *est* leur maladie. Demander à un tel malade de « se secouer » a peu de chance d'être suivi du moindre signe d'amélioration. À tel point que si, par bonheur, l'un d'eux s'en trouvait guéri, on pourrait même se prendre à douter du diagnostic de dépression.

De même, les lépreux qui présentent la maladie infectieuse la moins contagieuse du monde ont été considérés comme des êtres dépravés et hérétiques qu'il fallait isoler et abandonner à leur sort dans les conditions les plus abominables. Les exemples ne manquent pas dans l'histoire de la médecine qui montrent combien la société a pu commettre d'erreurs dans les jugements qu'elle portait sur ses malades. Confondant sans cesse morale et médecine.

Pourquoi les minces sont-ils beaux et pleins de volonté ?

D'où nous vient donc cette étrange idée que les minces possèdent de la volonté alors que les gros n'en n'auraient pas ?

➤ *La minceur fait partie des nouveaux critères de beauté*

Le corps rêvé par nos contemporaines se caractérise aujourd'hui par sa minceur et son rejet « épidermique » de la moindre trace de graisse. Elles le souhaitent tout en muscle et en fermeté, dépourvu de ses attributs féminins. La culotte de cheval et la cellulite, que les médecins considèrent, au même titre que la poitrine, comme un caractère sexuel secondaire, sont la cible de tous les traqueurs de graisse. Ce corps idéal depuis le début du siècle n'a cessé de mincir et par là même de s'éloigner de sa réalité.

Une beauté idéale de plus en plus inaccessible

Deux psychologues, Garner et Garfinkel ont étudié l'évolution des mensurations des playmates, entre 1969 et 1978. Ces jeunes femmes qui font la page centrale du magazine *Playboy* avant d'aller s'afficher sur les murs de leurs admirateurs. Ces auteurs les considèrent comme de bonnes représentantes de la beauté idéale, tout au moins du point de vue des hommes. Leur silhouette s'est progressivement transformée avec une taille et un tour de hanche en constante diminution, tandis que leur poids allait, lui aussi, en diminuant. Alors que dans les trente dernières années, la jeune fille américaine de 17 à 24 ans voyait son poids augmenter de 2,5 à 3 kg. Selon cette étude, seuls 5 % de la population féminine actuelle correspondraient aux normes pondérales de *Playboy*. Et ces dernières sont particulièrement indulgentes si l'on considère les mensurations des mannequins qui font aujourd'hui la couverture des journaux de mode.

Miss America, qui, chaque année, est élue championne de la beauté, a été étudiée par Roberta Pollack Seid. Entre les années 1950 et 1980, son indice de corpulence est passé de 19,5 à 17,6. Soit une perte de 5 à 7 kg selon sa taille. De plus, à partir de 1970, la gagnante est toujours plus mince que les autres concurrentes. Cette progression s'est encore poursuivie puisque la corpulence des mannequins se situe aujourd'hui aux environs de 15,5 tandis que celle de la Française est en moyenne autour de 22. Inexorablement, sans que rien ne vienne l'empêcher, l'écart entre le corps idéal et le corps réel ne cesse d'augmenter, rendant la beauté de plus en plus inaccessible.

Mais la beauté n'est pas qu'une affaire de kilos et il serait abusif de vouloir la réduire à une question de corpulence. Ce qui caractérise la période que nous vivons, c'est l'aspect de ce corps qui doit dorénavant se doter d'une impeccable musculature. Et, fait sans précédent dans l'histoire de la beauté féminine, il ne doit plus seulement être mince et gracile mais sec et sans moelleux. C'est pourquoi non content de le priver de manger pour atteindre le poids rêvé, il faut encore le sculpter et lui donner une allure tonique. Pour y parvenir, le sport est l'allié de choix et, de fait, les années 1980 ont vu naître la formidable explosion du sport de masse. Les femmes se précipitent dans les salles de gymnastique pour suer sur des appareils qui leur indiqueront combien de calories auront été dépensées. Jogging, body-building, aérobic : le sport devient l'instrument de maîtrise du corps.

Jusqu'au milieu de ce siècle, ce sont le vêtement et ses accessoires qui garantissaient l'apparence. Aujourd'hui, le corps, au lieu du vêtement, devient le premier objet visible dans la relation avec l'autre. Pour maîtriser son apparence, il faudra de plus en plus contrôler son corps. Car ce corps que nous montrons, nous lui attribuons une signification. Par lui, nous adressons un message. Quelle est donc la signification de ce corps mince et maîtrisé ? Que dit-il aux autres ?

➤ *Les critères de beauté ne sont que le reflet des valeurs d'une société*

Pourquoi les critères de beauté sont-ils donc si changeants d'une époque à l'autre ou d'une société à l'autre ? Pourquoi apprécie-t-on les gros au XVIIIe siècle et les minces au XXIe ? Pourquoi les blondes plutôt que les brunes ? Pourquoi les longs cous ou les petits pieds ? Est-ce seulement le fait du hasard ?

Les rondeurs d'ailleurs

Dans une région du Tchad vivent, côte à côte, deux tribus, les Massa et les Moussey, pratiquant des modes de chasse très différents. Les premiers combattent à pied, à l'aide de gourdins, d'épieux et de cuirasses. La force, le poids et l'embonpoint sont des qualités physiques indispensables à cette forme de combat. Chaque année sont organisées dans cette tribu des compétitions entre les villages, qui présenteront chacun leurs champions préalablement engraissés après avoir suivi une cure de lait *(guru)*. Ils seront gavés d'une bouillie de sorgho qui les fera grossir de 20 kg en deux mois. Leur procurant, par là même, un poids qui les rendra presque impossibles à déséquilibrer dans les compétitions de lutte. Le participant témoigne ainsi de sa richesse et de celle de tous ceux qui ont organisé son engraissement. Il suscite l'admiration de tous et, en ce sens, il devient « beau » *(naa)*. Un participant au *guru* désire devenir un « *sa ma naana* », quelqu'un qui est simultanément beau, bon et aimable. La maigreur *(noka)*, quant à elle, est ridicule, et est considérée comme un signe de pauvreté. Et si l'adepte du *guru* est, d'une certaine façon, beau, c'est en effet parce qu'il symbolise la richesse et les talents de combattant nécessaires à la survie de sa tribu (De Garine, 1997). Quant à leurs voisins, les Moussey, ils combattent à cheval et lancent des couteaux. L'agilité, la légèreté et la détente sont pour eux des qualités autrement plus vitales. Mais phénomène intéressant, pour les Moussey, qui vivent donc côte à côte avec les Massa, l'embonpoint est un signe de laideur alors que la minceur devient un critère essentiel de beauté. Dans un milieu où le guerrier est vénéré, où la force physique est une condition capitale de la survie et donc la valeur la plus recherchée, il est frappant de constater que les critères de beauté correspondent à la possession des qualités requises pour la technique de combat utilisée par les guerriers. Le bel homme sera donc celui qui possédera les qualités les plus essentielles pour la société dans laquelle il vit.

En Europe, entre le Moyen Âge et le début du XXe siècle, les rondeurs ont rendu les femmes plus belles et plus désirables. L'homme non plus ne pouvait se permettre d'être trop maigre. Cependant, au travers de leur corps, l'un et l'autre exprimaient chacun des valeurs différentes.

Dans toutes les sociétés, la femme est objet de désir, toutefois ce n'est que dans les sociétés technologiquement avancées que ce désir est dissocié de son aptitude à la maternité. Dans la plupart des sociétés traditionnelles, l'embonpoint est considéré chez la femme comme le signe de sa capacité à porter des enfants. Elle est, dans une certaine mesure, belle parce que féconde[3]. Cette fécondité est le gage d'une nombreuse descendance, indispensable à la préservation et à la transmission du patrimoine familial. Et, surtout, dans un temps où il n'existait pas de système de prévoyance de la retraite, les enfants étaient la seule assurance d'une fin de vie à l'abri du besoin. On comprend alors que la stérilité soit considérée comme un événement dramatique dans la vie d'un couple. Il n'est pas difficile de concevoir qu'une femme dont l'embonpoint symbolise sa fécondité sera regardée avec plus de convoitise et même d'amour, qu'une femme dont la maigreur signifie absence de descendance, dispersion du patrimoine familial et fin de vie difficile.

La corpulence de l'homme, quant à elle, dans une société où l'état de pénurie est présent dans tous les esprits, se doit d'inspirer une certaine richesse. La graisse qu'il arbore avec fierté, le protège des incertitudes de l'avenir. Elle est, encore plus que son bas de laine, son assurance contre les difficultés de l'existence. Elle traduit concrètement l'opulence et le confort de sa

3. Les cures d'engraissement auxquelles sont soumises, avant leur mariage, les jeunes filles dans beaucoup de sociétés musulmanes sont destinées à les rendre « belles », désirables et aptes à concevoir le plus rapidement possible.

vie matérielle. Elle est aussi signe de respectabilité. En effet, un homme corpulent est un homme que son travail peut nourrir au-delà de ses besoins. Il dispose même d'un excédent qu'il se permet d'arborer avec fierté. Sa graisse devient le signe visible de sa richesse, elle est à la fois partie et image de son capital.

L'embonpoint, en même temps que la prospérité, inspire la force physique et la santé. Il rassure sur les capacités de l'homme à défendre sa famille, à travailler sans rechigner à l'ouvrage et ainsi subvenir aux besoins des siens quand le sort sera moins favorable. Là encore, on conçoit qu'une jeune femme convoite davantage un homme qui représente à ses yeux force et prospérité qu'un autre qui lui fasse craindre un avenir difficile et précaire.

On voit que la beauté n'a rien de neutre, elle exprime dans tous les cas les valeurs essentielles de la société : force physique, fécondité, richesse... Et comme le fait remarquer M.-A. Descamps : « Le corps que nous vivons n'est donc jamais pleinement le nôtre. Nous sommes pénétrés par la société qui nous traverse de part en part. Ce corps n'est pas mon corps, c'est une image sociale. » Par sa forme, son apparence, le corps parle et s'adresse aux autres. Il dit : « Je chasserai pour toi, tu n'auras pas faim », « Je t'assurerai une descendance et une vieillesse heureuse », ou encore : « Ne crains rien, j'ai suffisamment de richesses pour nous deux. » C'est alors que l'homme ou la femme qui adresse ce message devient soudain beau et par conséquent désirable pour les autres.

➤ *La signification sociale de la minceur*

Pour de nombreux sociologues et psychologues, la minceur est devenue synonyme de maîtrise du corps et donc de soi-même. Ce dont témoigne aujourd'hui le corps, ce n'est plus comme autrefois d'un pouvoir social mais d'un pouvoir sur soi-même. Il exprime désormais le contrôle de ses émotions, de ses pulsions et de ses faiblesses. Il prouve ainsi la supériorité de l'esprit sur le corps. La domination du corps par la volonté.

Avec l'apologie de l'individualisme, la société cultive chez chacun le goût des activités centrées sur soi au détriment de celles qui nécessitent la préservation du lien social. Elle privilégie les activités riches de sensations mais pauvres d'échanges. Le corps, dans cette optique, devient un instrument de puissance qui renforce le sentiment d'exister. Le succès des activités physiques individuelles et des sports extrêmes est le témoin de cette évolution. Ainsi pour Patrick, adepte du body-building, le modèle corporel idéal devient mince et musclé : « Quand je me regarde dans la glace, ce n'est pas moi que je vois, c'est mon œuvre d'art. » Il manifeste ainsi toute la puissance de sa volonté. Après un régime et quelques heures passées dans les salles de sport, cette jeune femme ne dit pas non plus autre chose : « Mes amis me trouvent épanouie et en pleine forme, sans remarquer que j'ai maigri. Mais moi, je sais que je me sens bien dans ma peau parce que je me contrôle et que j'ai repris confiance en moi. » Le corps devient ainsi le moyen de dire aux autres que l'on possède une des valeurs cardinales de la société : la volonté. Un corps mince taillé, travaillé, sculpté par le sport et les régimes devient la meilleure preuve de cette maîtrise. Autrefois, un regard suffisait à situer l'aisance matérielle de l'homme qui se « portait bien ». Aujourd'hui, l'apparence suffit de même à dire : « Regardez mon corps. N'est-il pas la preuve que je suis quelqu'un qui se domine, qui assure dans toutes les situations ? »

Pour la sociologue américaine M. Mackenzie, cette idéologie du « self-control » exprime une des valeurs morales les plus profondes de la culture américaine. Elle est la clé indispensable de toute réussite sociale et professionnelle. La traduction corporelle de cette idéologie en est le corps mince qui devient la preuve visible de la maîtrise de soi. Ses travaux sur les obèses retrouvent de façon quasi constante des associations subjectives entre d'une part minceur et self-control et d'autre part obésité et perte de contrôle. Le gros est soupçonné de laisser-aller et de manque de volonté. Il s'en trouve honteux et cherche à s'en cacher.

➤ *Le poids des apparences*

Comment s'étonner dès lors que chacun s'efforce de parvenir à cet idéal corporel à la fois promesse d'amour et de réussite sociale ? Malheureusement, si ce dernier change au gré des évolutions de la société, le corps reste celui que l'on a et ne correspond pas toujours à l'humeur du temps. Pour le mettre à la mode aucune société n'a su résister à la tentation de vouloir le transformer. On connaît, dans le monde, toutes sortes de transformations corporelles qui, de notre point de vue occidental, paraissent sauvages et barbares. Citons simplement les femmes à plateau du Tchad, la déformation du pied en Chine, l'allongement du cou des femmes Padaung en Birmanie. Mais citons aussi les scarifications des sociétés africaines ou le percement du nez ou des oreilles qui ne va pas sans nous rappeler la mode du percing en vogue parmi certains groupes de jeunes Anglo-Saxons. De même, la compression de la taille ou de la poitrine nous rappelle le fameux corset qui fit son apparition en Europe au XVe siècle. Les femmes japonaises ou vietnamiennes se sont mises très tôt à porter des bandes qui leur comprimaient les seins tandis que les femmes Dayak de Bornéo portaient, comme en Europe, des corsets de rotin qui, également, occasionnaient un puissant inconfort et parfois certaines blessures graves.

Toutes ces techniques du corps se justifient, dans les sociétés qui les pratiquent, par le fait qu'elles contribuent à embellir l'individu. Elles sont toujours réalisées dans le but de faciliter l'identification du sujet par son groupe social en modifiant son corps de façon visible et reconnaissable par les autres membres de sa société. Qui aujourd'hui soutiendrait que de telles pratiques, toujours effectuées sur des femmes, contribuent à accroître leur bien-être et à leur épanouissement ? Mais qui aujourd'hui oserait les comparer avec nos opérations de chirurgie esthétique : rhinoplastie, liposuccion, remodelage des seins ? Vu de loin, il ne s'agit finalement que de casser des nez et d'aspirer ou trancher des chairs, anesthésie en plus. « Dans tous les cas, il s'agit d'être beau et belle ; c'est une mise en conformité avec un idéal culturel, un standard type social. Le groupe détermine un modèle du corps dont chaque membre cherche à se rapprocher. »

Est-il critiquable de vouloir être beau pour en être plus aimé ? Il serait vain de s'engager dans une telle discussion. Le corps a toujours été un instrument de séduction et de pouvoir. C'est un fait naturel qui dépasse les hommes et leurs sociétés. Il se retrouve tout autant dans le règne animal où l'on voit le mâle déployer ses parures ou entreprendre des danses d'amour pour séduire sa femelle. Ces rituels participent à la survie des espèces en assurant la transmission du patrimoine génétique d'une génération à l'autre. Sans un minimum d'attirance pour sa compagne ou son compagnon, pourquoi l'être vivant se donnerait-il le mal de s'assurer une descendance ?

Il est donc normal que le corps soit instrumentalisé. Ne nous en plaignons pas. Mais jamais dans l'histoire de l'humanité nous n'avons assisté à de tels excès. Pour parvenir à ses fins, le mangeur a ainsi instrumentalisé sa nourriture. Pour transformer son corps, au lieu de scalpels, de corsets, ou autres moyens de contention, il se sert maintenant de ses aliments. Le temps n'est plus où les aliments se devaient simplement d'être bons et nourrissants. Ils se doivent aujourd'hui d'être utiles à nous maintenir minces. Qu'ils soient bons ne présente qu'un intérêt accessoire.

➤ *Nous ne sommes pas des pâtes à modeler*

Chaque société, chaque siècle émet de nouveaux critères de beauté. Mais nous, pauvres humains, ne pouvons suivre la mode quand elle s'applique directement sur notre corps.

Aujourd'hui les femmes les plus belles ont un IMC qui se situe entre 15 et 17. Au XVIIIe siècle, il se situait entre 25 et 27. Demain sera un autre siècle qui édictera ses nouveaux diktats. Rien ne peut venir empêcher la société de déplacer à son gré le curseur de la corpulence idéale. Même pas la médecine qui a affirmé que la corpulence idéale se situait entre 20 et 25. Mais pensez-vous que votre corps n'est qu'une pâte à modeler que vous pourrez pétrir au gré des modes ? Croyez-vous, si la nature vous a fait fort, que vous pourrez décider de devenir frêle et gracile ? Actuellement seules 4 % des femmes de cette planète peuvent se réjouir d'avoir ce corps idéal. Faut-il que toutes les autres se mettent à pleurer et se couvrir la tête de cendres ? Que vous le déploriez, que cela vous attriste, on peut le comprendre. Que vous vous pensiez moins chanceuse. Certes. Mais en quoi cela vous permet-il de croire que les gros sont des êtres inférieurs et sans volonté ?

Si nous étions dominés par les cultures africaines, toutes les maigres pleureraient pour devenir grosses. Elles se soumettraient, comme on le fait là-bas avant le mariage, à des cures d'engraissement afin de séduire et contenter leur futur époux. Malheureusement, après quelques mois, le pauvre homme ne pourrait que s'apercevoir de la supercherie et assister impuissant à l'amaigrissement progressif de sa moitié.

La société décrète sans cesse de nouveaux critères de beauté qui traduisent les valeurs qui lui semblent essentielles à sa survie. Les gros bras pour la chasse, l'embonpoint pour la fécondité, la pâleur ou le bronzage pour l'affirmation de sa classe sociale, la minceur pour la force de caractère et le contrôle de ses émotions. Ce n'est pas pour autant qu'elle ne peut pas proférer des âneries. Les grosses n'ont jamais été plus fécondes que les autres et l'épaisseur du tissu adipeux n'a jamais été un signe de volonté. Pas plus que la longueur des orteils n'a jamais été un signe de distinction. Ou que les femmes à la chevelure rousse n'étaient des agents du diable. Soyez-en totalement convaincu, les minces n'ont pas plus de volonté que les autres, ils ont seulement eu l'immense coup de bol de naître au bon moment. Et si vous voulez ressembler aux minces, faites comme eux : ne vous servez pas de votre volonté.

De la honte à la colère

Finalement, par rapport à des critères esthétiques ou même médicaux, le surpoids n'est qu'une conséquence d'une génétique déterminante ou facilitante qu'il faut savoir accepter et généralement associé à un dérèglement du comportement alimentaire qu'il est souvent possible de corriger. Cependant, nous vivons dans une stupide société qui se plaît à penser que l'épaisseur du tissu adipeux est le fidèle reflet de la volonté ou de la force de caractère. Voilà donc ce que pensent les gens autour de vous. Ne vous faites aucune illusion, ils ne changeront pas.

Mais, sachant cela, il vous reste deux possibilités. Croire qu'ils ont raison et vous lamenter sur votre sort : « Oui, je suis un être faible sans aucune volonté. Et les gens ont bien raison de me mépriser pour ce que je suis. » Ou prendre conscience de l'ineptie de ces jugements et vous révolter contre la ségrégation dont vous êtes victime : « Je sais ce que vous pensez des gros. Mais je sais aussi que vous êtes des ignorants et que vous ne comprenez rien à ce problème. Pensez ce que vous voulez, mais je n'accepterai pas que vous m'insultiez. »

Commencez donc par remettre les choses à leur place. VOUS êtes la victime. ILS sont les coupables. VOUS êtes victime de calomnies. ILS sont coupables d'injustice et de médisance.

Tant que vous resterez convaincu qu'ils ont raison, vous vous comporterez en coupable et vous vivrez dans la honte de ce que vous êtes. Et vous continuerez à vous sentir inférieur. Cette émotion n'a pas sa place dans les difficultés que vous traversez. D'une part parce que vous ne devez plus croire qu'être gros est une maladie de la volonté. Et quand bien même vous en manqueriez, elle ne vous servirait à rien pour maigrir. D'autre part parce que la honte vous enfermera dans le silence et vous empêchera de vous soigner en allant chercher de l'aide.

Face à cette ségrégation dont vous êtes victime, vous devriez éprouver de la colère, de l'indignation ou de la révolte. Comme face à toutes les autres formes d'injustice ou de racisme. N'êtes-vous pas indigné quand vous entendez tenir des propos racistes à l'encontre des Juifs, des Noirs, des Arabes ? N'êtes-vous pas révolté quand vous assistez à des scènes d'intolérance ? Tous les lieux publics sont aujourd'hui censés s'équiper pour faciliter la circulation des handicapés, voyez-vous une raison pour que l'on interdise l'accès des avions aux personnes trop fortes ?

Il n'y a qu'une raison pour que vous ne réagissiez pas à toutes ces manifestations d'exclusion, c'est que vous pensiez vous-même qu'elles sont justifiées. Voilà le drame et voilà pourquoi les choses ne sont pas si simples. Les gros ne sont pas choqués par ce racisme parce qu'ils sont les premiers à y adhérer. Voilà pourquoi ils sont des coupables muselés par la honte et deviennent incapables de se révolter et se mettre en colère. Face à un handicapé, chacun éprouverait de la compassion. Face à un malade du poids, tout le monde pense : « Comment peut-il ainsi se laisser aller ? »

D'aucuns diront qu'ils ne pensent pas autant de mal des gros. C'est faux. Ce qu'ils n'osent pas penser des autres ils le pensent d'eux-mêmes. Il est politiquement incorrect de penser du mal des autres. Mais rien n'interdit de penser du mal de soi. Un minimum de décence nous empêche d'exprimer trop ouvertement notre haine des gros. Nous nous censurons car la plupart d'entre nous auraient trop honte d'afficher des propos d'une telle laideur. Mais malgré tout nous ne pouvons pas masquer ce que nous pensons réellement. Regardez les publicités, elles reflètent notre pensée. Elles sont édifiantes sur le sujet. Vous rappelez-vous cette petite femme toute menue assise sur le même banc qu'une obèse ? La première mange avec délectation un yaourt à 0 % pendant que la seconde se goinfre d'un sandwich plein de mayonnaise. Quand la maigrelette se lève, la vilaine obèse, de tout son poids, fait basculer le banc et s'effondre par terre. N'importe quelle minorité, ainsi ridiculisée, aurait déposé une plainte pour images et propos injurieux. Sauf les gros, qui rient jaune et baissent les yeux tout honteux qu'ils sont.

Si vous voulez vraiment retrouver votre dignité et restaurer l'estime que vous vous portez, cessez de vous comporter en coupable, regardez les gens dans les yeux et ne les laissez plus vous insulter. Cessez de vous mépriser et soyez compatissant à l'égard de ceux qui souffrent de cette maladie, comme vous l'êtes à l'égard de tous ceux qui souffrent d'autres maladies. Transformez votre honte en colère. Puis, un jour, votre colère évoluera vers une révolte utile. La honte n'est pas un sentiment constructif. Elle vous paralysera dans le mutisme sans jamais vous permettre de faire évoluer votre situation. Tandis que la révolte vous conduira peut-être à organiser votre protestation et à modifier ce que pensent les autres.

« Je ne peux être aimé ou apprécié que si je suis mince »

On peut avoir une bonne image de soi et néanmoins souffrir de pas être aimé. Retrouver de l'estime de soi ne suffira pas toujours à vous réconcilier avec les autres. Il est vrai que les obèses ne sont pas aimés et souffrent d'une véritable ségrégation. Ce n'est pas une vue de l'esprit. Il ne sert à rien de se le cacher puisque c'est la réalité. Je n'essayerai pas de vous faire croire le contraire.

➤ *Où commence l'exclusion ?*

L'idée tenace que l'on ne peut être aimé autrement qu'en étant mince s'installe généralement très tôt dans la vie, dès la petite enfance. Que les enfants entre eux ne se fassent pas de cadeaux et profitent de la moindre différence ou disgrâce pour se blesser ne suffit pas toujours à l'expliquer. Bien sûr, les vexations et les humiliations existent dans la cour de récréation. Toutefois, elles meurtrissent moins et moins durablement que celles qui se reçoivent au sein de sa propre famille. Quand elles existent, celles-ci laissent pour toujours leur empreinte brûlante. Il est peu concevable que nos jeunes enfants parviennent à échapper à l'idéologie de la minceur qui influence, consciemment ou non, même le cercle familial. Combien de parents n'ont pas chapitré leur enfant quand il mangeait avant le dîner ! Ils ne disent pas : « Tu n'auras plus faim pour le dîner. » Mais plus souvent : « Arrête de manger des bonbons tu vas grossir. » Il ne s'agit donc plus d'éduquer les enfants et de les éveiller aux valeurs conviviales des repas. Il s'agit déjà d'agiter devant leurs yeux le spectre de l'horrible corps qui les attend. Ce n'est plus le loup ou le père Fouettard qui fait régner la terreur, mais la vision d'un corps déformé.

Ce sont les parents terrorisés et dégoûtés par l'obésité qui transmettent à l'enfant ses premières grandes peurs. Pour peu que celui-ci sorte un peu de la norme pondérale et il faudra s'empresser de le faire rentrer au plus vite entre les courbes d'une moyenne rassurante. Une morphologie un peu différente, sans même parler de surpoids, entraînera aussitôt une réaction diététique. Combien de personnes, contemplant les photographies de leur enfance ou de leur adolescence, s'interrogent sur les raisons qui ont poussé leurs parents à vouloir les faire maigrir ! Certes, elles avaient peut-être quelques rondeurs, mais rien de bien disgracieux. Et surtout rien de comparable avec leur situation d'aujourd'hui.

C'est d'abord autour de la table qu'apparaissent les premières manifestations de l'exclusion. Nous avons vu le rôle de la nourriture dans les processus d'intégration au groupe social et à la famille. En partageant la même nourriture, le jeune enfant franchit les premières marches de son identification. Un sentiment d'exclusion ne manquera pas de surgir dès lors qu'il lui sera interdit de manger comme le reste de sa famille : « Ce n'est pas bon pour toi, ne te ressers pas, fais attention à ce que tu manges. »

> Delphine se rend à l'anniversaire de l'une de ses amies. Toutes ses camarades sont réunies pour manger le gâteau. Mais sa mère a donné des consignes : « Elle ne doit pas manger de sucreries. Delphine suit un régime. » Delphine se rappellera toute sa vie la pomme qu'elle a mangée, seule, dans la cuisine.

D'autant que ces mesures ne servent à rien puisque souvent les enfants mangent en cachette, leur première rencontre avec la honte. Et font de la nourriture l'objet d'un conflit familial. Où parfois l'obésité devient un moyen de pression de l'enfant sur ses parents.

Et puis ce sont les remarques sur le corps lui-même. Quelle que soit la manière dont on s'y prend, le risque est grand de transmettre à l'enfant l'idée qu'il n'est pas aimé tel qu'il est. Que l'on adopte une attitude bienveillante et sincère : « Je le dis pour ton bien. Je me préoccupe de ton avenir », que l'on exprime la douleur de ne pas avoir un enfant conforme à ses attentes : « Tu me déçois beaucoup. Tu ne fais vraiment aucun effort pour t'en sortir », l'enfant comprend qu'on le préférerait différent de ce qu'il est. Il ne convient pas à ses parents. L'inquiétude des premiers se transforme en peur de déplaire. La déception des seconds ne peut être comprise autrement que comme un rejet, plus ou moins clairement exprimé. Dans ces secondes familles qui détestent les gros, il n'y a guère de règles. Il arrive autant que la mère ou le père manifestent leur phobie des gros. L'un comme l'autre sont souvent eux-mêmes très préoccupés de leur propre corps. Ils accordent une importance démesurée à l'apparence, qu'ils manifestent par la pratique de régimes, la surveillance attentive de la balance et de l'alimentation, la pratique de sports amaigrissants… Le soin obsessionnel qu'ils accordent à leur personne ne fait que renforcer chez l'enfant l'idée qu'il ne pourra jamais leur plaire. Les sentences qu'ils prononcent devant leur enfant ne tombent pas non plus dans l'oreille d'un sourd. « Mon Dieu, comment peut-on se laisser aller comme cela ? C'est répugnant », disent-ils quand ils voient des gros. Parfois, ils s'adressent directement à leur enfant et n'hésitent pas à l'humilier : « Si tu continues tu n'épouseras qu'un camionneur. » Ils les traînent chez des médecins : « Il ne peut pas rester comme ça. » Je me souviens d'un père m'amenant sa petite fille un peu ronde. Quand je m'informai du poids de ses frères, le père répondit : « Non, eux, ils sont bien. Ils sont normaux. » Et la petite fille regardait ses pieds.

Il n'est pas rare que la prise de conscience de sa différence apparaisse lors d'un contact médical. Joséphine a vécu dans l'insouciance heureuse de l'enfance jusqu'au jour où à la fin d'une banale consultation médicale, le pédiatre a ajouté sur un ton anodin : « Et il faudra faire attention à ton poids ! » Ce jour-là, elle s'est sentie sale et a commencé à se voir comme une grosse.

Si vous avez vécu ces situations, elles vous ont sans doute marqué pour le restant de vos jours. Toutefois, vous ne réécrirez pas le passé. Vos parents ne vous ont pas donné cet amour inconditionnel que vous attendiez de leur part. Ils ont pour toujours inscrit en vous cette peur du rejet qui vous hante aujourd'hui. Rejeté par vos parents parce que vous étiez gros, vous pensez qu'il en sera toujours ainsi. C'est faux. Mais il vous faudra parcourir un chemin difficile : faire le deuil de l'espoir de correspondre un jour aux exigences de vos parents.

Vos parents avaient peut-être à votre égard des attentes que vous avez déçues. C'est leur droit le plus strict d'avoir toutes sortes d'exigences. Après tout, on ne peut empêcher personne de concevoir les rêves qu'il veut, même les plus absurdes. Ils vous souhaitaient filiforme et longiligne, alors que vous étiez ronde. Peut-être avaient-ils encore d'autres exigences ? Ils vous voulaient aussi brillant dans vos études, dans vos loisirs. À leurs yeux vous n'étiez jamais assez parfait. La réussite de leur progéniture les aurait flattés. Ils auraient pu vous exhiber et satisfaire leur narcissisme. Pourquoi pas ? Les enfants parfaits n'existent pas. Mais les parents parfaits non plus. N'ayez donc pas à leur égard des attentes aussi irréalistes que les leurs. N'adoptez pas la croyance irrationnelle qui voudrait que vos parents soient aussi irréprochables qu'ils vous auraient voulu. Admettez tout au plus qu'ils avaient bien le droit d'avoir toutes les exigences qu'ils voulaient, mais qu'aujourd'hui elles ne regardent qu'eux. Après tout, ils pouvaient bien rêver d'avoir un enfant qui soit à la fois top model et prix Nobel de littérature. Vous étiez enfant et vous aviez raison de vouloir tout faire pour les rendre heureux. Toutefois, aujourd'hui vous êtes un adulte. Leurs désirs ne sont plus les vôtres. Jusqu'où irez-vous pour satisfaire les exigences de vos parents ? Vous ne serez jamais parfait aux yeux de vos parents ? Soit. On peut vivre avec cette idée. C'est triste, c'est regrettable. Mais, s'il est dit que chacun peut concevoir les rêves les plus fous, il n'est écrit nulle part que vous devrez, toute votre vie, vous plier en quatre pour satisfaire leurs folies. Surtout si ces rêves ne vous sont pas accessibles.

Alors si aujourd'hui encore vos parents vous disent qu'ils ne supportent pas les gros, ce n'est pas vous qui avez un problème. C'est eux. Ils peuvent se faire soigner si cela leur est trop insupportable.

➤ *La ségrégation sociale est une réalité*

Heureusement, tous les enfants n'ont pas grandi dans des familles aussi obsédées par le poids et les apparences. Et l'expérience du rejet peut aussi se vivre dans un entourage moins proche.

Dès l'enfance

On constate des échecs successifs qui conduisent l'enfant dans un cercle vicieux dès l'âge scolaire avec un handicap physique qui l'exclut de l'activité de groupe. Il est rejeté à l'école comme à la maison et on a déjà sur lui le regard porté sur « l'obèse », à savoir un enfant sans volonté, mou, solitaire, parfois coléreux. Son surpoids, qui peut n'être qu'une simple variation de la norme, devient alors l'objet des moqueries et la cause de son sentiment de rejet.

Clémentine se rappelle encore comment elle a commencé son premier régime. « J'étais en CM2. Nous passions tous ensemble la visite médicale et la pesée se faisait devant tout le monde. Je pesais 33 kg et je mesurais 1,45 m. Je n'étais vraiment pas grosse. Un élève de la classe a entendu le médecin annoncer mon poids et a répété en écho “33 tonnes”. Toute l’année, il m’a appelée “33 tonnes”. Ça a été comme un déclic. Je suis rentrée à la maison en larmes et j’ai demandé à ma mère de me mettre au régime. »

À l’université

Aux États-Unis, des études ont montré, dès les années 1960, que les obèses étaient victimes d’une discrimination. De fait, ils avaient moins de chances que les minces d’être admis dans une université.

Les débuts professionnels

Une expérience réalisée aux États-Unis a consisté à soumettre des sujets à une série d’enregistrements vidéo de personnes sollicitant un emploi. Seules celles qui avaient une apparence de poids normale ont été jugées susceptibles d’être engagées. Or c’étaient les mêmes comédiens qui jouaient les rôles des personnes de diverses corpulences. Leur aspect était simplement modifié au moyen d’effets spéciaux. Il n’est pas difficile de trouver des exemples de discrimination à l’emploi. La presse se fait chaque année l’écho de personnes refusées à un emploi ou même licenciées pour cause d’inaptitude au travail. Même quand il s’agit de professions ne requérant aucune sollicitation physique. À mérite égal, on leur préfère plus souvent un candidat mince lorsqu’ils postulent pour le même poste.

Au Danemark, S. Sonne-Holme a montré que les obèses accèdent à une position sociale inférieure à celle d’hommes non obèses de la même population. Pour des occupations professionnelles cotées de 0 à 7, seulement 30 % des obèses dépassent la classe 2, comparé à 51 % pour les non-obèses. Et cela indépendamment du niveau social des parents, du degré d’instruction et du résultat des tests d’intelligence des sujets. L’obésité est donc à l’origine d’un handicap social important.

L'évolution professionnelle

Une fois engagés, ils risquent davantage d'être plus mal notés que les minces et leur promotion au sein de leur entreprise est généralement moins rapide que celle des non-obèses.

L'ascension sociale

En comparaison avec les femmes de poids normal, les obèses auront plus souvent une situation socio-économique moins bonne que celle de leurs parents. Et le passage dans une classe sociale aisée, par le biais d'un mariage, concernera davantage les femmes minces que les obèses[4]. Pour paraphraser le dicton : dans la vie, mieux vaut être riche et mince que pauvre et obèse.

Le racisme antigros n'est donc pas une vue de l'esprit. Les personnes obèses sont véritablement victimes d'une forme de discrimination sociale dont chacun peut prendre conscience. Il serait par conséquent inutile de se cacher que nous vivons dans une société qui a pris l'obésité en aversion et que cette attitude est largement partagée par tous ses membres, y compris par les obèses qui portent sur eux le même jugement dépréciateur. Rien d'étonnant donc à ce que chacun soit terrifié par la prise de poids et la perspective d'être à son tour victime de l'opprobre collectif. Dans l'inconscient individuel, le spectre de l'exclusion sociale rôde et hante les mangeurs au moindre kilo excédentaire.

4. Garn S. M., Sullivan T. V., Hawthorne V. M., « Educational level, fatness and fatness differences between husbands and wives », *American Journal of Clinical Nutrition*, 50, 1989, p. 740-745.

➤ *Êtes-vous réellement concerné par cette réalité ?*

Vous êtes obèse et vous subissez cette ségrégation

Les études précédentes concernent les personnes présentant une obésité importante ou massive. Sans conteste, il s'agit d'une inqualifiable forme de ségrégation sociale. On peut donc affirmer que ces personnes devront assumer ce que l'on peut considérer comme un véritable handicap social.

Toutefois le jugement de la société diffère du jugement des individus. S'il est vrai que la société juge mal les obèses, il n'en est pas exactement de même pour les individus. Même si vos amis ont une image déplorable des gros, ils ne portent pas sur vous le même jugement. Inconsciemment, ils pensent sûrement que les gros sont mous, paresseux et sans volonté. Ce n'est pas l'opinion qu'ils ont de vous. Ils vous jugent davantage en fonction de ce que vous leur montrez. Et voient ce que vous leur laissez voir.

Caroline est obèse et travaille comme analyste financière dans une entreprise. Elle a toujours été convaincue que ses collègues ne la voyaient que comme une grosse. Jusqu'au jour où, dans un atelier de développement personnel organisé par son employeur, elle s'est véritablement confrontée à l'opinion de ses collègues. Il leur était demandé d'exprimer comment ils la percevaient. Les qualificatifs choisis furent : dynamique, positive, compétente, réfléchie, proche de ses collaborateurs et possédant une forte personnalité. Elle jouissait d'une très bonne popularité au sein de son entreprise. Ce fut pour elle une révélation qui allait à l'encontre de ses convictions profondes. Elle décida donc de poursuivre l'expérience auprès de ses amis. Ces derniers ajoutèrent qu'ils la jugeaient volontaire, presque têtue, mais susceptible et manquant de confiance en elle.

En fait, les gens pensent du mal des gros en général, mais pas des gros en particulier. Ils peuvent considérer que les obèses n'ont pas de volonté, mais ils ne peuvent appliquer ces *a priori* à ceux qu'ils côtoient. À moins que ce ne soit réellement le cas. Après tout, pourquoi certains gros n'auraient-ils pas le droit d'être aussi mous que certains minces ? Comme dans toutes les formes de racisme, ils ont leurs bons gros. Dans leur esprit cohabitent des croyances et des réalités contraires, sans jamais que ces réalités ne viennent ébranler leurs croyances.

Toutefois, si vous manquez de confiance en vous sous le prétexte que vous êtes gros, pourquoi voulez-vous que les autres vous accordent plus de confiance que vous ne vous en accordez à vous-même ? Ils risquent de se détourner de vous et de vous regarder comme vous vous regardez. Une fois les barrières des premières sélections passées, vous serez d'abord jugé sur vos compétences professionnelles, exactement comme tout le monde. Si on vous affirme que tel chirurgien obèse est le plus compétent dans son domaine, préférerez-vous vous faire opérer par un bellâtre mince moins compétent ? Au cas où vous seriez tenté de répondre par l'affirmative, ne vous plaignez pas ensuite que l'opération ne se soit pas bien passée. Vous aurez largement mérité votre sort.

Sur le plan personnel et sentimental, la situation n'est pas idéale pour vous. Vous ne correspondez pas aux standards de beauté actuels. Il est vrai que les hommes s'extasient devant des mannequins de 20 ans tout en longueur et rien en rondeur. Il est vrai que les femmes trouvent merveilleusement sexy de jeunes mâles tout en muscles, aux biceps rebondis et aux abdominaux en tablette de chocolat. Et alors, pourquoi pas ? Mais est-ce pour autant qu'ils souhaiteraient les avoir pour compagnes ou compagnons de vie ? D'accord, c'est beau en image et même dans un cocktail. Mais, une fois à la maison, on en fait quoi ?

Cessez donc de croire que la séduction s'arrête à la surface de l'épiderme. Là encore, la confiance en soi sera déterminante. Et pour le reste vous serez jugé sur l'ensemble de vos qualités : la gentillesse, le sens des responsabilités, la ténacité, l'humour, l'empathie, vos centres d'intérêt, la discrétion, l'exubérance, votre force de caractère, votre fragilité… Même vos faiblesses, si vous en tirez parti, pourront vous attirer des grâces. Depuis le temps que je rencontre des patients de tous les poids, la majorité formait des couples ni plus ni moins heureux que les autres.

Alors d'accord, la vie des obèses n'est pas des plus faciles. Mais pouvez-vous y changer quelque chose ? Qu'allez-vous faire ? Allez-vous passer le reste de votre vie à pleurer sur votre sort ? Où avez-vous été chercher l'idée que le monde était juste et confortable ? Bien sûr, c'est dur et injuste. Mais le fait de vous lamenter vous aidera-t-il à mieux supporter cette situation ? Vous devez déjà subir les difficultés de votre poids, pensez-vous que vous devez aussi vous accabler et gâcher le reste de votre existence ?

Être obèse n'est pas une sinécure, mais si vous ne pouvez pas le changer mieux vaut l'accepter et décider de vivre sa vie, sans attendre un changement qui n'arrivera jamais.

Vous présentez un simple surpoids

Vous n'êtes déjà plus concerné par ces études. Elles ne concernent que les obèses, c'est-à-dire 16 % de la population. Vous n'en faites pas partie. Et vous n'êtes pas une victime de la ségrégation sociale. Votre poids vous gêne et vous éprouvez des difficultés à vous habiller. Cependant, vous n'avez jamais subi la moindre discrimination professionnelle. On ne vous a jamais refusé un emploi ou un avancement du fait de votre poids. Sauf peut-être si vous souhaitiez devenir mannequin. Mais que voulez-vous, vous n'avez pas le physique de l'emploi. Vous êtes-vous déjà plaint que seuls les hommes de petite taille pouvaient devenir jockeys ? Les individus trop grands ne pourront jamais exercer ce métier car ils n'ont pas non plus le physique de l'emploi. C'est comme ça. Cela ne choque personne.

Vous considérez peut-être que votre poids entrave votre vie sociale et sentimentale ? Mais est-ce la réalité ? D'ailleurs, dans votre entourage, parmi vos amis et relations, avez-vous exclu ceux qui présentaient une trop forte corpulence ? Ce n'est pas sérieux. À part quelques grands phobiques du poids, chacun possède dans son entourage des amis présentant un surpoids. Dans ce cas, pourquoi vos amis seraient-ils différents de vous ? Est-il raisonnable de penser que la perte de quelques kilos vous permettrait de gagner de nouveaux amis ? Si vous avez peu d'amis, il est bien plus probable que la raison n'en revienne pas à votre poids. Là encore, on pourrait penser qu'un comportement asociable provenant d'un manque de confiance en soi aura plus d'impact sur vos difficultés relationnelles que vos kilos en trop.

Sur un plan sentimental, la réalité est bien plus nuancée que vous ne le croyez. Les hommes, en particulier, portent sur le corps des femmes un jugement assez différent de celui des femmes sur elles-mêmes. Quand on interroge les couples, seulement 55 % des femmes considèrent avoir une silhouette « comme il faut ». Alors que 70 % des hommes pensent que leur compagne a une silhouette satisfaisante. Concernant le corps des femmes, on voit, dans toutes les études, que l'idéal de minceur des femmes est toujours plus sévère que celui des hommes. Pour plaire aux hommes, les femmes s'imaginent devoir être plus minces que ne le souhaiteraient les hommes. On voit également qu'au début de l'âge adulte, il n'existe pas de corrélation entre la corpulence des femmes et le niveau d'éducation des hommes. Les hommes les plus éduqués ne choisissent pas les femmes les plus minces. Quant aux hommes, si les femmes jugent leur corps aussi sévèrement qu'elles jugent le leur, il n'est pas un obstacle à leur vie de couple. En somme, on peut parfaitement admettre que sa compagne ou son compagnon n'a pas la corpulence idéale, qu'il a quelques kilos en trop, qu'il est même un peu trop enrobé et faire passer ce critère derrière des considérations, semble-t-il, plus essentielles.

Il est donc absurde de penser qu'il faille ressembler à un Apollon ou à une Vénus pour trouver le compagnon ou la compagne de sa vie.

Vous avez un poids normal mais des rondeurs qui vous déplaisent

Il est inutile de préciser que vous n'avez jamais été personnellement confronté à la moindre manifestation de racisme antigros. Les mesures de ségrégation sociale ne vous ont jamais concerné. Votre principal souci est la peur que vous avez de ne pas être apprécié par les autres, d'être mal jugé car votre corps ne vous semble pas irréprochable.

Un corps normal n'est pas sans rondeurs ni bourrelets. Peut-être vous plaignez-vous d'avoir trop de ventre, de fesses, de cellulite… ? Ce n'est pas parce que votre corps n'est pas exactement conforme à vos désirs ou aux images à la mode qu'il en est pour autant anormal. Ou même simplement qu'il pourrait être autrement. Vous êtes convaincu que perdre 2 ou 3 kg vous rendrait plus heureux et vous permettrait d'améliorer vos relations avec les autres.

Pour reprendre le titre du livre de Danièle Bourque vous vous trouvez juste à quelques kilos du bonheur. Donnez-vous la peine d'examiner votre situation. Si vous perdiez ces quelques kilos, votre vie s'en trouverait-elle concrètement modifiée ? Auriez-vous un meilleur travail, votre mari ou votre femme vous en aimerait-il davantage, vos parents vous porteraient-ils plus d'affection, vos enfants seraient-ils plus proches de vous, vos amis seraient-ils plus nombreux… ?

Objectivement, en quoi votre vie serait-elle différente ? En réalité, vous avez simplement décidé que vous pourriez être heureux à 60 kg mais qu'il vous était impossible de l'être à 65. Vous vous êtes convaincu que cette simple différence pourra transformer toute votre vie. Alors que rien ne changera vraiment. Vous vivrez les mêmes joies et devrez toujours affronter les mêmes problèmes. En somme, votre bonheur ne tient qu'à une simple décision de votre part. Vous avez décrété que 3, 4 ou 5 kg vous séparaient du bonheur. Permettez-moi de vous donner un conseil : prenez la décision de ne pas attendre pour être heureux. Et décidez de vous affirmer tel que vous êtes.

L'image que vous avez de votre poids vous empêche d'affronter sereinement certaines situations. Celles-ci vous rendent les gestes de la vie quotidienne très difficiles. Cependant, à y bien regarder, ces situations ne présentent aucun danger réel. Bien au contraire, plus vous les évitez, plus elles vous font peur. Je vous suggère donc d'établir la liste de toutes les situations qui vous mettent en difficulté et de les classer en fonction de l'anxiété qu'elles provoquent.

- J'évite de retirer mes vêtements, même longs (pulls, manteaux, T-shirts).
- En hiver, je garde mon manteau sur les genoux, les hanches, afin de les dissimuler.
- De même, je ne sors jamais sans cacher mes fesses avec un vêtement.
- Si on me force à aller en boîte de nuit, je reste assise même si je porte un vêtement long. Je préfère laisser croire que je n'aime pas danser.
- Au restaurant, pour éviter de me faire remarquer en me rendant aux toilettes, j'anticipe en y allant dès mon arrivée. Ou j'attends la fin du repas et le moment où tout le monde se rhabille.

• Lorsque je suis obligée d'aller à la piscine pour mes cours de natation, je sors avec une serviette qui me couvre de la poitrine jusqu'aux pieds. J'attends le dernier moment pour entrer dans l'eau et laisser tomber ma serviette.

• Je me baigne, à la plage et à la piscine, avec un short.

• J'évite les essayages en grands magasins pour ne pas essuyer le regard d'une vendeuse.

• J'évite tous les miroirs.

• J'évite de me promener nue devant mon ami. Et je préfère faire l'amour dans l'obscurité.

Prenez ensuite les situations dans l'ordre et commencez par vous affronter à celle qui vous semble la moins pénible. Géraldine a décidé de s'affronter aux scènes de restaurant. Elle pense pouvoir résoudre ce problème sans trop de difficultés. Elle décide donc de se livrer à un exercice qui consiste à se lever de table au milieu du repas et à se rendre aux toilettes. Pour faciliter sa première tentative, elle portera un pull-over assez couvrant. Jusqu'ici, elle était persuadée que tout le monde la regarderait et porterait sur elle un jugement dévalorisant. L'exercice comportera deux parties. La première consistera à vérifier par elle-même qu'en se levant et marchant entre les tables du restaurant, elle ne deviendra pas le centre d'attention de tous les clients. La seconde consistera à se préparer mentalement à l'idée que certains clients pourraient effectivement la dévisager et lui trouver un défaut physique. Elle prend conscience qu'elle ne porte aucun intérêt à l'opinion d'un inconnu dans une foule. Et qu'après tout, il peut bien penser ce qu'il lui plaît sans que cela l'empêche de dormir.

L'exercice suivant consiste à marcher dans la rue en portant cette fois une tenue moins couvrante : un pantalon et un pull-over court. De la même manière, Géraldine s'est convaincue que les gens de la rue la dévisageraient et que certains pourraient même lui adresser des réflexions désobligeantes. Il s'agit là encore de confronter sa croyance à la réalité et d'affronter mentalement l'idée que, parmi toutes les personnes qu'elle croisera dans l'avenue choisie certaines pourront ne pas la trouver à leur goût. En fait, qu'il est possible de survivre avec l'idée qu'on peut ne pas plaire à tout le monde.

Progressivement, Géraldine s'exerce sur des situations de plus en plus difficiles et, à force de les répéter, acquiert l'assurance qui lui faisait défaut. Mais surtout l'idée qu'il n'est pas absolument nécessaire d'être mince pour être apprécié et même aimé par les autres. Dans le même temps, elle rejette l'idée que pour être heureuse il est obligatoire d'être appréciée de tous. Et même qu'il n'est pas indispensable de se plaire totalement pour décider d'être heureux. Bien sûr, ce serait plus agréable. Mais ce n'est pas indispensable.

Dans la pratique, il n'est pas si facile de reconquérir estime de soi et confiance en soi. Au-delà de la problématique pondérale, chaque personne se trouve également face à son histoire personnelle, à ses manques, ses vieilles douleurs, ses schémas de pensée. Face à la blessure du poids, tout cela ne manquera pas de ressurgir. Devenir mince est une aventure qui vous changera bien au-delà des kilos que vous aurez perdus.

Conclusion

Pour terminer cet ouvrage, je voudrais laisser la parole à deux auteurs que j'affectionne particulièrement pour leur impertinence oxygénante.

Le premier, Petr Skrabanek, aimait rappeler que « à tout problème complexe existait une réponse simple, directe et… fausse ». S'il en est, l'obésité est une maladie éminemment complexe. Prétendre que l'on pourra la prévenir ou en venir à bout en exhortant des millions de personnes à manger moins gras et à faire du sport est une solution terriblement séduisante par sa simplicité mais, malheureusement, totalement fausse. C'est bien dommage. Des millions de personnes s'évertuent à appliquer chaque jour cette recette sans qu'aucun résultat durable et satisfaisant ne vienne jamais les récompenser de leurs efforts. Certains y parviennent, de l'ordre de un sur vingt. Alors que les dix-neuf autres voient au contraire leur situation s'aggraver, physiquement ou psychologiquement. Quelle est donc cette logique médicale qui justifie de sacrifier dix-neuf personnes pour en sauver une seule ?

Le second, Paul Watzlawick, dans son livre, *Faites vous-même votre malheur*, aimait rappeler que, lorsqu'une solution ne produit pas le résultat escompté, « il suffit d'insister ». Le candidat au malheur n'aura qu'à s'en tenir à seulement deux règles. La première est de considérer face à un problème qu'« une seule solution est possible, raisonnable, autorisée et logique. Si elle n'a pas encore produit l'effet désiré, c'est qu'il faut redoubler d'efforts et de détermination dans son application. La seconde est qu'il ne faut en aucun cas remettre en question l'idée qu'il n'existe qu'une solution et une seule. C'est sa mise en pratique qui doit laisser à désirer et peut encore être améliorée ». Par conséquent, face au dogme de l'équilibre alimentaire et aux régimes qui en découlent, même si les résultats sont catastrophiques, il ne faut surtout pas baisser les bras mais au contraire s'interroger sur ses propres défaillances.

C'est ainsi que l'on peut étouffer toute réflexion et poursuivre sans discontinuer une politique destructrice qui conduit dans l'impasse, et sans regret, des millions de personnes en souffrance avec leur comportement alimentaire et leur poids.

Il n'est pas critiquable, loin de là, de s'appuyer sur les connaissances scientifiques de son temps pour proposer des théories explicatives. Toutefois, une théorie n'a de valeur que s'il est possible de la remettre en question à mesure que de nouvelles connaissances apparaissent. Dans le cas contraire, il ne s'agirait plus d'une théorie mais bien d'une position dogmatique obscurantiste. Le raisonnement scientifique impose, au contraire, qu'une théorie soit systématiquement remise en question par les nouvelles découvertes et ne reste vraie que tant qu'aucune exception ne vient la contredire. Contrairement à ce que proclame le proverbe, en science, l'exception ne vient pas confirmer la règle, elle l'annule et impose de reconstruire une nouvelle théorie. De même, l'unanimité des opinions n'a pas valeur de preuve scientifique. Bien que beaucoup d'observations viennent renforcer l'idée que nombre de personnes qui grossissent ont une alimentation riche en graisses, il n'est pas possible de faire abstraction du fait que d'autres grossissent avec une alimentation pauvre en graisses. Ou que certaines maigrissent en réduisant les graisses alors que d'autres maigrissent en les augmentant.

Quelques réflexions sur les problèmes de poids

Il paraît difficile de supposer que l'obésité soit la conséquence directe de quelques simples erreurs diététiques et qu'elle puisse se traiter par de simples conseils d'hygiène alimentaire. Une tentative d'explication de ce phénomène ne peut s'élaborer qu'à partir d'une réflexion globale et multidisciplinaire dont on peut proposer peut-être quelques éléments :

1. *Une génétique permissive et déterminante.* Les facteurs génétiques semblent bien jouer un rôle essentiel dans les problèmes de poids. Sans pour autant qu'ils soient une fatalité. L'évolution de l'humanité a probablement contribué à la sélection d'individus prédisposés à stocker des réserves d'énergie et peut-être aussi à la sélection d'individus possédant des métabolismes bas. Ce caractère a sans doute permis à beaucoup de nos ancêtres de survivre dans les moments de pénurie alimentaire. Il peut aujourd'hui apparaître comme une difficulté supplémentaire à ceux qui se battent contre leur surpoids. Par ailleurs, la génétique impose à chaque individu un poids d'équilibre autour duquel il est possible de varier mais, sauf prédispositions ou contextes particuliers, dont il est difficile de s'éloigner considérablement. Or rien ne peut laisser croire que les critères de beauté exigés aujourd'hui par les sociétés occidentales aient le moindre rapport avec ce poids génétiquement déterminé. Il peut même, dans certains cas, se révéler être très au-dessus d'un poids « normal » et affecter l'individu d'une véritable obésité génétique et pathologique. Dans la plupart des cas, il serait plus judicieux de parler d'une génétique déterminante associée à une génétique permissive autorisant l'augmentation du poids d'équilibre, à condition que d'autres facteurs viennent se surajouter.

2. *Un environnement incitatif.* Pour la première fois dans l'histoire de l'humanité, une grande partie du monde connaît une période de surabondance alimentaire. En regard de l'évolution, on peut considérer que l'organisme humain n'est pas préparé à cette nouvelle situation. Au cours des âges, les préoccupations du mangeur sont passées de la quantité de nourriture à la nourriture de qualité, expliquant ainsi qu'il soit plus attaché aujourd'hui à produire des aliments pour lesquels il éprouve une plus grande appétence. Il est absurde, comme le font certains, de reprocher à nos aliments d'être devenus trop bons et trop bon marché. Il s'agit là d'un réel progrès qui accompagne le développement économique de toutes les sociétés. Mais cette nourriture surabondante ne se contente pas d'être seulement à disposition. Elle est un produit marchand dans une société de consommation dont le but est d'inciter… les consommateurs à consommer.
3. *Une physiologie complexe.* Les systèmes de régulation énergétique et nutritionnelle intègrent de nombreuses dimensions : biologique, cognitive et psychologique. L'individu ne se rassasie pas seulement en fonction de la quantité ou de la composition biochimique de sa nourriture, mais aussi en fonction de ce qu'il pense de ses aliments et des émotions qu'ils font naître en lui. De façon très naturelle, elle peut également se révéler une grande source de réconfort dans les moments de tension psychologique. Les messages de prévention nutritionnelle, qui semblent considérer l'individu uniquement comme une machine thermodynamique, ont largement sous-estimé ces aspects de l'alimentation et contribué à désorienter les processus de rassasiement. Or, comme le constate le sociologue Claude Fischler : « On a, dans la plupart des tentatives de réforme ou d'intervention nutritionnelle, toujours agi comme s'il était implicitement acquis que l'homme, en matière alimen-

taire, est une sorte de cire vierge, malléable à volonté, et qu'un plan d'"engineering nutritionnel", une fois bien conçu, n'a plus qu'à être appliqué pour ainsi dire par décret. On a sous-estimé ou ignoré complètement les fonctions sociales et culturelles de l'alimentation. »

4. *Une science qui s'érige en nouvelle morale.* Il serait vain de rechercher des justifications scientifiques à la plupart des règles diététiques que nous avons examinées. Dans bien des cas, elles ne trouvent leur origine que dans une forme de moralisme alimentaire très éloigné de considérations scientifiques. Or un jugement moral n'a pas sa place dans une consultation médicale, qui doit respecter le droit de chaque individu à son autonomie et à son choix personnel. Selon la formule de Mencken, le danger que masque aujourd'hui la médecine préventive est « la corruption de la médecine par la morale ». Pour Skrabanek : « Dans la théologie médicale contemporaine, la santé a pris la place du paradis. On atteint la sainteté par "un style de vie sain", tandis que la recherche du plaisir amène une inévitable punition de la maladie et de la mort. » Disqualifiant ainsi les fonctions régulatrices du rassasiement fondées sur l'existence du plaisir gustatif. Il est très naïf de laisser penser que les principales maladies de civilisation pourraient être prévenues, si seulement les citoyens voulaient suivre le droit chemin. En se substituant ainsi à l'individu, la médecine préventive a inventé le concept de « vie idéale », statistiquement correcte, qui participe à un processus de normatisation, contribuant à détourner l'individu de ses propres signaux internes. La science est jugée plus apte à déterminer les besoins de l'individu que l'individu lui-même. C'est dans ce contexte que les croyances alimentaires, cautionnées par une pseudo-science, vont venir prendre la place des sensations alimentaires et que va s'installer, à une échelle jamais connue, un nouveau

comportement alimentaire collectif : l'état de restriction cognitive.

5. *Une société qui exige la minceur.* Chaque époque a valorisé ses critères de beauté. Et ses contemporains n'ont eu de cesse de s'y conformer. Dans nos sociétés modernes, la beauté traduit des valeurs de maîtrise et de volonté. Et quels que soient ces critères, la beauté a toujours coïncidé avec la réussite sociale. On ne peut donc être surpris par le désir de conformité qui s'empare chaque fois de générations entières qui n'entendent pas s'exclure du vaste mouvement de ceux qui font leur temps. La particularité de notre époque est qu'elle a érigé en idéal de beauté un corps que la plupart des femmes ne pourront jamais posséder. On conçoit facilement que cet écart entre le corps réel et le corps idéal encouragera des millions de personnes à instrumentaliser leur alimentation afin de maîtriser leur corps.
6. *La gestion alimentaire des émotions.* On semble avoir oublié que bien souvent la cause principale de la prise de poids ou de l'abandon des efforts d'amaigrissement coïncident avec des événements de vie difficile. Dans le monde d'aujourd'hui, privés de tabac, d'alcool et de beaucoup d'autres moyens de réguler les émotions, la nourriture est devenue le principal moyen de défense contre les émotions douloureuses. Armées de leur arsenal thérapeutique, nos sociétés modernes deviennent chaque jour plus intolérantes à toutes formes d'inconfort physique ou psychique. Et il est si facile de se réconforter avec une nourriture si bonne et si accessible. Pour peu qu'on ne se le reproche pas ensuite, et qu'on n'en fasse pas des compulsions !
7. *Mondialisation de la science et des moyens de communication.* Si l'on ajoute à tout cela que les moyens de communication permettent une diffusion mondiale des idées, des valeurs, des tendances ou des comportements, on obtient une épidémie mondiale d'obésité.

Quelques réflexions sur la restriction cognitive

Les concepts de régulation et de restriction cognitive sont probablement parmi les plus prometteurs dans la prise en charge des problèmes de poids et des troubles du comportement alimentaire. Ils se présentent comme une réelle alternative thérapeutique à l'approche diététique qui, tout au contraire, instaure une conduite pathologique, la restriction cognitive, comme une nouvelle norme alimentaire.

Face à cette dictature du « bien manger », on conçoit la difficulté à distinguer la frontière du normal et du pathologique. Le passage de la mauvaise conscience alimentaire dans une société obsédée par son poids à l'état de restriction s'effectuera le plus souvent d'une manière insidieuse et difficile à percevoir. D'autant que la surveillance du poids et de l'alimentation semble bien aujourd'hui s'imposer aussi comme la nouvelle norme sociale, qui à ce titre n'attire pas l'attention des personnels soignants. Avec d'autres auteurs[1], il est possible de considérer la restriction cognitive comme un « trouble ethnique », une forme de pathologie induite par la culture. Comme le XIXe siècle a été celui du trouble hystérique, le XXe serait donc celui des troubles narcissiques. Nous nous trouverions ainsi en présence d'une maladie de *la* société, au sens où la pensée de la société elle-même, sur les rapports de l'individu avec sa nourriture, son corps et les autres, serait devenue pathogène.

---

1. Gordon R.A., « A sociocultural interpretation of the current epidemic of eating disorders », *in* Blinder B. J., Chaitin B. F., Goldstein R. S., « The eating disorders », *Medical and Psychological Bases of Diagnosis and Treatment*, New York, P.M.A. Publishing, 1988, p. 151-163.

Dans ce contexte, il est par conséquent peu probable que les médecins dissuadent leurs patients de persévérer dans ces pratiques. Rien, en effet, n'autorise à penser que les médecins, plus que d'autres, échappent à leur contexte social. La plupart considèrent le régime comme une bonne pratique thérapeutique et beaucoup se trouvent eux-mêmes en état de restriction cognitive. Le paradoxe serait donc le suivant : d'une part, les médecins en prescrivant des régimes et en distillant des messages de prévention nutritionnelle participeraient à un vaste mouvement d'institutionnalisation de la restriction cognitive. D'autre part, constatant les effets délétères de ces pratiques, ils se trouvent contraints d'adresser des messages contradictoires mettant en garde contre les excès des comportements de restriction. Ce qui revient à encourager les personnes à adopter des comportements de restriction tout en blâmant ceux qui réussissent le mieux.

Le concept de restriction cognitive existe depuis maintenant un quart de siècle. Depuis son apparition, l'intérêt des auteurs a essentiellement porté sur les pertes de contrôle, qu'elles aient la forme d'accès hyperphagiques ou de compulsions. Alors que l'état d'inhibition ou d'hypercontrôle, par nature moins démonstratif, a beaucoup moins suscité leur attention. Or il me semble que la restriction cognitive se caractérise bien davantage par cet aspect de sa clinique, dont les conséquences pondérales ont très largement été sous-estimées. Même sous la forme d'un tableau clinique incomplet, les mentalisations, le contrôle, l'effacement des sensations alimentaires, la peur de manquer n'ont jamais fait défaut chez aucun des patients que j'ai été amené à rencontrer. Elles peuvent, à l'insu même du mangeur, conditionné par l'idée qu'il se fait du « bien manger », entraîner des surconsommations caloriques et expliquer ses difficultés pondérales. Ces dernières peuvent se manifester sous différentes formes : prise de poids, difficulté à perdre du poids, incapacité à maintenir le poids après un amaigrissement. Cette diversité clinique explique donc qu'il ne soit pas possible de caractériser la restriction cognitive par un niveau de poids. À l'inverse, comme certains auteurs l'ont souligné, les épisodes de désinhibition ne sont pas toujours présents. De la même façon, il n'est pas non plus possible de la caractériser par un comportement alimentaire précis puisque, outre le surpoids et l'obésité, on peut aussi bien la rencontrer dans l'anorexie mentale et la boulimie, avec ou sans stratégies compensatoires, avec ou sans pertes de contrôle.

On comprend l'utilité des régimes amaigrissants. Bien qu'ayant l'impression permanente de se surveiller et de se restreindre, le mangeur, égaré par des sensations alimentaires perturbées, devra sans cesse lutter contre des forces invisibles l'incitant à manger au-delà de ses besoins sans qu'il soit en mesure de s'en rendre compte et qui le feront grossir. La présence d'« écarts alimentaires » ou d'épisodes compulsifs lui fournira parfois un bouc émissaire commode qu'il pourra rendre responsable de sa prise de poids. Les périodes de régimes amaigrissants, que l'on peut considérer comme des périodes de renforcement du contrôle, présenteront le double intérêt de supprimer momentanément les pertes de contrôle et de souvent transformer la restriction cognitive en une restriction calorique effective qui assurera une perte de poids transitoire.

Par bien des aspects et à la lumière de ces nouvelles connaissances sur la restriction cognitive, la pratique des régimes amaigrissants ressemble à s'y méprendre à un cours d'initiation pour boulimique débutant. On y retrouve les pratiques de gavage, les stratégies compensatoires, la présence des comportements obsessionnels et phobiques à l'égard de la nourriture et de l'apparence corporelle, la faible estime de soi, les sentiments d'échec, l'aggravation spontanée de tous les troubles, auxquels il ne faut pas oublier d'ajouter l'aggravation inexorable des problèmes de poids. Il me paraît donc assez juste de considérer qu'en matière de poids et de comportement alimentaire les régimes amaigrissants apportent des solutions bien pires que les problèmes qu'ils prétendent résoudre. On peut même assez légitimement avancer l'idée que cette fameuse épidémie d'obésité, actuellement constatée dans tous les pays développés, n'est finalement que la conséquence de la pernicieuse épidémie de régime qui sévit partout dans le monde !

Quelques réflexions sur l'origine d'un trouble

À la suite de toutes ces réflexions, nous devons sans doute nous interroger sur la manière de considérer aujourd'hui les problèmes de poids. À ce jour, il paraît évident au corps médical que l'anorexie, la boulimie et l'hyperphagie soient du domaine des maladies mentales dûment attribuées à la sphère psychologique. Tandis que le surpoids ou l'obésité seraient eux l'apanage de la médecine et le simple résultat de quelques erreurs diététiques que l'on pourrait facilement corriger en prodiguant les informations adéquates.

Or ce point de vue apparaît aujourd'hui largement discutable. Il est définitivement établi que le poids d'un individu est déterminé par sa génétique par au moins deux aspects. D'une part, comme nous l'avons vu, en déterminant son set-point. D'autre part, en déterminant aussi sa capacité à dépasser son set-point. Cette prédisposition ne pouvant toutefois s'exprimer qu'en présence de certains facteurs qui entraîneront une impossibilité à maintenir l'adéquation entre les entrées et les sorties d'énergie. Lors de tels dérèglements, consciemment ou non, le sujet mange sans faim.

Alors que la part génétique du poids échappe pour le moment aux ressources médicales modernes, la part liée aux dérèglements du comportement alimentaire est bien, quant à elle, accessible aux soins. Il semble même que ce soit la seule part du poids qu'il soit aujourd'hui possible de guérir. Or les facteurs responsables de ces dérèglements ne sont autres que des événements psychologiques produisant des émotions venant brouiller les sensations alimentaires. La restriction cognitive induit des émotions : la peur du manque, la peur de la faim, la frustration, la culpabilité... mais elle n'est pas la seule. Il existe encore bien d'autres sources d'émotions qu'il faut, cette fois, rechercher dans l'histoire personnelle des individus. Je rappellerai celles que nous avons évoquées : les tentatives de se protéger des douleurs émotionnelles, le corps gros investi d'une valeur symbolique et défensive, la perturbation de l'apprentissage des sensations alimentaires par des expériences infantiles inadéquates, des blessures narcissiques infligées par des parents exigeants ou par les expériences de rejet infligées par la société, les carences affectives, les traumatismes psychologiques survenant à tout âge de la vie... Tout au long de ce livre, j'ai essayé de vous démontrer la supériorité des processus cognitifs et psychologiques sur les simples aspects physiologiques de la régulation.

Tous ces conflits psychologiques peuvent entraîner des émotions qui, à leur tour, pourront se décharger dans la nourriture. Elles pourront faciliter une prise de poids, toujours mal vécue, chez des individus, à juste titre, terrorisés par la stigmatisation du surpoids. Et entraîneront une dégradation de la relation à la nourriture, la restriction cognitive, qui à son tour aggravera les conflits psychologiques. Il y a ici beaucoup de psychologique. Il me semble donc pouvoir considérer cette part du poids comme le résultat de conflits mentaux, du domaine de la maladie mentale.

La prise en charge de ces problèmes psychologiques peut souvent réduire l'intensité de ces émotions. Expliquant, d'ailleurs, le succès de certaines psychothérapies. Mais elles n'augmentent pas les capacités des mangeurs à mieux supporter leurs émotions et à moins y réagir par des prises alimentaires. Leurs succès limités sont sans doute attribuables à l'absence de prise en compte de la relation spécifique de l'individu avec sa nourriture. Loin de restaurer la paix avec les aliments, l'intervention de certains psychothérapeutes, sans doute bénéfique pour la compréhension de l'histoire personnelle de l'individu, s'articule avec des conseils nutritionnels renforçant le contrôle alimentaire au détriment de la régulation. Et, de ce fait, contribue à l'aggravation de relation à la nourriture. C'est ainsi que beaucoup de leurs patients finissent par admettre qu'ils ont tout compris de ce qui les fait manger sans faim mais reconnaissent qu'ils ne parviennent toujours pas à s'en empêcher.

Il y a donc beaucoup d'espoir aujourd'hui dans le traitement des problèmes de poids et des troubles du comportement alimentaire. À condition, toutefois, d'admettre qu'il s'agit de maladies complexes dont la prise en charge est aussi complexe. Et que médecins et patients abandonnent l'illusion qu'ils peuvent dominer le poids de ces derniers comme bon leur semble. Les médecins pourront apporter beaucoup tant qu'ils resteront mesurés et raisonnables. Ils apporteront peu tant qu'ils songeront à exaucer les désirs fous de leurs patients, animés par la volonté de maigrir quel qu'en soit le prix. On peut guérir d'un trouble, mais on ne peut refuser sa génétique. Changer ce qui peut l'être, accepter ce qui ne peut l'être…

Guérir du poids est une entreprise ambitieuse. Elle ne consiste pas seulement à maigrir, mais aussi à se réconcilier avec les aliments et avec soi-même pour vivre enfin en harmonie avec son entourage. Elle nécessite de considérer l'individu dans tout son ensemble sans le réduire au nombre de ses kilos à perdre. Si les moyens d'y parvenir peuvent paraître plus abstraits que la pratique habituelle des régimes amaigrissants, les résultats sont aussi à la hauteur des efforts consentis. Ce que disent les patients qui ont suivi ces traitements, c'est surtout que les kilos perdus sont peu de chose à côté du poids dont ils ont soulagé leur esprit. Ce ne sont pas tant ces kilos en moins qui sont remarquables que la paix qu'ils ont enfin gagnée, la sérénité qu'ils ont obtenue et le sentiment de libération qu'enfin ils ont pu éprouver. Certains ont même déclaré que, pour rien au monde, ils n'envisageraient d'échanger cet état de bien-être contre les kilos qu'ils auraient encore souhaité perdre. J'espère que ce livre vous permettra, à vous aussi, d'accéder à ce petit bout de bonheur.

Annexes

Comment expliquer les craquages ?

Beaucoup d'auteurs ont vu dans les pertes de contrôle le phénomène responsable de la prise de poids, chacun exposant sa théorie pour expliquer la présence de ces surconsommations.

Histoire de la restriction cognitive[1]

1. Pour Nisbett[2] en 1972, la restriction alimentaire afin de se maintenir au-dessous de son poids physiologique induirait de la part des personnes amaigries des prises alimentaires de « rattrapage » destinées à les ramener à leur poids d'équilibre.
2. D'autres ont observé que les crises hyperphagiques portaient plus souvent sur des aliments sucrés. Ils ont donc suggéré que les restrictions glucidiques entraînaient un état de carence spécifique que le sujet cherchait à combler lors de ses crises.

1. D'après une communication de Apfeldorfer G., « La restriction cognitive : l'évolution des idées », Journées du GROS, octobre 2000.
2. Nisbett R. E., « Hunger, obesity and the ventro-medial hypothalamus », *Psychol. Rev.*, 79, 1972, p. 433-453.

3. Pour d'autres auteurs, les accès hyperphagiques s'expliqueraient par des traits de personnalité qu'ils auraient constatés chez les personnes obèses. Cette conception a permis à S. Schachter de développer sa théorie de l'externalité[3]. Pour lui, l'obésité serait la conséquence d'une exposition à un environnement riche en aliments tentateurs et d'une hypersensibilité aux stimulations externes (la vue et l'odeur des aliments). Au point que parfois seule la pensée d'un aliment interdit pourrait entraîner une compulsion alimentaire et une perte de contrôle. Les personnes externalistes seraient peu sensibles aux signaux internes de faim et de satiété, et mangeraient en fonction de l'offre alimentaire. Les individus externalistes se caractériseraient en outre par leur hyperréactivité émotionnelle, leur distractibilité, leur médiocre appréciation subjective des durées, leur mauvaise évaluation des sensations douloureuses, mais aussi leur capacité à relever davantage d'informations dans l'environnement en un temps donné.
4. Enfin Herman et Polivy, à la suite de leur expérience, ont évoqué l'effet de violation de l'abstinence. Le sujet s'empêche de manger certains aliments et ne peut se contrôler s'il transgresse ses règles.

Pourtant, ces théories restent tout de même insatisfaisantes et ne rendent pas compte de la diversité des situations rencontrées.

1. En premier lieu, la présence des pertes de contrôle n'est pas systématiquement associée à l'existence d'un surpoids obligatoire. Au contraire, un grand nombre de sujets en état de restriction cognitive, bien qu'ils éprouvent un sentiment constant de privation, continuent à consommer dans

3. Schachter S., « Some extraordinary facts about humans and rats », *Am. Psychol.*, 26, 1971, p. 129-144.

la phase d'inhibition des quantités de nourriture équivalentes ou même supérieures à ce qu'exigerait la satisfaction de leurs besoins et peuvent, paradoxalement de leur point de vue, se trouver affectés d'un surpoids ou d'une obésité, en dehors de toutes pertes de contrôle. Nous disposons actuellement de méthodes qui permettent de mesurer les dépenses énergétiques d'une personne. Ces techniques ont permis de réaliser qu'un grand nombre de sujets restreints avaient une tendance involontaire et inconsciente à sous-estimer, parfois considérablement, leurs apports alimentaires[4]. Certaines études ont rapporté des sous-estimations pouvant atteindre 50 % des apports alimentaires réels. Il ne s'agit en aucun cas de dissimulation intentionnelle mais effectivement d'un trouble de la perception des apports alimentaires. Ces personnes ont véritablement la sensation de manger deux fois moins qu'elles ne mangent réellement. Et ces sous-estimations ne font finalement que refléter l'état de frustration dans lequel elles se trouvent ou le déni d'une réalité difficile à admettre pour elles. Il est donc fortement probable que bien des personnes en état de restriction cognitive mangent davantage qu'elles ne s'en rendent compte. Il serait toutefois dangereux de considérer cette erreur d'appréciation comme une règle générale car, à l'inverse, dans d'autres situations, la restriction calorique peut s'avérer bien réelle et aboutir à un vrai déficit énergétique, jusqu'à entraîner un état d'anorexie mentale. Ainsi, si l'explication métabolique est parfois plausible, elle est loin d'être généralisable à toutes les personnes et encore moins à tous les épisodes de désinhibition.

---

4. Romon M., « Évaluation de l'apport alimentaire chez les sujets en restriction cognitive », *Cah. nutr. diét.*, 33 (4), 1998.

2. Les compulsions sucrées, couramment observées, peuvent aussi bien survenir chez des personnes consommant des quantités suffisantes, ou même excessives, de féculents excluant la moindre carence glucidique. Ces compulsions traduiraient donc davantage la recherche d'un goût sucré qu'un réel besoin de glucides.
3. Il est exact, comme l'a souligné Schachter, que beaucoup de personnes rapportent cette fragilité face à la présentation des aliments. Néanmoins, là encore cette explication s'est révélée bien insuffisante à expliquer la diversité des situations cliniques rencontrées. Tout particulièrement, elle ne permet pas de comprendre pourquoi le même phénomène est couramment relevé chez des personnes de poids normal ou même inférieur à la normale et ne présentant ni surpoids ni obésité. De plus, les études menées dans la population générale n'ont jamais permis d'affirmer que les obèses disposaient de personnalités particulières : ceux-ci ne sont pas plus névrotiques, ou anxieux, ou dépressifs que les normo-pondéraux et ne présentent, en vérité, pas de profil de personnalité caractérisable[5].

➤ *Le fractionnement des repas*

Beaucoup d'experts se sont donc interrogés sur l'importance de la répartition des repas dans la journée et le débat sur la déstructuration des repas n'est pas nouveau dans la littérature scientifique. Voyons ce qu'en disent les spécialistes de différentes disciplines.

---

5. Stunkard A. J., Wadden T. A., « Psychological aspects of severe obesity », *Am. J. Clin. Nutr.*, 55, 1992, 524S-532S.

Un peu d'histoire

Les premières préoccupations connues concernant le désordre des repas semblent remonter à la nuit des temps. Déjà au Moyen Âge, La Tour Landry adresse de sévères remontrances à ses contemporains qui se conduisent comme des animaux : « Manger une fois le jour est vie d'ange, et manger deux fois le jour est vie humaine, et trois fois ou quatre fois ou plusieurs fois est vie de bête et non pas de créature humaine[6]. » À cette époque, que voulez-vous, c'est prendre trois repas qui était blâmable. Ce thème du retour de l'homme à l'état animal est loin d'être abandonné puisqu'on le trouve encore de nos jours sous la plume d'un éminent psychologue, spécialiste du comportement alimentaire, qui écrit : « La disparition progressive des structures traditionnelles des repas et l'omniprésence d'aliments divers disponibles à toute heure dans notre environnement risquent de rendre l'homme semblable à la bête, en l'occurrence : obèse. » On se voit déjà pousser des poils en mangeant des bonbons dans sa voiture. Brrr…

Il est étonnant de constater comme le thème du désordre alimentaire est d'ailleurs récurrent dans l'Histoire et comme il est, quelles que soient les époques, toujours interprété comme une conséquence néfaste de la modernité et du relâchement des mœurs. En 1577, Lippomano s'en prend aux nouvelles habitudes qui mettent à portée de bouche toutes sortes de nourritures tentatrices :

---

6. Flandrin J.-L., « Les heures des repas », *in* M. Aymard (dir.), *Le Temps de manger. Alimentation, emploi du temps et rythmes sociaux*, Paris, Maison des sciences de l'homme.

« Dans les villes et même dans les villages, on trouve toutes sortes de mets tout prêts, ou de menus arrangés de manière qu'il ne leur manque que la cuisson [...]. Vous voulez acheter des animaux au marché ou bien de la viande, vous le pouvez à toute heure et en tout lieu. Voulez-vous votre provision toute prête, cuite ou crue, les rôtisseurs et les pâtissiers en moins d'une heure vous arrangent un dîner, un souper, pour dix ou pour vingt, des pâtés, des tourtes, des desserts. Les cuisiniers vous donnent des gelées, les sauces, les ragoûts. Cet art est si avancé à Paris, qu'il y a des cabaretiers qui vous donnent à manger chez eux à tous les prix, pour un teston si vous le désirez [...]. »

Il n'est guère douteux que celui-là, déjà scandalisé par l'apparition des premiers restaurants, aurait fait aujourd'hui parti des détracteurs des fast-foods et des distributeurs de nourriture qui rendent désormais les aliments si facilement accessibles à chacun. On croit bien là entendre le discours moderne sur le grignotage et la dispersion des repas. Ici, c'est le progrès et la facilité qu'il apporte qui sont condamnés. Un thème que l'on retrouve souvent dans les textes contemporains. Pour certains, le congélateur et le réfrigérateur ont même permis la naissance de l'« ingestion instantanée[7] » et présentent le grand défaut d'avoir supprimé l'attente, source d'une frustration nécessaire et donc d'un désir salutaire.

D'autres exemples nous montreraient la récurrence d'une seconde inquiétude : le grignotage et la déstructuration des repas seraient responsables de l'effacement des liens familiaux. À moins, c'est selon, qu'ils n'en soient la conséquence. C'est d'ailleurs pourquoi on retrouve si souvent cette préoccupation dans la bouche des associations de parents ou de défense des valeurs morales. Le reproche n'est pas nouveau, les moralistes

7. Harrus-Revidi G., *Psychanalyse de la gourmandise*, Paris, Payot, 1994.

du XVIIIe siècle condamnaient déjà les mauvais parents qui donnaient à manger aux enfants toute la journée. Ce n'était pourtant pas le spectre de l'obésité qui les inquiétait alors.

Quoi qu'il en soit, l'historien Jean-Louis Flandrin constate, dans une revue assez complète des comportements alimentaires avant le XIXe siècle, que s'il est souvent fait mention dans les textes anciens de quatre repas quotidiens, parfois deux, ou même un seul vrai repas, les trois repas constituent plutôt une exception historique. Pour l'historien, la justification du nombre et de l'horaire des repas se situe simplement dans la présence de contraintes économiques et tout particulièrement celles liées aux horaires de travail. Ainsi, si nous trouvons naturel aujourd'hui de prendre trois repas par jour, c'est tout bonnement qu'ils correspondent le mieux à l'organisation du travail dans nos sociétés modernes.

Et les sociologues…

Les sociologues, quant à eux, s'intéressent aux comportements actuels et se sont demandé combien de repas prenaient réellement les Français. Ils semblent bien constater, dans la plupart de leurs enquêtes, une assez bonne résistance des repas structurés. Les Français affirment y être toujours très attachés et, dans les faits, l'étude de leurs habitudes confirme bien qu'ils n'entendent pas y renoncer. Ceux qui s'inquiètent de ce grand relâchement des mœurs peuvent donc se sentir rassurés. Cependant, si les trois repas résistent, ils évoluent aussi. D'une part, ils se simplifient et se réduisent, en particulier au déjeuner[8]. Les

---

8. Poulain J.-P., Delorme J.-M., Gineste M., *Les Nouvelles Pratiques alimentaires des Français. Entre commensalisme et vagabondage*, ministère de l'Agriculture et de l'Alimentation, programme « Aliments demain », 1996.

entrées et les desserts sont, de plus en plus souvent, absents du plateau des mangeurs, même en restauration collective et ceci en dehors de toutes contraintes économiques puisque le phénomène est identique quand le prix du repas est fixé forfaitairement. On observe, en effet, que des consommateurs qui ont payé un repas complet ne prennent pourtant pas tout ce à quoi ils ont droit. Cette simplification des repas coïncide avec les résultats d'autres enquêtes de consommation qui montrent une réduction progressive des apports caloriques au fil du temps, 7 à 8 % en cinq ans dans l'étude de Fleurbaix-Laventie[9]. D'autre part, les repas classiques sont loin de constituer les seules prises alimentaires de la journée. Seuls 20 % des Français se contentent des trois repas classiques quotidiens. Tandis que 40 % ajoutent une à deux prises supplémentaires et 40 % ajoutent quatre prises ou plus aux trois repas classiques. Ces prises alimentaires hors repas pourraient même avoir une importance considérable allant jusqu'à 20 % des apports caloriques de la journée en Europe et 30 % aux États-Unis.

Au bout du compte, l'observation la plus intéressante est, là encore, l'état de dissonance cognitive dans lequel se trouve le mangeur. 80 % des personnes pensent que le grignotage est mauvais pour la santé et 63 % qu'un vrai repas doit comporter trois plats. Or 80 % des personnes ont l'habitude de manger en dehors des trois repas et la plupart ne consomment plus trois plats lors de ces repas. Si bien, qu'encore une fois, le mangeur ne peut que déplorer le décalage entre ce qu'il fait réellement et ce qu'il croit devoir faire.

Le sociologue Jean-Pierre Poulain constate que « certains nutritionnistes – ou les médias qui les relayent – sont tentés

9. Fleurbaix et Laventie sont deux petites villes du nord de la France dans lesquelles est menée une étude d'impact d'éducation nutritionnelle.

de condamner les nouvelles pratiques alimentaires et de les décoder comme la dégradation d'un "ordre alimentaire" initial. Le discours se déployant alors sur la nécessité de restaurer les bonnes habitudes et de rééduquer le mangeur moderne ».

Tout en observant que seuls 20 % des Français respectent les prescriptions des nutritionnistes, les sociologues se demandent donc pourquoi il faudrait que les 80 % restants s'astreignent à prendre la minorité en exemple. Du moins, tant qu'il n'est pas établi avec certitude qu'ils puissent en retirer un quelconque avantage. D'autant qu'en matière de poids, rien ne permet d'affirmer que les personnes qui mangent entre les trois principaux repas soient, de ce fait, plus corpulentes que celles qui ne le font pas.

Dans une toute récente enquête réalisée en 2000 par le Credoc, les conséquences du fractionnement du repas ont été étudiées sur 2 000 adultes et 1 500 enfants. Elles confirment que seul un Français sur cinq se contente des trois repas par jour. Alors que les quatre autres mangent entre les trois repas principaux. 23 % consomment plus de 250 calories par jour entre les repas, 25 % de 100 à 250 calories et 30 % moins de 100 calories. Mais le fait le plus intéressant est que les auteurs n'ont identifié aucun lien entre la consommation hors repas et le poids des sujets. Pour les auteurs, ces prises alimentaires n'auraient donc pas d'incidence négative sur la santé. De plus l'observation des habitudes alimentaires dans les pays, tels ceux d'Asie, qui fractionnent leur alimentation en sept ou huit prises ne montrent pas que leurs populations aient un poids supérieur à celles qui ne mangent que trois fois.

À l'heure où s'écrivent ces lignes la norme des trois repas quotidiens est en passe d'être démodée et remplacée par celle des quatre repas. Suvimax, la grande étude épidémiologique française sur l'alimentation vient de nous révéler l'existence d'une relation entre le poids et la présence d'un goûter. Sans qu'aucun lien de causalité n'ait pu être établi, les industriels se sont rapidement emparés de l'information pour inciter les consommateurs à introduire ce nouveau repas dans leur programme quotidien.

Et les physiologistes...

Les physiologistes se sont aussi questionnés sur l'influence du nombre de repas sur le poids. Et c'est le Tchèque Pavel Fabry[10] qui, en 1964, affirma le premier que la diminution du nombre de repas pouvait favoriser l'apparition du surpoids et la dégradation de certains paramètres biologiques. Bien que ces travaux n'aient jamais été ni confirmés ni reproduits, il semble qu'ils aient largement influencé la pratique des nutritionnistes. Depuis, plusieurs autres études ont été réalisées et ont modifié cette idée universellement admise par tous.

Les physiologistes ont donc étudié l'effet du fractionnement des repas sur des individus qu'ils ont mis en observation. Ils ont testé de un jusqu'à dix-sept repas par jour. Les résultats sont, à ce jour, suffisamment convergents pour que l'on puisse en retirer des conclusions. Ils confirment effectivement que le fractionnement améliore les paramètres biologiques : le cholestérol total et LDL, l'insulinémie et la glycémie se portent mieux. Cependant, si l'amélioration est sensible quand on passe de un à cinq repas, elle l'est beaucoup moins quand on passe de trois à quatre ou cinq repas. En revanche, à calories égales, que l'on répartisse son alimentation sur un, deux, cinq, dix et même dix-sept repas, il ne faut pas compter sur cette manipulation diététique pour perdre le moindre poids.

---

10. Fabry P., Fodor J., Braun T., Svolankova K., « The frequency of meals : Its relation to overweight, hypercholesterolemia, and decreased glucose tolerance », *Lancet*, 1964, p. 614-615.

De plus, au cours de ces recherches, un autre aspect du fractionnement a été mis en évidence. Certains physiologistes se sont rendu compte que les mangeurs qui se laissaient le plus souvent aller à une consommation spontanée, variant le nombre de repas d'un jour à l'autre, étaient aussi de meilleurs régulateurs que ceux qui avaient des habitudes de consommation plus figées. Ces mangeurs spontanés étaient plus à même d'ajuster la taille de leur repas à des variations imprévues de la taille de leurs collations. Comme s'ils étaient mieux entraînés à opérer des compensations que ceux qui avaient une alimentation plus rigide. Ce qui, comme nous le verrons, constitue pour eux un avantage appréciable dans la régulation de leurs apports caloriques.

Mais, dans la vie réelle, le fractionnement des repas ne s'effectue pas obligatoirement à calories constantes comme dans les laboratoires de recherche. C'est pourquoi les physiologistes suggèrent de distinguer deux situations dont les conséquences seront bien différentes sur un plan énergétique et pondéral[11]. Mais qui, pour un observateur, risquent fort de beaucoup se ressembler. La première consiste à manger en éprouvant une sensation de faim et est assimilable à une collation. La seconde consiste à manger sans faim et est assimilable à un grignotage. Les collations aboutiront simplement à un fractionnement de la ration habituelle du mangeur et donc n'influenceront pas son poids. Tandis que le grignotage qui est une consommation d'aliments sans faim (sans fin ?) entraînera une surconsommation de calories et donc une augmentation du poids de la personne. À moins, bien entendu, qu'ils ne soient régulés lors des repas ultérieurs. Évidemment, du point

11. Marmonier C., Chapelot D., Louis-Sylvestre J., « Metabolic and behavioural consequences of a snack consumed in a satiety state », *American Journal of Clinical Nutrition*, 70, 1999, p. 854-866.

de vue de l'observateur, il sera difficile de savoir si la même barre de chocolat doit être considérée comme une collation ou un grignotage ! Seul le mangeur pourra le dire.

En définitive, on peut considérer que la norme des trois ou, peut-être bientôt, des quatre repas par jour présente, pour certains, l'avantage de préserver un ordre alimentaire ou pour d'autres d'améliorer des paramètres biologiques mais il est faux de dire ou de laisser croire qu'elle présente le moindre intérêt dans la perte de poids. Il est tout à fait possible de maintenir son poids ou même de maigrir en s'écartant dans un sens ou l'autre des trois repas par jour, sous réserve d'avoir faim ou de réguler ses apports caloriques lors de prises alimentaires ultérieures. Alors que la norme imposée des trois repas semble quant à elle nous empêcher d'effectuer efficacement cette régulation.

Remerciements

À l'achèvement d'un ouvrage, on réalise qu'il est l'aboutissement des efforts et des bonnes volontés de nombreuses personnes.

Il me faut d'abord remercier le Dr Jacques Fricker, qui malgré nos points de vue fort différents, a accepté, avec élégance, de soutenir le projet et de le présenter aux éditions Odile Jacob. Merci également à Catherine Meyer qui par ses lectures attentives et ses critiques constructives m'a apporté une aide chaque fois précieuse.

Pour s'être engagé avec moi dans la grande aventure du Groupe de réflexions sur l'obésité et le surpoids, je veux chaleureusement remercier les Drs Bernard Waysfeld et Gérard Apfeldorfer. Et tout particulièrement ce dernier qui, tout au long de nos interminables discussions, m'a permis d'avancer dans mes idées sans trop me perdre. Il trouvera dans cet ouvrage certains concepts que, bien souvent, il aura été le premier à promouvoir. Son soutien m'a été indispensable.

Il me faut également remercier tous les membres du Groupe de réflexion sur l'obésité et le surpoids qui depuis plusieurs années se rencontrent pour échanger et agiter des idées nouvelles au sein de nos forums et de nos formations. Je veux témoigner de leur détermination à remettre en question leur pratique dans le seul intérêt de leurs patients.

Je dois enfin remercier mes patients qui ont supporté sans se plaindre les recherches et les évolutions successives qui m'ont permis d'atteindre ma pratique actuelle.

Table

CHAPITRE II

Mieux se connaître pour mieux changer

CHAPITRE III

Pour en savoir plus : Comprendre autrement l'équilibre pondéral et le comportement alimentaire

CHAPITRE IV

Retrouver mes sensations alimentaires

CHAPITRE VI
Manger des aliments « interdits »

CHAPITRE VII
Pour en savoir plus : Le gras ou le sucre font-ils grossir ?

CHAPITRE VIII

Mes émotions me rassasient

CHAPITRE IX

Mes émotions me font manger

CHAPITRE X

La peur de grossir

Conclusion

Annexes

Ouvrage proposé par Jacques Fricker
et publié sous la responsabilité éditoriale
de Catherine Meyer

CET OUVRAGE A ÉTÉ TRANSCODÉ
ET MIS EN PAGES CHEZ NORD COMPO (VILLENEUVE-D'ASCQ)
ET ACHEVÉ D'IMPRIMER SUR ROTO-PAGE
PAR L'IMPRIMERIE FLOCH À MAYENNE
EN FÉVRIER 2011

N° d'impression : 78805-2.
Dépôt légal : février 2011.

Imprimé en France